DU FROID

EN THÉRAPEUTIQUE

DU FROID

EN THÉRAPEUTIQUE

PAR

Le Docteur F. LABADIE-LAGRAVE

Ancien interne, lauréat des hôpitaux de Paris
(Médaille d'argent)
Secrétaire de la Société clinique
Lauréat de l'Académie de Médecine (Prix Godard).

AVEC VINGT-SIX PLANCHES DE TRACÉS DE TEMPÉRATURE
LITHOGRAPHIÉES
ET FIGURES INTERCALÉES DANS LE TEXTE

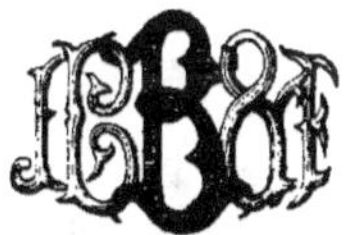

PARIS

J.-B. BAILLIÈRE ET FILS
19, rue Hautefeuille, près le boulevard Saint-Germain.

1878

TRAVAUX DU MÊME AUTEUR

Observation de paralysie ascendante aiguë (Gazette des hôpitaux, 1870, et Bulletins de la Soc. méd. des hôpitaux, 1871.)

Contribution à l'Etude de la dysménorrhée membraneuse, en collaboration avec le Dr Huchard (Arch. gén. de méd., 1870, 1871 et 1872), et tirage à part, in-8°, 100 pages, avec une planche en chromolithographie, 1872.

Collaboration au Nouveau Dictionnaire de Médecine et de Chirurgie pratiques, t. XVI, art. Goutte, avec M. le professeur Jaccoud; t. XVIII, art. Hydrophobie; t. XX, art. Leucocythémie, avec M. Jaccoud; t. XXII, art. Méninges, avec M. Jaccoud; t. XXIII, art. Nerfs.

Les Néphrites et le mal de Bright, revue générale (Revue des sciences médicales de Hayem, 1876, t. VIII).

Des complications cardiaques du croup et de la diphthérie, et, en particulier, de l'endocardite secondaire diphthérique, thèse, Paris, 1873, 122 pages avec tracés thermométriques et une planche en chromolithographie.

De la température du corps dans les maladies, par Wunderlich, traduit de l'allemand sur la 2ᵉ édition par le docteur Labadie-Lagrave, Paris 1872, grand in-8°, avec 41 figures dans le texte et 7 planches.

Traité pratique des maladies des reins, par le professeur Rosenstein. Ouvrage traduit par les docteurs Bottentuit et Labadie-Lagrave, 1874, in-8°, 650 pages.

Traité des maladies nerveuses, par le professeur W. Hammond, traduit et annoté par le docteur Labadie-Lagrave, 1878, gr. in 8° de 800 pages, avec figures intercalées dans le texte.

PARIS. — TYPOGRAPHIE A. POUGIN, 13, QUAI VOLTAIRE. — 11104.

TABLE DES MATIÈRES

INTRODUCTION

On confond souvent sous le nom de froid la cause
et l'effet, c'est-à-dire l'abaissement de la température
au-dessous de certaines limites thermométriques et
l'impression ressentie sous l'influence de cette diminution du calorique. Ce mot n'exprime qu'un état
relatif, car toute température inférieure à une autre
est du froid par rapport à celle-ci.

Physiquement, on ne définit pas le froid et la chaleur. Suivant M. Després, tout se résume dans cette
formule : « Est froid ce qui est au-dessous de la température extérieure du corps ; est chaud, ce qui est à
une température plus élevée que celle du corps. Or,
il y a au-dessous de la température de l'homme des
degrés dans le froid, comme il y a au-dessus de la
température de l'homme des degrés dans la chaleur.
En remontant alors du fini à l'infini, on arrive donc à
admettre, dans la série des températures inférieures
et des températures supérieures, un froid extrême et
une chaleur extrême. Ce sont ces degrés de la série,
qu'on peut appeler le froid et la chaleur absolus. »

L'étude du froid envisagé comme modificateur
général ambiant, au triple point de vue physique,
physiologique et pathologique, ne saurait rentrer dans
la question qui nous est posée ; nous n'avons en effet à
envisager dans ce travail, que le froid au point de vue

thérapeutique, en d'autres termes, l'application de cet agent à la guérison des maladies.

Une première division, naturelle et logique, s'impose à l'esprit : le froid curatif peut, en effet, être distingué d'après les affections auxquelles il s'adresse, en agent thérapeutique, médical et en moyen de traitement chirurgical. A ce dernier titre, il ne relève point de notre étude, et nous ne saurions mieux faire que de renvoyer le lecteur, en ce qui concerne ce chapitre, aux travaux de Gerdy, Baudens, Bérard, Sanson, Malgaigne, Amussat, ainsi qu'aux traités de Scoutteten, La Corbière, à la remarquable thèse de concours de M. le professeur Richet, enfin à l'intéressant article que M. le professeur Félix Guyon a récemment inséré dans ses « Leçons de chirurgie clinique. »

De même ne croyons-nous pas devoir aborder ici l'étude du froid envisagé comme modificateur hygiénique et prophylactique. Cette question étant plutôt du ressort de l'hygiène que de la thérapeutique, nous semble hors du cadre que nous nous sommes tracé.

Quoique restreint ainsi, par cette élimination préalable, le sujet que nous avons à traiter n'en reste pas moins encore aussi vaste que complexe.

Malgré les innombrables travaux écrits sur la matière et dont l'index bibliographique qui termine notre thèse peut donner un rapide aperçu, que d'obscurités règnent encore sur ce sujet, que de problèmes à résoudre, que de lacunes à remplir !

Loin de nous la présomptueuse espérance de dissiper tant de ténèbres et de combler tous les désidérata. Nous tenons simplement à suivre dans cette étude, la voie scientifique et féconde qui nous a été tracée par nos maîtres, en nous appuyant sur les données acquises par la physiologie expérimentale. La thérapeutique didactique en voulant toujours placer le remède à côté du mal n'a conduit qu'au nihilisme ou à l'expectation, quand elle n'est pas tombée dans la polypharmacie grossière, plus redoutable encore.

Grâce aux progrès de la physiologie moderne, l'application des agents physiques ou médicamenteux au traitement des maladies tend aujourd'hui à devenir une science exacte.

Il y a dix ans à peine, M. le professeur G. Sée, en inaugurant son cours, essayait d'établir la thérapeutique sur ces bases nouvelles, eu montrant qu'elle devait s'appuyer exclusivement sur la connaissance exacte des effets physiologiques des médicaments sur l'organisme ; ainsi fut réhabilitée la classification naturelle physiologique, telle que l'immortel Bichat avait tenté, le premier, de l'établir.

Il y a près de dix années aussi que M. le professeur Gubler écrivait en tête de ses commentaires thérapeutiques du Codex :

« Les lumières de la biologie dissiperont les fantômes de la spécificité morbide et de la spécificité thérapeutique, laissant à peine subsister, dans le cadre factice de l'ancienne nosologie, quelques causes spécifiques par des êtres créés ou participant de leur nature ; et dans les classifications physiologiques des médicaments, cette sorte de spécialité d'actions qui s'accuse de préférence du côté de l'élément histologique, d'un organe ou d'un appareil, comme l'élection de la belladonc pour l'œil, et celle de la strychnine pour la moelle. La doctrine des vertus spécifiques des remèdes, issue de l'ontologisme, périra avec lui ; et quand l'action physiologique des médicaments sera parfaitement connue, la thérapeutique ne sera plus qu'un corollaire de la physiologie. »

Pénétré moi-même de cette conviction, j'ai donné

tous mes soins, dans ce travail, à la description de l'action physiologique du froid sur nos tissus et nos organes, en étudiant d'abord l'action topique de cet agent, ses effets sympathiques ou réflexes, enfin son action générale sur l'organisme, et distinguant ses effets intrinsèques et directs des effets détournés résultant de la réaction de l'économie.

Assimilant en un mot le froid, cet agent d'ordre physique, aux médicaments empruntés à la matière médicale, j'ai cru devoir suivre la méthode qui m'était si magistralement tracée, et aborder ensuite l'étude de son action thérapeutique, fondée sur ces mêmes principes et reposant par conséquent sur les effets constatés par l'expérimentation physiologique.

Dans les paragraphes suivants, le froid est envisagé au point de vue thérapeutique, comme modificateur de la circulation générale et des circulations locales ; à ce double titre, nous le voyons agir en tant qu'hemostatique et antiphlogistique. Ces effets dérivent de son action sur le système vasculaire, telle que nous l'avons exposée dans la partie physiologique de ce travail.

L'effet initial et direct du froid sur tous les corps vivants étant la réfrigération, la médication réfrigérante ou antithermique devait, on le conçoit, être examinée d'une façon spéciale, et les nombreux débats soulevés récemment en France par cette méthode de traitement, nouvelle ou pour mieux dire rajeunie, les discussions théoriques et pratiques auxquelles elle a donné lieu, enfin les importants problèmes pathologiques qu'elle soulève, justifient à nos yeux les développements que nous avons consacrés à ce chapitre.

En tant que modificateur du système nevro-musculaire, le froid exerce une action puissante, malheu-

reusement encore trop méconnue et que nous nous
sommes efforcés de mettre en relief, tout en signalant
ses modalités et ses fluctuations. C'est qu'en effet l'organisme humain n'est point un corps inerte, il lutte et
réagit contre le coup qui le frappe et contre l'impression qu'il en ressent, et ce *choc en retour* peut, à lui
seul, provoquer de nouveaux phénomènes plus intenses
que ceux qui ont marqué le premier effet de l'ébranlement. Cette *réaction*, pour me servir du terme consacré,
est tantôt salutaire et tantôt fâcheuse. Bien souvent elle
conduit au résultat désiré, et dans ce cas elle constitue l'objectif du thérapeutiste, habile dans l'art de
manier cette arme qui, pareille à la lance d'Achille,
peut guérir parfois le mal qu'elle a causé.

L'action médicatrice ne se dégage pas du corps
humain, aussi aisément que les gaz du fond d'une
cornue chimique, comme l'a si judicieusement fait
remarquer le professeur Hirtz; et les contradictions
des auteurs, depuis Brown et Sydenham, qui les uns
rangent dans les excitants ce que les autres appellent
sédatifs et *vice versa*, s'expliquent aujourd'hui par les
différences des doses.

Or, pour le froid, la dose est représentée par l'intensité et par la quantité, auxquelles s'ajoutent d'autres
facteurs non moins puissants, je veux dire : ses divers
modes d'application et la durée de son application
même. — Mais d'autres conditions nouvelles, non
moins importantes à connaître, doivent encore intervenir et font aisément comprendre l'étendue et la com-
plexité du problème. — C'est ainsi, par exemple, que
les effets des douches froides varient suivant la force
de propulsion du jet liquide, suivant la température
du corps qu'il vient frapper, suivant enfin la force et le
degré d'impressionnabilité du sujet. A cet égard, le
mot célèbre de Montesquieu trouverait ici sa légi-

time application : « Comme on distingue les climats par les degrés de latitude, on pourrait distinguer les hommes par leur degré de sensibilité. »

L'âge et le sexe posent à la thérapeutique des règles d'action dont elle doit tenir grand compte dans l'espèce qui nous occupe. C'est ainsi que chez les vieillards, le froid devient d'une rare et dangereuse application, surtout s'il est intense, la peau ne conservant plus assez de vitalité et l'organisme entier assez de puissance pour déterminer la réaction bienfaisante et désirée.

D'autre part, l'éréthisme nerveux de la femme peut être à tel point développé que la médication hydrothérapique dépassera l'effet voulu et la sédation que l'on recherche sera, si l'on n'y prend garde, remplacée par une excitation plus forte et plus nuisible. Chez elle enfin, certaines conditions physiologiques inhérentes à son sexe, telles que la menstruation ou la grossesse, imposent, sinon une abstention complète de tout agent psychrothérapique, du moins une grande réserve dans son emploi.

Dans un dernier chapitre, le froid est envisagé comme modificateur de la nutrition générale, c'est-à-dire à titre d'agent de la médication tonique et reconstituante et comme tel appliqué en tant que moyen complémentaire du traitement de la plupart des maladies chroniques et des cachexies.

En raison des innombrables applications de l'hydrothérapie nouvelle à la cure des affections chroniques, on s'étonnera peut-être de la brièveté de ce chapitre ; mais n'ayant en vue dans ce travail que les applications thérapeutiques du froid, en d'autres termes la *psychothérapie*, j'aurais craint de faire une incursion inopportune dans le domaine de l'hydriatique, en lui empruntant des procédés complexes dans lesquels le froid ne joue qu'un rôle accessoire et parfois même nul.

De même ai-je cru pouvoir passer sous silence l'heureuse influence des climats froids et en particulier de l'air des montagnes sur certaines affections chroniques, notamment sur la chlorose et l'anémie, car s'il est incontestable que l'air froid, ce *pabulum vitæ*, excite la respiration, active la circulation, augmente l'appétit, favorise les combustions interstitielles dans la trame de nos tissus et soit partant un reconstituant énergique, l'altitude joue également un rôle dans cette action multiple et d'autres circonstances accessoires viennent encore apporter leur contingent à l'effet thérapeutique obtenu.

Si l'on consulte les écrits de quelques auteurs enthousiastes, l'eau froide convient dans toutes les maladies ; elle guérit la peste aussi bien que l'affection la plus légère. La science n'accepte pas ces assertions hasardées ; elle demande des faits bien constatés et souvent confirmés par des hommes éclairés et consciencieux.

Trêve donc des engouements faciles et des théories plus instinctives que réfléchies ! Qu'une analyse rigoureuse préside désormais à l'examen des faits et que la médication par le froid, arrachée à l'empirisme aveugle et fanatique, prenne définitivement sa place à côté des précieux moyens dont la thérapeutique dispose.

DU FROID

EN THÉRAPEUTIQUE

CHAPITRE PREMIER

EFFETS PHYSIOLOGIQUES DU FROID

§ I. — ACTION DU FROID SUR LA CIRCULATION

A. — Action locale du froid au point d'application

En application locale sur la peau, le froid détermine
la contraction de tous les éléments musculaires de la
région des téguments sur laquelle il est appliqué. Cette
action porte principalement sur les éléments contractiles des parois vasculaires, comme il est facile de le
constater *de visu* sur la membrane natatoire de la
grenouille et sur l'oreille du lapin. Cette contraction
des parois vasculaires engendre une anémie locale.
Mais ce n'est pas seulement le sang qui est chassé
des vaisseaux dans la partie refroidie; par suite de la
contraction des fibres lisses du derme, les espaces et
les vaisseaux lymphatiques, les aréoles du tissu inters-
titiel se vident des sucs qu'ils renferment.

La contraction locale des vaisseaux déterminée par
l'application du froid sur la peau se traduit, à l'œil nu,

par la pâleur des tissus. L'examen microscopique permet d'ailleurs d'observer directement les effets du froid sur le calibre des vaisseaux. Ainsi Sartorius a constaté que chez la grenouille, le lapin et le chien, le froid détermine la contraction simultanée des artérioles, des capillaires et des veines; en même temps le cours du sang est accéléré, tandis que le nombre des globules, qui traversent un capillaire dans l'unité de temps, diminue.

Quand la peau ne reste en contact avec le froid que pendant un temps très-court, la pâleur initiale fait bientôt place à l'hypérémie. C'est que la contraction excessive des fibres lisses da la peau engendre bientôt la fatigue, et, par suite, le relâchement paralytique de ces éléments musculaires. Alors les vaisseaux se dilatent, livrent passage à une plus grande quantité de sang; en même temps que la circulation de la lymphe devient plus active dans les espaces périvasculaires. Ces phénomènes sont faciles à observer sur l'aile de la chauve-souris et sur la membrane natatoire de la grenouille. L'examen microscopique de ces organes nous permet, en outre, de constater que la dilatation consécutive des vaisseaux primitivement contracturés est accompagnée d'un ralentissement du cours du sang.

Quand le froid, appliqué sur la peau, est très-intense, et son contact prolongé outre mesure, les effets qui en résultent ne consistent plus en une simple modification du calibre des vaisseaux cutanés. La peau peut alors devenir le siége d'un travail inflammatoire suivi de nécrose, comme le démontrent quelques observations citées dans ce travail. Ces désordres, développés sous l'influence d'un froid extrême, ont été très-bien observés et décrits par Cohnheim. Ce physiologiste a noté que, quand l'oreille d'un lapin est plongée dans un mélange réfrigérant à — 15° ou — 20°, elle présente, au moment où on la fait dégeler, une coloration rosée diffuse, comme si elle était imprégnée de la matière colorante du sang. La température de l'oreille ne tarde pas à s'élever, en même temps ses vaisseaux se dilatent et la circulation devient extrêmement active. Lorsque la température du mélange réfrigérant ne descendait pas au-dessous de — 6°, l'oreille du lapin pouvait rester en contact avec l'agent frigorifique pendant un temps fort long, sans que Cohnheim observât d'autres phénomènes que ceux qui viennent d'être mentionnés. Quand, au contraire, la température du mélange réfrigérant descendait au-dessous de — 7°, sans que l'application du froid fût prolongée, la tuméfaction de l'oreille augmentait notablement ; mais elle disparaissait sans laisser de traces, un ou deux jours après l'expérience. Quand la température du mélange réfrigérant était portée à — 10° ou à — 14°, la tuméfaction devenait plus prononcée encore et elle mettait plus de temps à disparaître, souvent alors l'épiderme se desquammait par places. Ce n'est que sous l'action prolongée d'une température inférieure à — 15° que l'oreille était envahie par un travail suppuratif et par la nécrose partielle.

Voici maintenant les résultats fournis par l'examen microscopique dans les expériences de Cohnheim. Quand la température du mélange réfrigérant ne descendait pas au-dessous de —7°, l'oreille refroidie était le siége d'un simple œdème ; on ne trouvait dans le voisinage des vaisseaux que des cellules migratrices en petit nombre, comme il arrive dans les circonstances normales. Plus le froid appliqué sur l'oreille était intense, plus était grand le nombre des globules de pus qui infiltraient le tissu refroidi. Ces globules s'accumulaient surtout dans le tissu lâche de la racine de l'oreille. Le nombre des globules rouges extravasés hors des vaisseaux était relativement faible. Quand le froid atteignait un degré extrême, on constatait les altérations de la nécrose momifiante.

Nous avons dit plus haut que la dilatation des vaisseaux, consécutive à l'application du froid sur un organe, est accompagnée d'un ralentissement du cours du sang. Ce ralentissement est favorisé par ce fait, démontré expérimentalement par Hastings et Lehmann, que le relâchement des artérioles atteint son maximum alors que les veines sont encore contractées. A un moment donné, la stase est complète dans certains départements vasculaires.

Déjà Hunter avait noté que quand on sectionne l'oreille d'un lapin, plongée préalablement durant une heure dans un mélange réfrigérant, il ne s'écoule pas une seule goutte de sang, celui-ci ayant cessé de circuler dans l'organe refroidi. On conçoit dès lors comment les chirurgiens ont été amenés à employer le froid comme styptique pour combattre les hémorrhagies, mais si l'examen microscopique nous rend parfaitement compte de la manière dont se produit l'arrêt du sang dans les vaisseaux intacts, on ne s'est pas jusqu'ici préoccupé de donner une explication plausible de l'action styptique exercée par le froid sur les vaisseaux sectionnés.

En somme, les effets locaux de la réfrigération d'un organe consistent dans une anémie initiale, liée à une contraction active des vaisseaux, et suivie bientôt d'une congestion ou hyperémie dûe probablement à un relâchement paralytique des parois vasculaires. Il importe de noter ici que les modifications du calibre des vaisseaux déterminées par le froid, s'observent encore quand on sectionne les nerfs vaso-moteurs. C'est ce qu'il est facile de démontrer sur l'oreille du lapin.

D'une façon générale, les vaisseaux peuvent encore, en vertu de la contractilité de leur paroi, modifier leur calibre, alors qu'ils sont privés de toute communication avec les centres nerveux. Les expériences de Voit, de M. Vulpian et de Rœwer, démontrent en effet que chez un lapin auquel on sectionne le grand sympathique cervical, on observe encore des contractions rhythmiques des vaisseaux de l'oreille. Les expériences de Mosso, faites sur des reins extirpés, sont plus démonstratives encore. Il est certain, d'autre part, que les modifications du calibre des vaisseaux, privés de leurs connexions avec le système nerveux, s'observent en particulier à la suite d'irritations locales. Ainsi Weber a pu développer des phénomènes congestifs sur la partie amputée d'une grenouille, en la soumettant à des irritations locales. Le même fait a été observé par Ryneck. Ce dernier liait la patte d'une grenouille à sa racine. Il attendait que le cours du sang et les contractions rhythmiques des vaisseaux fussent complétement suspendus dans le membre ainsi isolé. Il a vu alors que si on dépose sur la membrane natatoire de ce membre une goutte d'ammoniaque, le sang se met en mouvement pour affluer vers le point irrité, qui devient le siége d'une congestion locale. Le même effet s'observe quand on remplace le contenu normal des vaisseaux par du lait, ce qui prouve que le sang, et en particulier les globules rouges, jouent un rôle purement passif dans la production du phénomène. On peut rapprocher de ces expériences celles de M. le professeur Vulpian.

Mais si la contraction vasculaire déterminée par le froid au point d'application peut, dans certains cas, être un phénomène purement local n'impliquant pas l'intervention du système nerveux, il est très-probable qu'il n'en est pas ainsi dans les circonstances habituelles. La plupart des physiologistes, M. Vulpian, en particulier, admettent que les troubles vasculaires qui succèdent à l'application locale du froid et, d'une façon générale, à une irritation quelconque se développent par le mécanisme des réflexes. Par contre, on s'accorde moins sur la question de savoir, si la dilatation vasculaire qui succède, en pareil cas, à la contraction initiale, est un phénomène exclusivement passif dû à la fatigue, à l'épuisement des éléments contractiles des vaisseaux, ou si cette dilatation succède à l'irritation des nerfs vaso-dilatateurs sur l'existence et le rôle desquels on a beaucoup discuté dans ces derniers temps.

B. — Action du froid en application locale à une certaine distance du point d'application.

Lorsqu'on applique une source de froid sur le trajet d'une artère, on détermine un rétrécissement du calibre de ce vaisseau. Ce retrécissement engendre à son tour une augmentation de la pression intra-vasculaire, et une diminution de la quantité de sang qui circule dans les ramifications périphériques de l'artère rétrécie.

Pour démontrer l'augmentation de la pression intra-vasculaire déterminée par le froid appliqué sur le trajet d'une artère, Winternitz, le premier, a eu recours à la méthode graphique. A cet effet, il relevait, avec le sphygmographe de Marey, le tracé fourni par l'artère radiale d'un individu en bonne santé. Il arrêtait le curseur à mi-chemin de sa course. Puis il appliquait sur le bras et l'avant-bras correspondants, des compresses trempées dans de l'eau glacée. Au bout de deux minutes, il mettait de nouveau le curseur en mouvement. Le tracé ainsi obtenu se décomposait en deux segments : la première moitié présentait tous les caractères d'un tracé normal (fig. 1). Dans la

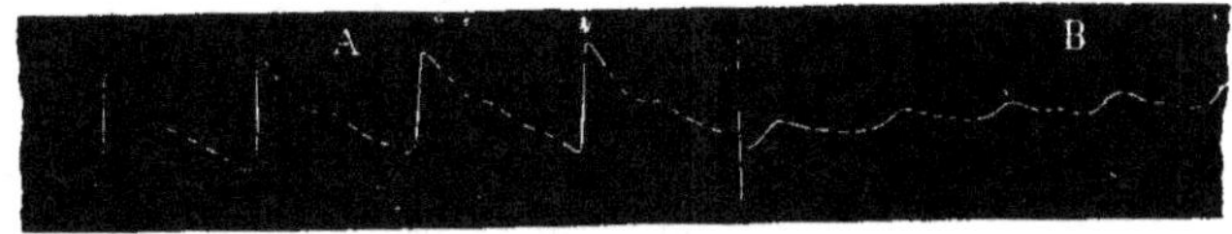

Fig. 1.

seconde moitié, les lignes d'ascension atteignaient à peine le tiers de leur hauteur primitive, et le dicrotisme disparaissait complétement. Ces particularités dénotent bien que, par suite de la contraction de l'artère radiale, sa capacité a diminué en même temps que la pression sanguine a augmenté dans son intérieur.

Quand les applications froides étaient renouvelées à de courts intervalles, le tracé devenait presque rectiligne, ce qui annonce une contraction plus marquée encore de l'artère radiale (fig. 2 et 3.)

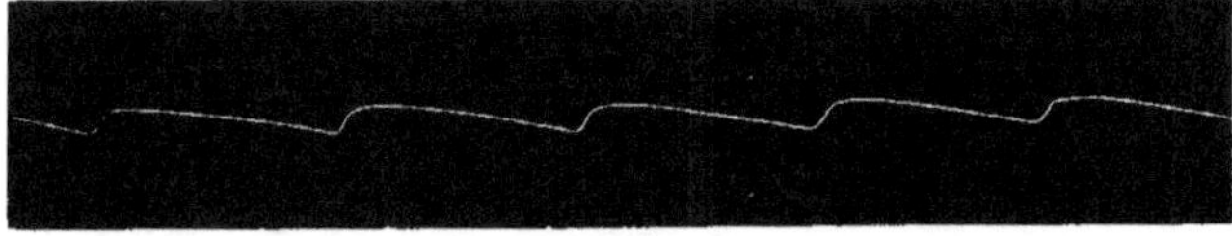

Fig. 2.

Cette contraction des parois artérielles que trahissent les brusques modifications subies par le tracé

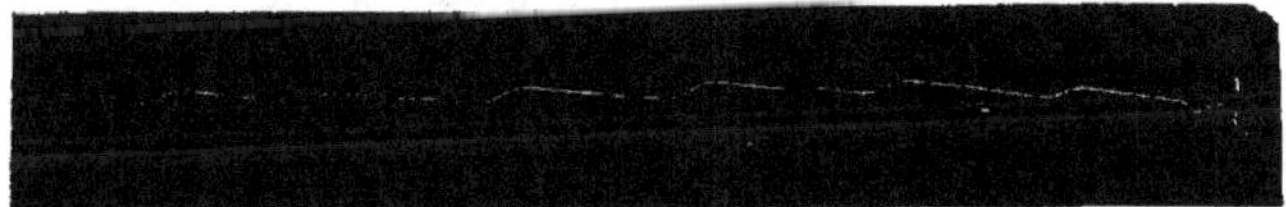

Fig. 3.

sphygmographique, n'est pas due à une action locale du froid qui, se propageant dans les tissus de proche en proche, impressionnerait directement les éléments musculaires du vaisseau. Le retrécissement de ce dernier s'opère évidemment par le mécanisme des actes reflexes, comme le démontre l'expérience suivante de Winternitz : Le médecin viennois a constaté que, quand au lieu d'appliquer le froid sur le trajet de

la radiale, on frictionnait la peau du coude au niveau
de la gouttière du nerf cubital, à l'aide d'un morceau
de glace et pendant un espace de temps de deux
minutes environ, le tracé sphygmographique se modifiait encore, de façon à révéler une contraction intense
de l'artère radiale, comme le démontrent les tracés
sphygmographiques suivants (fig. 3, 4, 5, 6.) Pareil

Fig. 4. — Tracé de la radiale avant.

effet s'obtient également lorsque le morceau de glace
est mis en contact avec d'autres points de la peau

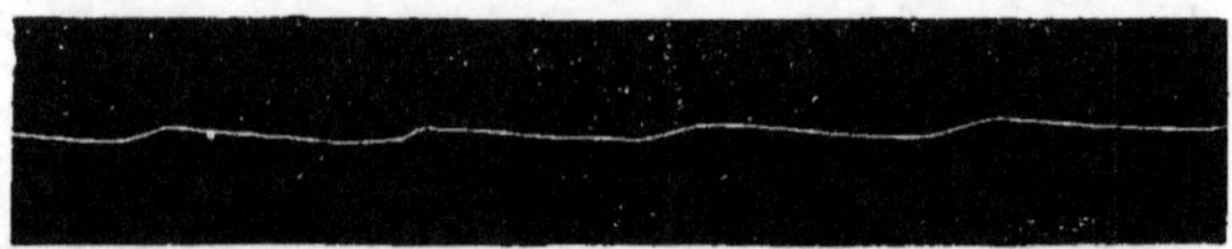

Fig. 5. — Tracé de la radiale après une friction glaciale au niveau du nerf cubital.

situés sur le trajet de gros troncs nerveux, par exemple au niveau du plexus brachial.

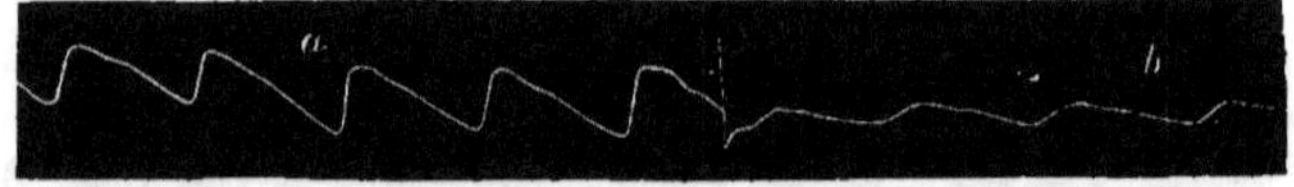

Fig. 6. — A avant, b, après une friction avec un morceau de glace au niveau
du cubital.

La contraction vasculaire déterminée à distance par
la réfrigération des téguments se traduit encore par un
afflux moins considérable de sang dans les ramifications périphériques de l'artère rétrécie. Si, en effet,
on mesure, avec un thermomètre d'une grande précision, la température du creux de la main, chez un
individu bien portant, et si ensuite on applique sur le
bras du même côté des compresses imbibées d'eau
glacée, on constate que la température du creux de
la main s'abaisse de quelques dixièmes. Dans les

expériences instituées par Winternitz, cet abaissement
de température atteignait jusqu'à 1°,3, et coïncidait
avec une élévation équivalente de la température
axillaire. De même l'application du froid sur le trajet
des carotides provoque un abaissement de tempé-

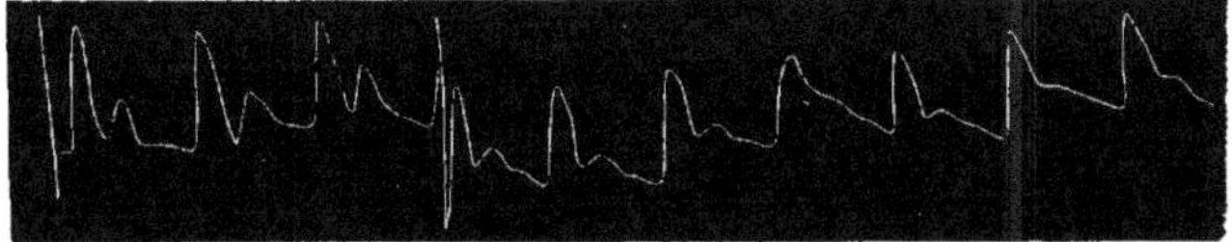

Fig. 7. — Tracé de la radiale, avant, après une douche froide sur la colonne
vertébrale (Winternitz).

rature dans le conduit auditif externe. Or, il est
impossible d'admettre que l'abaissement de température obtenu, en pareilles circonstances, soit dû à
ce que le froid se propage directement par l'intermédiaire du sang aux tissus qui reçoivent leurs ramifications vasculaires d'une artère déterminée. Nul
n'ignore avec quelle rapidité l'équilibre de température du sang se rétablit lorsque cet équilibre est
rompu par une soustraction de chaleur opérée en un
point quelconque de l'organisme. On sait, d'autre part,
que la température d'un organe périphérique dépend,
toutes choses égales d'ailleurs, de la quantité de sang
qui le traverse dans l'unité de temps. D'après cela, si
l'application du froid sur le trajet d'une artère détermine un abaissement de température dans les tissus
situés à la périphérie, il est permis d'en conclure que
la masse du sang qui circule dans ces tissus a diminué. On s'explique de même comment il se fait que
la température s'élève en amont du point où est
appliqué le froid. Par suite du rétrécissement de
l'artère radiale, par exemple, déterminée par une
application de glace sur le bras, les résistances au
cours du sang augmentent; le sang s'accumulera
donc dans le segment de l'artère situé en amont de

la portion rétrécie. Or, l'accumulation du sang en un point situé à une certaine distance de la périphérie engendre forcément une élévation de température. Liebermeister, qui a tout particulièrement insisté sur les rapports de la circulation et de la température des différents départements vasculaires de l'organisme, a posé en principe que tout ralentissement du sang dans les organes profonds entraîne une élévation de leur température locale et réciproquement, tandis que l'inverse a lieu pour les organes périphériques. C'est que dans la profondeur de l'organisme, la calorification atteint son activité maxima et la déperdition du sang y est presque nulle. A la périphérie au contraire, la déperdition de chaleur l'emporte de beaucoup sur la production. Or, le sang circulant tour à tour à travers tous les organes de l'économie, tend à ramener leur température au même degré, en empruntant de la chaleur aux organes profonds pour la céder ensuite à ceux qui sont le plus exposés à se refroidir.

La diminution de l'apport du sang, causé par le froid dans les tissus situés à la périphérie du point d'application, est susceptible de recevoir une démonstration directe, comme le prouve l'expérience suivante de Winternitz. Ce dernier s'est servi d'un appareil dont la construction est fondée sur le même principe que le plethysmographe de Mosso. Un cylindre de verre, ayant des dimensions suffisantes pour pouvoir loger le bras d'un adulte, est fermé à une de ces extrémités. L'autre extrémité est munie d'un obturateur en caoutchouc, percé à son centre d'un orifice circulaire. Cet orifice a un diamètre assez grand pour livrer passage à la main et au bras de l'individu sur lequel on expérimente. Il faut de plus que les bords s'appliquent exactement sur le membre qui y est engagé, sans exercer sur lui une pression trop forte,

capable de gêner la circulation. Le cylindre est muni
d'une autre ouverture, reliée à un manomètre par un
tube en caoutchouc. Une fois que le bras est engagé
dans l'appareil, on remplit celui-ci d'eau, ainsi que le
manomètre et le tube en caoutchouc, en ayant soin
d'expulser complétement l'air qui y était contenu. Si
alors on ouvre le robinet du manomètre de façon à
mettre la surface de l'eau en contact avec l'air extérieur, on remarque que la colonne de liquide décrit
des oscillations périodiques qui sont isochrones, les
unes avec les contractions cardiaques, les autres avec
les mouvements respiratoires. De plus, si à l'aide d'un
appareil enregistreur, on inscrit le tracé fourni par les
oscillations, on constate que lorsque l'eau qui remplit
l'appareil est à une température basse, les différentes
ondulations du tracé atteignent une amplitude beaucoup moindre que quand l'eau se trouve portée à une
température un peu élevée (Voyez : fig. 8 et 9). Dans

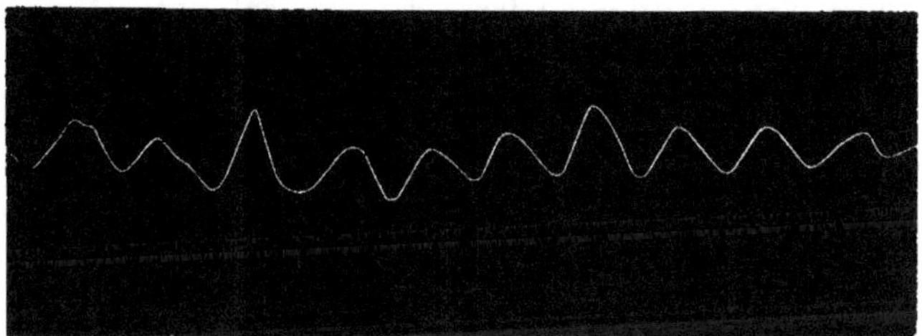

Fig. 8. — Courbe volumétrique d'un bras plongé dans de l'eau à 8°.

le premier cas, la surface libre du liquide dans le
manomètre atteint des niveaux moins élevés, ce qui
démontre bien que le bras présente alors un volume
moindre et renferme, par conséquent, une masse de
sang moins considérable.

En somme, de ce qui précède on peut conclure que
l'action topique du froid sur les gros vaisseaux, situés
à une certaine distance du point d'application, a pour
effet de rétrécir ces vaisseaux, d'augmenter la pression

intra-vasculaire et de diminuer la masse du sang qui y circule. Cette action topique du froid est limitée à un département restreint de la circulation, et il n'est pas possible de dire *à priori* quels sont les vaisseaux

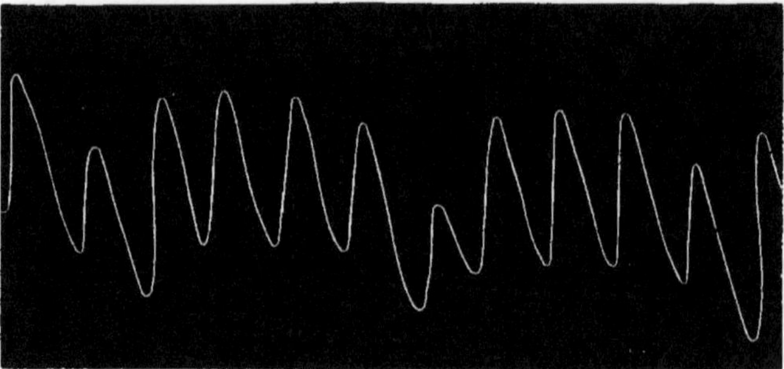

Fig. 9. — Courbe volumétrique d'un bras plongé dans de l'eau à 38°.

qui se contractent lorsqu'on refroidit un point déterminé de la peau. Winternitz pense qu'il existe des lieux d'élection dont l'excitation porte à son maximum la contraction d'un département vasculaire déterminé. Ainsi l'application du froid sur les extrémités inférieures entraîne la contraction violente des vaisseaux de l'encéphale, avec abaissement de la température dans le conduit auditif externe; on peut, à l'aide de ce moyen, combattre avantageusement les congestions céphaliques.

La réfrigération des membres supérieurs ne produit rien de semblable; par contre, elle est parfaitement capable d'enrayer un accès d'asthme, et elle semble, par conséquent, influencer la circulation des organes respiratoires.

D'un autre côté le froid, en application locale, peut exercer sur certains départements vasculaires une action diamétralement opposée à celle que nous connaissons déjà, comme le démontrent les recherches de Schüller. Cet expérimentateur a étudié l'action topique du froid sur les vaisseaux de la pie-mère, chez des lapins qu'il avait trépanés de chaque côté de la ligne médiane. L'application d'un morceau de glace sur la dure-mère mise à nu provoquait une contraction énergique des vaisseaux de la pie-mère, contraction qui persistait encore trente secondes après que le morceau de glace avait été enlevé. Au contraire l'application d'une compresse froide sur le ventre ou sur le dos de l'animal était suivie *d'une dilatation immé-diate des vaisseaux de la pie-mère.* De plus, Schüller avait soin d'extirper le ganglion cervical supérieur, d'un seul côté. Or, les vaisseaux de la pie-mère du côté correspondant n'étaient presque pas influencés par les applications réfrigérantes.

On peut conclure de là, que c'est par l'intermédiaire du grand sympathique que le froid modifie l'état de contraction des vaisseaux de la pie-mère. Dans le cas notamment où le froid produit une dilatation de ces vaisseaux, il semble probable qu'il agit en excitant les nerfs vaso-dilatateurs ; mais l'existence de ces derniers n'est pas encore suffisamment démontrée pour qu'une pareille explication puisse être tenue pour valable.

C. — Action du froid en application locale sur la circulation générale.

1° *Action sur le pouls.* — Jusqu'ici on ne s'est occupé que fort peu de l'action que le froid, *en application locale* sur une faible étendue de la peau, exerce sur la circulation générale.

Rœhrig, le premier, a remarqué que quand on refroidit fortement l'oreille d'un lapin, le nombre des pulsations augmente au début, pour diminuer ensuite légèrement. Cette action du froid sur la fréquence du pouls cesse de se produire lorsqu'on sectionne préalablement les pneumogastiques de l'animal sur lequel

on expérimente. D'où Rœhrig conclut que l'accélération du pouls déterminée par une réfrigération locale
des téguments se produit par l'intermédiaire des nerfs
vagues, qui sont excités par voie réflexe.

Winternitz a contrôlé sur l'homme les expériences
de Rœhrig. Pour obtenir une représentation graphique des modifications subies par le pouls, sous l'influence d'une réfrigération locale de la peau, il a eu
recours au cardiographe de Maurisse et Mathieu. Il
a pu constater de la sorte que chaque application de
glace sur la nuque de l'individu en expérience, donnait lieu à une accélération immédiate des contractions du cœur. Quand l'application du froid est prolongée pendant un temps suffisamment long, le pouls
se ralentit au contraire. Pareil effet s'observe immédiatement après une réfrigération de courte durée.

Dans l'une des expériences de Winternitz, l'accélération du pouls fut de six pulsations. Le degré de cette
accélération varie d'ailleurs avec l'impressionnabilité
du sujet. Quand on a affaire à des individus qui présentent une accélération permanente du pouls (chez
les fiévreux, dans le cas de palpitations nerveuses, de
maladie de Basedow, etc.), l'application locale et de
courte durée du froid détermine d'emblée le ralentissement du pouls.

Lorsque l'on arrache le cœur d'un animal vivant, il continue de battre pendant un temps assez
long. Or, on peut à volonté ralentir ou accélérer les
contractions de ce cœur isolé des centres nerveux,
suivant qu'on abaisse ou qu'on élève sa température.
Ces mêmes effets sont obtenus lorsqu'on fait passer
par les vaisseaux du cœur extirpé à un animal, du
sang dont on abaisse ou élève la température. L'expérience peut être poursuivie avec succès pendant plus
d'une heure, comme l'a fait voir Horwath.

Cyon a également étudié l'influence de la température sur le cœur de la grenouille. Il a vu que quand on abaisse progressivement la température du milieu dans lequel se trouve placé le cœur extirpé, les contractions automatiques se ralentissent pour cesser complétement quand la température descend au-dessous de 0° à 4°. L'intensité de la contraction automatique correspond à une température un peu supérieure à 0°. Ce maximum se maintient sensiblement jusqu'à 15° ou 19°, pour diminuer ensuite à mesure que la température du milieu ambiant s'élève. La durée de chaque contraction augmente, à mesure que la température s'abaisse, tandis que la durée de chaque systole reste sensiblement constante. D'où l'on peut conclure que l'abaissement de température du milieu ambiant, au-dessous de 10°, diminue le *travail utile* du cœur.

Quand le cœur est exposé à une basse température, il est moins apte à se laisser distendre.

Quand le cœur se trouve placé dans un milieu dont on abaisse brusquement la température de 20° à 0° par exemple, ses contractions se ralentissent et deviennent vermiculaires. Mais au bout de quelques minutes, les contractions cardiaques deviennent de nouveau plus énergiques, et les choses se passent comme dans le cas où la température du milieu intérieur s'abaisse progressivement.

Toutes ces expériences démontrent que si, dans les circonstances habituelles, le froid influence l'activité du cœur par l'intermédiaire du nerf vague, il peut arriver au même résultat en agissant directement sur les ganglions autonomes du cœur. D'ailleurs Cyon et Tarchanoff ont démontré que les cellules ganglionnaires qui sont situées à l'extrémité centrale du nerf vague, et celles qui communiquent avec l'extrémité périphérique de ce même nerf, sont influencées d'une façon identique par les excitants thermiques. Ces deux groupes de cellules nerveuses sont donc équivalentes au point de vue physiologique. Les températures élevées agissent sur elles en les excitant, tandis que le froid paralyse leur activité.

2° *Action de la pression sanguine.* — L'effet des applications locales du froid sur la pression intra-vasculaire a été peu étudié et partant est encore mal connu. Winternitz affirme, mais sans fournir de preuves positives à l'appui de son assertion, que le froid, en application locale, ne modifie pas la pression sanguine dans son ensemble. Il y a bien dans les départements vasculaires qui se contractent sous l'action topique du froid une élévation *locale* de la pression intra-artérielle. Mais comme la masse du sang ne varie pas d'un instant à l'autre, la contraction de certains départements circulatoires est accompagnée de la dilatation d'autres portions du système vasculaire, de telle sorte que la pression générale du sang se maintient toujours au même niveau.

Les expériences de Goltz, de Basch et de Hock ont démontré que l'ensemble des vaisseaux innervés par le grand splanchnique forme une sorte de bassin de réserve, où afflue le sang échappé des autres organes de l'économie par suite de la contraction brusque et énergique des vaisseaux de ces organes. Ainsi la dilatation des vaisseaux abdominaux contre-balance la contraction des vaisseaux périphériques, de façon à maintenir la pression sanguine à un niveau constant. C'est précisément ce mécanisme qu'admet Winternitz, pour expliquer comment la pression intra-vasculaire n'est pas modifiée par l'action topique du froid sur les vaisseaux.

A l'appui de son opinion, Winternitz invoque les faits expérimentaux qui suivent :

Un individu enveloppé dans une couverture de laine est mis dans une baignoire. Après quoi, on introduit son bras gauche dans un plethysmographe rempli d'eau à 32°, et communiquant avec un appareil enregistreur. On fait fonctionner ce dernier pendant quelques instants, de façon à obtenir le tracé des modifications de volume du bras correspondant aux contractions du cœur et aux mouvements respiratoires. Pendant cette première phase de l'expérience, la courbe se maintient sensiblement au même niveau. Puis on verse dans la baignoire de l'eau à 8°. Aussitôt la courbe s'élève d'une hauteur assez notable, ce qui annonce que le bras gauche a notablement augmenté de volume. Cette augmentation de volume persiste pendant 18 ou 20 secondes environ. On peut donc conclure que, dans un bain de siége, ce sont surtout les vaisseaux des organes abdominaux qui se contractent.

La seconde expérience ne diffère de la première qu'en ce que l'eau versée à un moment donné dans la baignoire était à la température de 43°. Les modifications subies par le tracé plethysmographique dénotaient que le bras introduit dans l'appareil subissait, au moment où l'eau chaude était versée dans la baignoire, une légère augmentation de volume de cinq secondes de durée, suivie immédiatement d'une diminution de volume qui persista pendant quatorze secondes pour ne disparaître que très-lentement.

Horwath qui a fait des expériences très-intéressantes concernant les effets du froid intense sur les animaux à sang chaud, est arrivé à des résultats qui sont en opposition formelle avec les affirmations de Winternitz.

Le physiologiste de Kiew s'est occupé surtout de

l'action du froid appliqué sur la presque totalité des téguments, comme nous le verrons plus loin. Mais à la fin de son travail, il a soin de faire remarquer que l'immersion de la tête d'un animal dans l'eau froide produit sur la pression intra-artérielle les mêmes effets que ceux que l'on observe lorsque le corps tout entier de l'animal est mis en contact avec la source de froid. Dans l'un et l'autre cas, la pression intra-vasculaire s'abaisse jusqu'à devenir nulle.

D. — Action du froid en application générale sur la circulation.

1° *Action sur le cœur et le pouls*. — Tous les auteurs sont d'accord pour admettre que l'effet immédiat d'un bain froid sur le cœur est de ralentir les contractions de cet organe.

D'après Bence Jones et Dickinson, le contact du corps avec de l'eau à 17°, 18° ou 20° commence par rendre le pouls faible et irrégulier. Puis le pouls se ralentit et ce ralentissement peut être de cinquante pulsations à la minute. Quand survient l'effet secondaire annoncé par le frisson, le pouls devient intermittent et presque imperceptible.

L'effet si prononcé obtenu par Bence Jones et Dickinson dans leurs expériences s'expliquerait, selon Fleury, par le mode d'application du froid employé par les auteurs anglais. Ceux-ci appliquaient l'eau sur la tête sous forme de douche froide, et il en résultait une impression plus directe et plus violente des centres nerveux.

Le D\u0072 Scharlau prétend avoir observé sous l'influence de bains à 19 degrés (centigrade) et de 2 minutes de durée, un ralentissement du pouls de 15 à 25 pulsations par minute.

Cl. Bernard a vu le pouls d'un cochon d'Inde se ralentir de 240 à 16 ou 20 pulsations par minute.

On peut rapprocher de ces faits l'observation de Blumenbach, qui rapporte que, chez les Groenlandais, le cœur ne bat que 30 à 40 fois à la minute.

2° *Action sur la pression sanguine*. — Les seules données que nous possédions sur l'action exercée par le bain froid, nous ont été fournies par les expériences d'Horwath, dont il a été question plus haut.

Horwath a constaté que lorsqu'on plonge des animaux à sang chaud dans de l'eau froide, la pression intra-artérielle s'abaisse généralement jusqu'à devenir nulle. Parfois, cet abaissement de la pression intra-artérielle au lieu de se faire progressivement, survient d'une façon brusque, et alors on trouve, à l'autopsie des animaux, les vaisseaux remplis de sang coagulé.

A un moment où déjà la pression artérielle atteint son minimum, et où le cœur cesse par conséquent de battre (depuis plus de cinq minutes), la pression intra-veineuse était, encore dans les expériences de Horwath, assez haute pour que, à l'ouverture d'une veine, le sang fournît un jet de 10 centimètres de longueur.

C'est à l'abaissement énorme de la pression artérielle et à la coagulation concomitante du sang dans les vaisseaux, que Horwath attribue la mort des animaux plongés dans l'eau froide. Les chiens et les lapins cessaient de vivre lorsque leur température interne descendait à environ 19°. Mais si l'on pratiquait la respiration artificielle chez ces animaux, ils continuaient de vivre jusqu'à ce que la température corporelle descendît à environ + 50°.

3° *Action sur les vaisseaux*. — Lorsqu'un individu est mis dans un bain froid, le premier effet qui se produit est une contraction des éléments musculaires de la peau, en tous points comparables à celle qui succède à l'action topique du froid au lieu d'application. Cette contraction est d'autant plus prononcée que la différence entre la température du corps et celle du froid est plus prononcée. Son intensité varie d'ailleurs d'un individu à l'autre, et l'on peut dire, d'une façon générale, qu'elle est en raison inverse de l'épaisseur du pannicule adipeux sous-cutané. C'est que cette contraction a surtout pour effet de rétrécir les vaisseaux de la peau, de diminuer la masse du sang qui circule dans les téguments et de limiter, de la sorte, la déperdition de chaleur qu'entraîne le contact des téguments avec l'eau froide.

La contraction des vaisseaux de la périphérie, déterminée par le froid, coïncide avec le relâchement des vaisseaux dans les organes profonds. C'est ainsi qu'on s'explique les cas de congestion cérébrale, de congestion du rein avec hématurie, etc., qu'on l'a vue se produire parfois sous l'influence d'un bain froid prolongé. Cette dilatation des vaisseaux dans les organes internes a été constatée directement par Schüller, sur les vaisseaux de la pie-mère qui, dans les expériences mentionnées plus haut, se dilataient bien plus sous l'influence d'un bain froid que lorsqu'on se bornait à appliquer sur le ventre de l'animal une compresse glacée.

§ II. — ACTION DU FROID SUR LA RESPIRATION

1° *Action du froid en application locale.* — Winternitz a démontré que, chez l'homme, une application locale de froid sur les téguments trouble le rhythme normal des mouvements respiratoires. La première impression du froid se traduit par une inspiration très-profonde et spasmodique, avec spasme de courte durée. Puis les mouvements respiratoires s'accélèrent. Dans l'une des expériences de Winternitz, cette accélération fut de trois mouvements respiratoires à la minute; elle persista pendant trois minutes. Après quoi le nombre des mouvements respiratoires redevint normal. (Voyez fig. 10 et 11.)

2° *Action du bain froid sur la respiration.* — D'après Liebermeister, au moment où l'on se met dans un bain froid, on éprouve aussitôt une sensation d'oppression des plus pénibles, les mouvements respiratoires deviennent très-rares en même temps que très-profonds.

D'après le Dr Beni Barde, lorsqu'on reste immobile dans un bain froid, les mouvements respiratoires sont ralentis, et deviennent en même temps plus amples et plus profonds. Si l'eau est en mouvement, comme par exemple, dans le cas où l'on reçoit une douche, à l'influence du froid s'ajoute celle de la percussion et le nombre des mouvements respiratoires se trouve augmenté de 3 à 6 par minute.

§ III. — ACTION DU BAIN FROID SUR LA CALORIFICATION

On peut poser en principe général que chez tous les animaux à température constante, animaux à sang chaud, la production de chaleur qui résulte des combustions organiques est directement proportionnelle à l'intensité de la déperdition.

Ce principe est en particulier applicable au corps

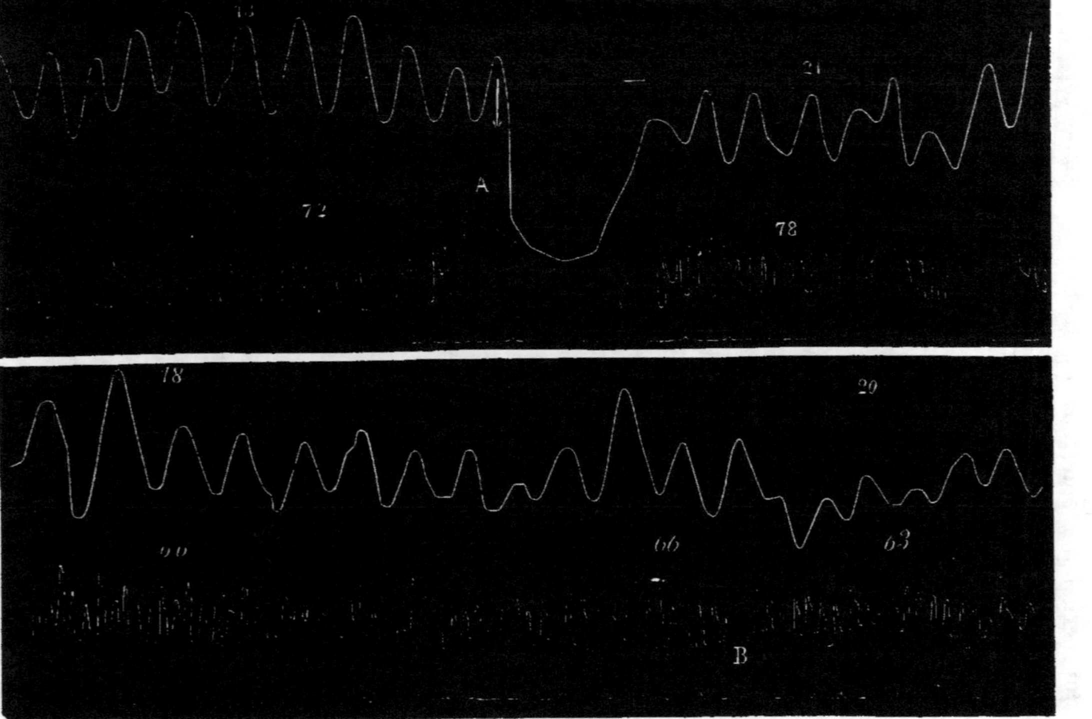

Fig. 10 et 11. — Influence des applications froides et chaudes sur le pouls et la respiration.

A (Fig. 10). — Traités obtenus à la suite d'une application de glace sur la colonne vertébrale.
B (Fig. 11). — *Idem*, à la suite d'une application de chaleur sur la même région.

(Le tracé supérieur représente les mouvements respiratoires, le tracé inférieur les contractions cardiaques.)

humain, et il a reçu de nos jours une démonstration presque mathématique.

Déjà Séguin avait constaté que, dans un air froid, la quantité d'oxygène introduit dans les voies respiratoires, pendant un espace de temps déterminé, est plus considérable que dans un milieu ambiant à température élevée.

Une observation analogue a été faite par Liebig, relativement aux quantités d'aliments ingérés par l'homme sous différents climats et aux différentes saisons. On peut dire, d'une façon générale, qu'un même individu, toutes choses égales d'ailleurs, ingère une quantité d'aliments d'autant plus grande que la température de l'atmosphère est moins élevée. Barral est arrivé à une conclusion identique.

Vierordt jugeant de l'énergie des combustions organiques d'après la quantité d'acide carbonique exhalé dans un même espace de temps, est arrivé également à ce résultat, que la quantité de chaleur produite par l'économie animale augmente, quand la température de l'air ambiant s'abaisse.

Currie, le premier, a admis que chez l'individu mis dans un bain froid, la production de la chaleur animale devait être quatre fois plus active que dans les circonstances normales. Mais c'est Liebermeister qui a étudié d'une façon rigoureuse l'action du bain froid sur les combustions organiques et sur la calorification. Une des méthodes employées par cet observateur, dans ce but, consistait à évaluer, avec son appareil bien connu, la quantité d'acide carbonique exhalé pendant l'unité de temps, par un même individu, avant et pendant le bain froid. Liebermeister est arrivé à ce résultat, que déjà dans un bain à la température de $32°,5$ C. l'exhalation de l'acide carbonique augmente. Dans un bain à 24°, la production d'acide carbonique est deux fois et demie plus considérable que dans les circonstances ordinaires.

Partant de là, Liebermeister arrive à calculer que, pendant le bain froid, l'exhalation d'acide carbonique est triple de ce qu'elle est à l'état normal. Ce résultat concorde avec ceux fournis par les méthodes indirectes où la quantité de chaleur animale fabriquée par un individu, mis dans un bain froid, est déduite de la quantité de chaleur abandonnée par le corps à la masse liquide avec laquelle il se trouve en contact.

§ IV. ACTION DU BAIN FROID SUR LA DÉPERDITION DE CHALEUR

Sous l'influence d'un bain froid, la déperdition de chaleur, chez l'individu en bonne santé s'élève, considérablement au-dessus du degré normal. Liebermeister a calculé que dans un bain à 34°, la déperdition de chaleur est sensiblement égale à ce qu'elle est dans les circonstances habituelles.

Dans un bain à 30°, elle augmente du double, dans un bain à 25° elle est plus que triple, et dans un bain à 20° elle est plus que quintuple de son taux normal. Il existe donc une relation presque mathématique entre la différence de température du bain et de l'organisme et la quantité de chaleur perdue par ce dernier dans un même espace de temps. On peut poser comme règle générale, que, toutes choses égales d'ailleurs, pour un même individu la déperdition de chaleur est proportionnelle à la différence des températures du bain et du corps.

La déperdition de chaleur ne présente pas, d'ailleurs, la même intensité pendant toute la durée du bain froid. Elle atteint sa limite maxima immédiatement après l'immersion du corps dans l'eau froide, puis elle diminue peu à peu pour rester ensuite stationnaire. Durant le premier quart d'heure, elle est à peu près deux fois et demie aussi considérable que durant chaque quart d'heure qui suit.

§ V. ACTION DU FROID SUR LA TEMPÉRATURE

A. Action du froid appliquée localement.

1° *Action topique du froid sur la température locale.* — L'étude de l'action locale du froid sur les organes les plus rapprochés de la source réfrigérante n'a jusqu'ici que médiocrement attiré l'attention des expérimentateurs. On est généralement porté à croire que le froid appliqué sur la peau n'abaisse la température que des seuls téguments, et que par suite de la contraction des éléments musculaires cutanés et de la mauvaise conductibilité de la peau et du tissu cellulo-adipeux sous-jacent d'une part, et d'autre part des dilatations vasculaires d'origines réflexes provoquées par le froid dans les organes profonds, ceux-ci sont suffisamment protégés contre un abaissement de leur température. En d'autres termes, le froid appliqué sur la peau ne pourrait se propager directement qu'à une faible distance de la périphérie à la profondeur. Mais c'est là une opinion erronée, comme le démontrent les faits expérimentaux qui suivent :

Hagspihl, le premier, a étudié l'action du froid sur les organes profonds. Chez le lapin, il est arrivé à cette conclusion, reproduite par Wunderlich dans son Traité de Thermométrie, à savoir : que l'application d'une vessie de glace sur la paroi abdominale

d'un lapin détermine un abaissement de température
des viscères et du rectum. Mais les expériences de
Hagspihl ont été attaquées par Schultze qui les considère, et avec juste raison, comme étant sans aucune
valeur. En effet, l'une des expériences de Hagspihl a
été faite sur un animal qui avait cessé de vivre. Dans
une autre expérience, l'auteur a négligé de suivre la
marche de la température après l'enlèvement de la
vessie de glace ; comme d'ailleurs l'animal était im-
mobilisé à l'aide de liens, on peut se demander si ce
seul fait ne suffit pas à expliquer l'abaissement de la
température. Reste une dernière expérience faite
dans des conditions irréprochables, et où, à la suite
d'une application de glace d'une heure de durée, la
température d s organes abdominaux descendit de
37° à 35°,25, tandis que dans le rectum l'abaissement
de température ne fut que de 0°,4. Mais si l'on considère que chez le lapin la température corporelle est
sujette à des oscillations très-étendues, ce résultat
isolé perd beaucoup de sa valeur.

Les résultats obtenus par Binz sur des chiens sont
en contradiction formelle avec ceux de Hagspihl. Binz
a constaté, en effet, que l'application d'une vessie de
glace sur l'abdomen d'un chien, même quand elle est
prolongée au delà de trois heures, n'exerce aucune influence sur la température des organes abdominaux ;
seule la température du feuillet pariétal du péritoine
s'abaisse dans ce cas de 38°,5 à 19°,3, au bout de
trente minutes d'application de la vessie de glace.

Par contre, Ackermann ayant fait pénétrer un thermomètre dans la veine cave inférieure d'un chien, en
l'introduisant par la jugulaire, a vu que sous l'influence,
d'une application locale de froid sur les téguments, la
température s'abaissait immédiatement avec élévations
intercurrentes qui n'atteignaient jamais le degré pri-

mitif. Cet abaissement de la température du sang de la veine cave persista encore quelque temps après qu'on eut cessé de refroidir la peau.

Ce résultat se trouve confirmé par les recherches de Riegel qui a fait voir que, chez les chiens, des applications locales du froid sur les téguments déterminent un abaissement de température plus marqué dans les organes profonds, en particulier dans la veine cave inférieure que dans le rectum et le vagin.

Schultze a également expérimenté sur des chiens, chez lesquels il introduisait un thermomètre dans la cavité abdominale à des profondeurs variables, en même temps qu'une vessie de glace était appliquée sur l'épigastre ou sur l'un des hypochondres de l'animal. Schultze suivait ensuite la marche de la température, et une fois l'expérience terminée, il sacrifiait l'animal pour mesurer avec précision la distance qui séparait la boule du thermomètre de la source de froid. Voici les principaux résultats obtenus par cet expérimentateur : Lorsque la boule du thermomètre, introduite dans la couche musculaire des parois abdominales, était distante de la vessie de glace de 1/2 centimètre, la température au bout de 20 minutes ne s'abaissait pas de moins de 10° ; pour un éloignement de 2 centimètres l'abaissement de température était de 2° ; pour un éloignement de 6 3/4 centimètres, il était de 0°,2-0°,4, et de 0°,2 dans le rectum.

Des recherches analogues ont été entreprises récemment par Virginie Schlikoff (de Moscou), élève de Quincke, qui a étudié avec le plus grand soin l'influence que les applications locales de froid exercent chez l'homme vivant sur la température des cavités naturelles et autres, telles que la bouche, le creux de la main, l'intestin (dans un cas de fistule intestinale), la cavité thoracique (dans deux cas de thoracentèse), dans un trajet fistuleux consécutif à une carie avec névrose.

Les résultats obtenus par V. Schlikoff sont d'autant plus intéressants à connaître, qu'ils sont susceptibles de recevoir des applications pratiques.

a) *Action topique du froid sur la température de la bouche.* — Schlikoff introduisait un thermomètre très-mince entre la joue et les gencives de l'individu sur lequel elle expérimentait. Une fois que la colonne de liquide du thermomètre se maintenait à un niveau constant, une vessie de glace était appliquée sur la joue.

Voici les résultats obtenus dans huit expériences différentes :

	Durée de l'application de la glace.	Épaisseur de la joue.	Abaissement de la température bucale.
Exp. I......	1 heure.	0.5 centim.	8°6
— II.....	3/4 —	0 —	6°6
— III....	3/4 —	0.6 —	4°2
— IV....	1 —	0.8 —	4°6
— V.....	1 —	1 —	3°7
— VI....	1 —	1.1 —	5°1
— VII...	1 —	1.1 —	4°8
— VIII..	1 —	1.2 —	3°2

On voit que d'une façon générale l'abaissement de température est en raison inverse de l'épaisseur de la joue, comme on pouvait le prévoir *à priori*.

b) *Action topique du froid sur la température du creux de la main.* — Un thermomètre était fixé dans le creux de la main fermée. Celle-ci demeurait immobile pendant toute la durée de l'expérience. Une vessie de glace était ensuite appliquée sur le dos de la main. Voici les chiffres relevés dans une série de huit expériences :

	Durée de l'application de la glace.	Épaisseur de la main.	Abaissement de la température.
Exp. I.... 1 heure.		2.1 centim.	10°2
— II... 1 —		2.3 —	7°2
— III.. 1 — 10		2.3 —	5°8
— IV... 3/4 —		2.4 —	4°1
— V... 1 —		2.6 —	3°6
— VI.. 1 —		2.6 —	1°9
— VII. 1 —		2.7 —	3°4
— VIII. 1 —		2.7 —	2°7

c) Action du froid sur la température de la cavité pleurale. — Chez deux pleurétiques auxquels on venait de pratiquer l'opération de l'empyème, Schlikoff introduisit un thermomètre dans la cavité pleurale, au niveau de l'incision. Une vessie de glace fut appliquée au point correspondant de la surface externe du thorax. La distance qui séparait la vessie de glace de la boule du thermomètre était de 3 centimètres, 2.

Dans une de ces expériences, la température de la cavité pleurale s'abaissa, au bout d'une heure d'application de la glace, de 38°,8 à 35°,1 (différence 3°7) et 30 minutes après qu'on eut enlevé la vessie de glace, elle était remontée à 37°4.

Dans la seconde expérience, après une heure d'application du froid, la température de la cavité pleurale s'était abaissée de 1°,09, et une demi-heure après, elle avait de nouveau atteint le degré normal.

d) Action topique du froid sur la température de l'intestin. — Chez une femme affectée d'une fistule intestinale consécutive à une hernie étranglée, Schlikoff introduisit un thermomètre dans le trajet fistuleux. La vessie de glace, appliquée au point correspondant de la paroi abdominale, était distante de 4 centimètres environ de la boule du thermomètre. La douleur occasionnée par la présence de cet instrument dans l'intestin ne permit pas de poursuivre l'expérience au delà de trente minutes.

Durant les vingt-cinq premières minutes, la température descendit de 37°,2 à 35°,6. Puis la fistule ayant livré passage à une assez grande quantité de fécès, la température, pendant les cinq dernières minutes, se releva de 35°,6 à 36°,5.

Il est à noter que la vessie de glace dont on se servit dans cette expérience avait des dimensions très-petites.

e) Action topique du froid sur la température du vagin. — Chez une femme de vingt-six ans, de corpulence moyenne, une vessie de glace fut appliquée sur l'abdomen dont elle recouvrait toute la moitié inférieure. On introduisit un thermomètre dans le vagin la boule de l'instrument était distante de la vessie de 7 centimètres environ.

Dans l'espace de trente minutes, la température du vagin s'abaissa de 37°,6 à 36°,8. Quarante minutes après l'enlèvement de la glace, elle était remontée à 37°,1.

En somme, Schlikoff arrive à conclure que le froid, appliqué en différents points de la surface du corps, détermine d'abord un abaissement de température des téguments, abaissement qui gagne ensuite de proche en proche les organes sous jacents. Cet abaissement de température, dans un organe déterminé, est en raison inverse de la distance qui sépare cet organe de la source frigorifique. Ces conclusions sont applicables au cas où la réfrigération porte sur un point des téguments internes. Ainsi, dans une de ses expériences, Schlikoff fit boire à un individu 400 grammes d'eau froide, à la température de 8°. Au début de l'expérience, la température axillaire du sujet était de

37°,2, la température de l'épigastre de 35°,3. Cinquante minutes après, la température axillaire était progressivement descendue à 36°,9, et celle de l'épigastre à 35°,1. Quoique dans cette dernière expérience l'abaissement thermique ait une valeur absolue très-faible, il n'en reste pas moins établi qu'une soustraction de chaleur portant sur un point du tégument interne est capable d'abaisser la température des couches voisines du tégument externe.

L'emploi des lavements froids lui a donné les mêmes résultats.

De tout ce qui précède, on peut conclure que les téguments, en particulier le tégument externe, ne sont pas d'aussi mauvais conducteurs du calorique qu'on se plaît généralement à le croire. Chez l'homme et les animaux, malgré l'intervention de la circulation, la propagation du froid dans les organes contigus suit à peu près la même marche que dans les corps privés de vie. Antérieurement déjà, les travaux de Heidenhain et de Korner avaient démontré que la conductibilité des tissus vivants intervient à côté de la circulation pour régler la température locale des différents départements de l'organisme. Les auteurs en question ont fait voir, par exemple, que si dans les circonstances habituelles la température dans le ventricule gauche du cœur est moins élevée que dans le ventricule droit, c'est que ce dernier reçoit, par l'intermédiaire du diaphragme et par voie de propagation directe, une plus grande quantité de chaleur des organes abdominaux. Quand, après avoir ouvert la cavité abdominale, on attire en bas le foie et l'estomac pour dégager le cœur, et surtout quand de plus on applique un corps froid sur le centre phrénique, on arrive parfaitement à abaisser la température du ventricule droit au-dessous de celle du ventricule gauche.

2° *Action des applications locales de froid sur la température générale de l'organisme.*

Il est difficile de préciser quel est l'endroit du corps dont la température doit servir de point de repère pour juger de la température générale de notre organisme. Aussi, dans le chapitre qui va suivre, exposerons-nous les effets que les applications locales de froid *à distance* exercent sur la température des cavités du corps qui servent d'ordinaire aux déterminations thermométriques, telles que le creux axillaire, le rectum et le vagin.

Déjà nous avons dit que Winternitz, en appliquant de la glace sur le bras d'un individu, avait constaté une élévation de la température axillaire, coïncidant avec un abaissement de la température dans le creux de la main. Ce résultat serait dû, selon Winternitz, à la contraction des grosses artères, au voisinage du corps froid. Par suite, le sang arrive en moins grande quantité à la périphérie ; il est donc moins exposé à se refroidir, de même que les tissus à la périphérie empruntent une moindre quantité de chaleur au sang. De là élévation de température en amont et abaissement de température en aval de la portion retrécie de l'artère.

Riegel a étudié l'action des applications locales du froid sur la température des fiévreux. Il a constaté qu'en appliquant sur le thorax ou l'abdomen d'un malade des compresses trempées dans de l'eau glacée ou encore une vessie de glace, au bout d'une heure la température axillaire s'abaisse de 0°2 à 0°27, la température rutale de 0°1 à 0°05.

Rosenberger est arrivé à des résultats identiques.

Par contre, d'autres expérimentateurs ont obtenu des effets diamétralement opposés.

Ainsi Bocker, ayant observé la température de la bouche pendant la durée d'un bain de siége, a constaté que cette température ne se modifiait pas.

Weisflog a même constaté que, dans des bains de siége froids, la température *s'élève* d'une quantité proportionnelle à la différence de température du bain et du corps.

Liebermeister est arrivé aux mêmes résultats : la température interne ne s'abaisse que lorsque la réfrigération locale atteint une grande intensité et se prolonge pendant un temps fort long. C'est ce qui a lieu en particulier chez les fiévreux, comme l'a démontré Leube.

Dans ses intéressantes recherches sur l'action physiologique du lavement froid, M. Foltz a noté un abaissement thermique inversement proportionnel à la température de l'eau injectée dans l'intestin.

Ainsi, un lavement de 1 litre d'eau, dont la température varie de 0° à + 10° produit des effets régulièrement décroissants sur la chaleur animale, à mesure que la température s'élève.

Un lavement d'un litre d'eau	diminue la chaleur du corps
à + 5°	de 0°,52
à + 10°	0°,52
à + 14°	0°,35
à + 20°	0°,29
à + 32°	0°,14
à + 38°	0°,06

Un lavement d'un demi-litre produirait, selon cet observateur, la moitié de ces effets thermiques.

B — Action du froid en application générale
sur la température interne.

1° Influence de l'air froid sur la température interne.

Lorsqu'on se dépouille de ses vêtements, la déperdition de chaleur à la surface du corps augmente notablement ; et néanmoins, d'une façon constante, la température interne s'élève.

Lorsque la température de l'air se maintient entre 12° et 22°, l'élévation de la température axillaire est d'autant plus considérable que la température de l'air est plus basse. Il en est de même de la température rectale. L'exactitude de ces faits observés par Liebermeister, a été récemment confirmée par Senator.

Les tracés qui suivent, empruntés à l'ouvrage de Liebermeister sur la fièvre, expriment d'une façon très-claire l'influence qu'exerce sur la température humaine l'exposition du corps nu à l'air :

2° Action des affusions froides et des bains froids sur la
température interne.

Lorsque la surface du corps d'un homme bien portant est mise en contact, pendant un temps assez limité avec de l'eau à la température ordinaire (18° à 22°) la température axillaire ne s'abaisse pas, comme on eût pu s'y attendre *à priori.* Souvent même elle s'élève légèrement. Liebermeister a démontré qu'il en était de même pour les douches de trois à sept minutes de durée, la température de l'eau se maintenant dans les limites indiquées plus haut.

Jürgensen est arrivé au même résultat en ce qui concerne l'action des bains de durée assez courte sur la température rectale. Voici des chiffres obtenus par

cet observateur dans des expériences faites sur un
homme de 42 ans, avec des bains de 25 minutes de
durée et dont l'eau était maintenue à la température
de 30°.

| Heures. | Température rectale avant le bain. | Température rectale pendant le bain. | | | | Température rectale après le bain. |
		5′	10′	15′	20′	25′
2 h. du matin.	36°,7	36°,7	36°,7	36°,7	36°,1	37°
8 h. du soir.	37°,9	38°,1	38° 2	38°,3	38°,3	38°,3
8 h. du matin.	37°,1	37°,3	37°,5	37°,5	37°,5	37°,5
6 h. 1/2 du s.	37°,7	37°,9	38°,1	38°,1	38°,1	38°,1
2 h. 1/2 du s.	37°,7	37°,9	38°,1	38°,1	38°,1	38°,1
5 h. du soir.	36°,7·	36°,9	37°,1	37°,1	37°,1	37°,1

Enfin Speck a entrepris de son côté des recherches
qui démontrent que, sous l'influence d'un bain froid
de courte durée, la température buccale également
s'élève un peu au début.

Mais quand la durée d'un bain, à température
moyenne, dépasse certaines limites, la température
interne finit par descendre au-dessous du degré normal. Ainsi dans un bain, à la température de 20° à 24°,
au bout de 15 à 25 minutes environ, la température
du corps mesurée dans le rectum et qui s'était légèrement élevée au début, revient à son degré primitif pour
s'abaisser ensuite de quelques dixièmes de degré,
comme le démontrent les expériences de Liebermeister et de Sénator. Ce dernier en particulier a fait voir
que l'abaissement de la température axillaire (de
0°,1 à 0°,3) survient aussi quand un individu dépouillé de ses vêtements est exposé à un air à la
température de 14° à 19° pendant plus d'une heure.

Quand on examine la marche de la température
interne, pendant la période de temps qui suit immédiatement l'administration d'un bain tiède, on con-

state que quelque temps après la sortie du bain, la
température corporelle est plus basse qu'au moment
de l'entrée. L'effet consécutif d'une soustraction modérée de chaleur sur la température corporelle diffère
donc de l'effet immédiat. Liebermeister a trouvé que
cet abaissement de température survenant à la suite
d'une douche ou d'un bain de 22°-26° était en moyenne
de 0°,3 (température axillaire).

Jürgensen a obtenu à peu près le même résultat
en se servant de bains à la température de 30° et de
vingt-cinq minutes de durée. Il a constaté que l'abaissement de température consécutif à la soustraction
de calorique était, en moyenne, de 0°,22 (température
rectale).

C. — Action des réfrigérations d'intensité excessive sur la température interne de i'homme sain.

Quand l'organisme animal est exposé à une température très-basse, il devient incapable de lutter, en augmentant la production de chaleur, contre la déperdition
excessive qu'il éprouve, par le fait de son contact avec
le milieu ambiant. Alors aussi, on voit la température
interne s'abaisser. C'est ce qui a lieu en particulier
dans le bain froid prolongé, comme l'avait déjà observé J. Currie.

Mais il est difficile de dire d'avance, à quel degré
thermique du milieu ambiant, la température interne
d'un individu s'abaisse au-dessous du taux normal.
Il existe à cet égard de nombreuses variations individuelles, qui dépendent en majeure partie de l'épaisseur du pannicule adipeux sous-cutané.

Il est clair aussi que tout ce qui favorise la production de la chaleur animale, les mouvements musculaires par exemple, permettra à un individu mis dans

un bain très-froid de supporter plus facilement la déperdition de calorique qu'il éprouve.

Les chiffres suivants empruntés à Jürgensen nous donnent une idée approximative de l'influence que les bains froids exercent sur la température corporelle. Ces chiffres se rapportent à des expériences faites sur un homme de 42 ans et sur un autre de 41 ans, tous deux en bonne santé, et qui étaient mis pendant vingt-cinq minutes dans des bains à la température de 9° à 11°.

Température du bain.	Température rectale avant le bain.	Température rectale pendant le bain					Température rectale après le bain
		5′	10′	15′	20′	25′	30′
11°	36°,7	36°,3	36°,3	36°,5	35°,9	35°,5	»
10°	37°,8	37°,1	37°,1	37°,5	37°,1	36°,9	36°,5
10°	37°,5	37°,3	37°,3	37°,1	36°,9	36°,5	»
9°	37°,4	37°,3	37°,2	37°,1	»	»	»
9°	37°,1	36°,7	36°,7	36°,7	36°,7	36°,7	»

Chez les animaux, il est permis de pousser la réfrigération beaucoup plus loin que chez l'homme. Aussi les résultats obtenus par divers expérimentateurs sont bien plus accentués.

Ainsi Jürgensen ayant plongé un chien du poids de 3 kilogr. dans un bain à 6°, a vu la température rectale s'abaisser au bout de douze minutes de 39° à 32°,8. Lorsque l'expérience est suffisamment prolongée, la température interne s'abaisse à un degré incompatible avec la persistance de la vie, comme nous le verrons au chapitre consacré à la résistance de l'organisme au froid.

Immédiatement après la réfrigération, l'abaissement de la température interne devient plus considérable encore que pendant le temps où s'opère la soustraction de chaleur. Déjà Currie avait signalé ce fait. Jürgensen, dans les expériences que nous venons de relater, et qui consistaient à mettre un individu pendant vingt-cinq ou trente minutes dans un bain à 9° - 11°, a vu la température rectale s'abaisser jusqu'à 33° quelque temps après la sortie du bain.

Cet abaissement de température consécutif aux réfrigérations internes dure environ une heure. Toutes choses égales d'ailleurs, il est d'autant plus considérable que le volume du corps est moindre. Ainsi Hoppe a vu chez un chien qui pesait trois kilogrammes la température rectale s'abaisser de 38° à 34° sous l'influence d'un séjour de quatre minutes et demie dans de l'eau glacée; à la sortie de ce bain froid, la température s'abaissa encore jusqu'à 32,8. D'autres expérimentateurs ont obtenu des résultats analogues.

Cette première phase, postérieure à la réfrigération et pendant laquelle l'abaissement de la température corporelle va en s'accentuant, est suivie d'une autre phase qui dure environ cinq ou huit heures, et pendant laquelle la température s'élève au-dessus du degré normal. D'après les recherches de Jürgensen et de Liebermeister, cette élévation de température est en moyenne de 0°2.

VI. — ACTION DU FROID SUR LE SYSTÈME NERVEUX

A. — Action du froid sur la sensibilité.

Quand, chez un homme sain, les téguments sont mis en contact avec un milieu dont la température est inférieure à 25°, il en résulte une impression des nerfs sensitifs, qui donne naissance à une sensation spéciale, la sensation du froid. Cette sensation est d'autant plus désagréable que la différence entre la température de

la peau et celle du milieu extérieur est plus accusée.
Quand la refrigération des téguments atteint un degré
extrême, ce n'est plus la sensation bien connue du
froid, c'est une sensation très-douloureuse et comparable à celle causée par une brûlure qui se développe.
En somme, le froid doit être rangé parmi les exci--
tants physiques du système nerveux.

On est loin d'être d'accord sur la manière dont les
sensations résultant du contact des corps froids avec
le peau prennent naissance. D'après les uns, le froid
aurait pour principale action de modifier l'état élec-
trotonique des nerfs sensibles. Il est démontré en
effet que le contact de deux milieux de température
différente engendre un courant électro-thermique
qui circule du milieu le plus chaud vers le milieu le
plus froid. Dès lors, il est permis d'admettre que l'application d'un corps froid sur les téguments donne
naissance à un courant descendant. Celui-ci diminue
par conséquent le courant descendant qui, à l'état de
repos, circule naturellement dans le nerf (force électro-
motrice). C'est cette modification de l'état électrique,
transmise jusqu'aux centres de la perception qui,
selon les uns, éveillerait en nous la sensation spéciale
du froid, ou la douleur qui lui tient place dans les circonstances énoncées plus haut.

D'autres ont invoqué pour expliquer le développement de la sensation. spéciale de froid, l'ébranlement
moléculaire qui se produit dans les tissus et en particulier dans les nerfs, à la suite d'une modification de
leur état thermique.

D'autres enfin, se fondant sur les recherches
récentes des histologistes, qui tendent à faire considérer le cylinder-axis comme étant de consistance
liquide, admettent que l'impression du froid fait naître
dans ce filament liquide des ondulations qui se com-

muniquent de proche en proche jusqu'aux centres nerveux, absolument comme les ondes sonores se propagent dans l'air ou dans tout autre milieu élastique. Cette théorie repose donc également sur l'hypothèse d'un ébranlement moléculaire.

Lorsque le froid est très-intense ou son application assez prolongée, lorsque par conséquent l'excitation qu'il exerce sur le système nerveux dépasse certaines limites, l'excitabilité des nerfs sensitifs ne tarde pas à être momentanément supprimée. C'est ce qui a lieu chaque fois qu'un nerf sensitif ou moteur est soumis à une excitation trop violente ou de durée excessive.

Le froid est donc un anesthésique, et un anesthésique local. Ce fait est connu depuis fort longtemps. Déjà Hunter avait constaté que l'on peut couper l'oreille congelée d'un animal sans que celui-ci manifeste la moindre douleur. Larrey avait remarqué que durant la campagne de Russie, lorsque la température de l'air était très-basse (— 10°) les amputations n'étaient presque plus douloureuses. La plupart des auteurs qui ont écrit sur l'hydrothérapie ont signalé ce fait qu'à la sortie d'un bain froid, la peau est presque insensible. De nos jours, il ne se montre presque pas de chirurgien qui n'ait recours au froid comme anesthésique local.

Il est à remarquer que, lorsqu'on applique en un point de la peau un corps très-froid, les différents modes de la sensibilité ne sont pas simultanément abolis. Horwath a fait voir que si on plonge un doigt dans de l'alcool, à la température de — 5°, la sensibilité tactile persiste encore, alors qu'une piqûre est impuissante à développer de la douleur. M. Charles Richet, dans son excellent travail sur la sensibilité, rapporte le fait suivant : une malade dont il anesthésiait la peau avec de la glace, avant de pratiquer une injection hypodermique, sentait parfaitement le contact du trocart de la seringue de Pravaz, mais sans éprouver de douleur au moment de la piqûre. On voit donc que, sous l'influence du froid, la sensibilité à la douleur est plus prompte à disparaître que les sensibilités tactile et thermique.

Nothnagel a institué des expériences pour étudier l'influence que les applications locales de froid exercent sur la sensibilité thermique. Il est arrivé à ce résultat qu'à l'avant-bras, après une application de glace de trente minutes de durée, le minimum des différences de température appréciables s'élève de — 0°,3 — 0°4 à — 1° — 2° c.

D'après Eulenburg et Lombroso, la sensibilité électro-cutanée ne serait que très-faiblement influencée par les applications locales de glace.

D'un autre côté, Horwath a démontré que la sensation développée par le contact d'un corps froid avec la peau est, pour une température également basse, plus ou moins désagréable et douloureuse, suivant la nature du corps. Ainsi, quand on plonge le doigt dans de l'eau à la température de — 0°, dans du mercure à — 3°, dans de l'éther à la même température, la douleur qu'on ressent est assez vive pour que bientôt on soit forcé de retirer le doigt du liquide. Si, au contraire, on met le doigt dans du mercure ou de la glycérine à — 5°, on n'éprouve pas la moindre sensation désagréable.

En résumé, le froid peut indifféremment surexciter, abaisser ou abolir l'excitabilité des nerfs sensibles dans les organes avec lesquels il est mis en contact. Quand on l'applique sur une surface pourvue de sensibilité, les modifications en plus ou en moins subies par cette dernière s'observent successivement au fur

et à mesure que s'abaisse la température des tissus.
Richardson a bien décrit les phases successives que
traverse la sensibilité de la peau dans le cours d'une
réfrigération intense, c'est à la température de 35°,5
que la sensibilité de la peau est dans son état d'inté-
grité parfaite.

Quand la température de la peau s'abaisse légèrement au-dessous de 35°,5, la vascularisation des
téguments devient plus active au point refroidi, et la
sensibilité plus exquise. Puis la température locale ne
tarde pas à s'élever au-dessus du degré normal
(*stadium actionis*).

Si, au contraire, la réfrigération des téguments est
très-intense, il en résulte une anémie locale qui est
proportionnelle à l'abaissement de température. En
même temps la sensibilité s'émousse de plus en plus,
et à — 8°8, l'anesthésie est complète (*stadium inertiæ.*)

Puis vient le stade de réaction; l'eau congelée dans
les tissus se liquéfie de nouveau. Les vaisseaux se
remplissent de sang, la température locale s'élève et la
sensibilité revient.

Quand la température de la peau est remontée
à 35°5, la sensibilité présente de nouveau ses caractères habituels.

Winternitz a démontré l'existence de ces modifications de la sensibilité, produites par les applications
locales du froid de la façon la plus rigoureuse en se
servant de l'aesthésiométre de Sieveking; cet instrument permet de déterminer avec une grande précision
l'état de la sensibilité, en un point donné, de la
peau.

D'un autre côté, Helmholtz a reconnu qu'à la température normale du corps (de 36° à 38°) la vitesse de
transmission des impressions sensitives est de 72
mètres par seconde, tandis que, dans un nerf dont la

température est considérablement abaissée, cette vitesse devient dix fois moindre.

Quand le froid est appliqué directement sur le trajet d'un tronc nerveux sensible, on observe des phénomènes analogues à ceux que nous venons de décrire. Seulement, les modifications de la sensibilité sont localisées par le sujet sur lequel on expérimente dans les ramifications terminales de ce nerf.

Ainsi, Waller, en appliquant de la glace sur le trajet du cubital au niveau du coude, a vu survenir, au niveau des ramifications terminales de ce nerf d'une hyperesthésie qui fit bientôt place à une anesthésie complète.

Rosenthal et Eulenburg ont observé des faits identiques.

De son côté Weir Mitchell a démontré qui le froid pouvait développer dans les nerfs des lésions transitoires, constituées par une congestion plus ou moins intense, avec ou sans extravasations sanguines. Dans le tissu nerveux (cerveau, moelle, nerfs) comme dans tous les tissus de l'économie, on voit survenir une congestion sanguine lorsque ce tissu, refroidi ou congelé par un moyen quelconque, revient à sa température habituelle. Ce fait a été démontré directement par Weir Mitchell dans de nombreuses expériences qui portaient le plus souvent sur le pneumogastrique et le sympathique dans la région du cou. Comme source de réfrigération, le médecin américain avait recours aux pulvérisations d'éther ou de rhigolène. Il a constaté que lorsque l'action du froid était très courte, il en résultait une congestion très-passagère qui ne laissait après elle aucune trace appréciable. Lorsqu'au contraire l'application du froid est prolongée ou répétée un certain nombre de fois, le nerf paraît augmenté de volume. Et, en effet, quant on examine des surfaces de coupe au microscope, les vaisseaux se montrent notablement dilatés ; en certains points, il s'est fait des ruptures vasculaire avec foyers hémorrhagiques. Il s'agit donc d'une véritable apoplexie du tissu nerveux, se traduisant par une paralysie plus ou moins complète de la sensibilité et du mouvement dans le domaine du nerf lésé, troubles qui disparaissent généralement au bout d'un temps assez court. Néanmoins, quand, en pareil cas, on sacrifie l'animal quinze jours environ après l'expérience pour examiner le nerf refroidi, on constate qu'un certain nombre de fibres nerveuses ont subi la dégénérescence wallerienne, ce que Weir Mitchell attribue à la compression exercée sur les fibres par les petits caillots de sang.

Beck, qui a étudié l'influence du froid sur les nerfs, chez le lapin, a également observé une nouvelle phase d'hyperesthésie des nerfs sensibles, après laquelle ceux-ci perdaient leur excitabilité normale de telle sorte qu'au point refroidi, les piqûres, les pincements ne développaient plus de douleur chez les animaux en expérience. Cette abolition de l'excitabilité des nerfs sensibles est essentiellement passagère, même quand la réfrigération est très-intense, elle ne dure pas plus d'une heure ; de plus l'application locale du froid ne détermine pas d'altération de structure dans les nerfs voisins. Les lésions que l'examen microscopique fait découvrir dans le tissu nerveux des animaux qui succombent à une réfrigération excessive, sont essentiellement secondaires. Elles dépendent des troubles circulatoires engendrés par le froid.

Le Dr Richardson prétend que quand on pousse la réfrigération jusqu'à congeler le nerf, non-seulement les parties périphériques, mais le tronc nerveux lui-même, deviennent insensibles, de telle sorte qu'on peut alors sectionner le derme sans provoquer aucune douleur. La conductibilité électrique du nerf persiste encore, même quand la sensibilité est entièrement abolie. Mais quand le nerf est désorganisé par le froid, de telle sorte que l'eau qu'il renferme soit congelée, il devient incapable de transmettre les excitations électriques. Toutefois le nerf recouvre toutes ses propriétés normales, dès que cesse l'application du froid.

B. Action locale du froid sur les nerfs moteurs.

Dans les expériences dont il a été question plus haut, Waller, Rosenthal et Eulenburg ont constaté que le froid exerçait sur les nerfs moteurs la même action que sur les nerfs sensitifs. Ainsi Waller ayant appliqué un morceau de glace sur le trajet du cubital au niveau du coude a noté au début des phénomènes d'excitation dans les muscles qui sont sous la dépendance du nerf en question. Mais cette hyperkinésie ne tardait pas à faire place à une abolition apparente de la contractilité de ces mêmes muscles, due en réalité à l'affaiblissement croissant de l'excitabilité des fibres motrices du cubital.

Eulenburg a également observé que l'application du froid sur le trajet d'un gros tronc nerveux détermine d'abord une exagération de l'excitabilité des fibres motrices et sensitives de ce nerf. Puis au bout d'un temps relativement court les muscles ne réagissent plus contre les irritations portées sur le nerf qui les anime parce que l'excitabilité motrice de ce dernier diminue du reste jusqu'à disparaître entièrement. Au début de l'expérience, il obtenait des contractions musculaires en faisant traverser le nerf cubital par exemple par un courant électrique plus faible que celui qui, dans les circonstances normales, est nécessaire pour produire pareil effet. Mais quand l'application locale de glace a duré un certain temps, les courants les plus forts appliqués sur le nerf ne provoquent plus de réaction du côté des muscles.

Richardson a étudié l'action du froid sur le nerf phénique. Ayant dirigé sur ce nerf moteur, mis préalablement à nu, un jet d'éther, il voyait d'abord se produire des contractions désordonnées du diaphragme appréciables à la vue et à l'ouïe. Ces contractions étaient de courte durée. Quand la congélation du nerf était complète, le diaphragme devenait entièrement immobile pour reprendre ses mouvements normaux aussitôt que le nerf phénique était dégelé.

C. **Action du froid sur le pouvoir excito-moteur.**

Le froid, quand il est appliqué sur des surfaces sensibles, non-seulement fait naître dans les centres nerveux des sensations spéciales plus ou moins douloureuses, mais les impressions qu'il développe dans les nerfs sensitifs mettent en jeu le pouvoir excito-moteur et provoquent des actes réflexes dans les points les plus variés de notre organisme.

Ainsi, un des premiers effets de l'application du froid sur les téguments, est de provoquer par voie réflexe la contraction des muscles lisses du derme, et des éléments musculaires des vaisseaux cutanés. Cette contraction réflexe se traduit à l'œil par l'horripilation (chair de poule) et par la pâleur de la peau qui devient le siége d'une anémie locale. Nous verrons plus loin que la contraction des éléments musculaires de la peau peut être le résultat de l'action locale du froid. En effet chez des animaux auxquels on sectionne les nerfs vaso-moteurs qui se rendent à une région déterminée des téguments, l'application du froid sur cette région ne cesse pas de déterminer une contraction locale des vaisseaux du derme. Mais il n'en est pas moins vrai que, dans les circonstances normales, la contraction des éléments musculaires du derme et des parois des vaisseaux, occasionnée par le froid, est d'ordre essentiellement réflexe. La preuve en est que cette contraction loin d'être limitée au lieu d'application du froid s'observe en des points de la peau et sur des organes très-éloignés, comme le démontrent les faits expérimentaux qui suivent :

Edwards et, après lui, MM. Brown-Sequard et Tholozan ont noté que lorsqu'on plonge une des mains dans l'eau froide, la température des deux mains se trouve abaissée. Cet abaissement de température de la main, restée hors de l'eau, n'est pas constant. M. Vulpian et, après lui, M. Stricker ont constaté que souvent la température de l'autre main s'élève. Quand il se produit, l'abaissement de température ne peut s'expliquer que par une contraction réflexe des vaisseaux sanguins avec ralentissement consécutif du cours du sang. C'est là l'explication proposée par M. Brown-Sequard. Ce physiologiste a fait remarquer en outre que l'application du froid sur l'une des mains ne détermine de contraction vasculaire réflexe que dans l'autre main. Quand, au contraire, c'est l'un des pieds qui est impressionné par le froid, la contraction réflexe se manifeste dans le pied opposé. En d'autres termes, les contractions réflexes déterminées par l'application du froid sur la peau se feraient toujours en des points symétriques. Mais lorsque la réfrigération cutanée est un peu plus intense, la contraction réflexe des vaisseaux et des fibres lisses du derme envahit peu à peu toute l'étendue des téguments.

Le Dr Béni-Barde a cité des faits analogues à ceux qui précèdent. Ainsi il a noté que quand on projette de l'eau froide sur le côté droit de la poitrine, le phénomène de la chair de poule se montre d'abord au point de contact; mais au bout de cinq à quinze secondes, il envahit également le côté gauche de la poitrine (celui qui n'a pas été touché par l'eau froide). De même, quand on projette de l'eau froide sur l'un des testicules, on voit d'abord se contracter la moitié correspondante du scrotum, et environ cinq secondes plus tard la moitié du côté opposé.

Les contractions réflexes, nous l'avons dit, peuvent se montrer dans des organes autres que la peau et à une grande distance du lieu d'application du froid. Ainsi, quand nous pénétrons dans un milieu à température un peu basse, dans un bain froid par exemple, nous sommes pris de tremblements avec claquement des dents, véritables contractions cloniques réflexes des muscles, provoquées par le froid. De même, nous verrons plus loin que l'immersion du corps dans un bain froid a pour effet de ralentir par voie réflexe les mouvements du cœur et de la respiration.

Non-seulement le froid, quand il impressionne les extrémités des nerfs sensibles, met en jeu le pouvoir excito-moteur des centres nerveux, mais il jouit encore de la propriété d'abaisser ce pouvoir excito-moteur. Il est reconnu que, durant l'été, les mouvements réflexes sont bien plus vifs que durant l'hiver. D'un autre côté, M. Brown-Sequard a entrepris des expériences pour démontrer que, chez des grenouilles décapitées, les mouvements réflexes sont d'autant plus lents à disparaître que la température du milieu ambiant est plus basse. Dans un milieu dont la température est maintenue entre 0° et 8°, une grenouille décapitée continue de vivre pendant des mois; à une température qui se maintient entre 5° et 13°, la vie ne persiste plus que pendant des semaines ; à une température de 18° à 24°, l'animal décapité cesse de vivre au bout de quelques heures, et la survie n'est que de quelques minutes, quand la température extérieure du milieu ambiant s'élève de 30° à 40°.

Une expérience de Kunde est également très-propre à faire voir l'influence du froid sur l'état du pouvoir excito-moteur. Kunde empoisonne une grenouille avec de la strychnine, de façon à développer chez l'animal un tétanos artificiel. Si alors la grenouille intoxiquée est placée dans un milieu à la température de 34°, les muscles contracturés ne tardent pas à revenir à l'état de relâchement physiologique. Au contraire, dans un milieu à température très-basse, ce tétanos d'origine toxique persiste pendant quinze jours et plus.

Longet également avait noté que, durant l'hiver, il est beaucoup plus difficile de développer des convulsions chez les animaux qu'on empoisonne avec la strychnine ou des sels de morphine.

Une autre expérience bien démonstrative consiste à donner une même dose de morphine ou de strychnine à deux chats du même âge, dose suffisante pour produire un tétanos artificiel. Si alors on place l'un des animaux dans un milieu à la température de 16° à 19° et l'autre dans un milieu à température plus élevée, le premier ne tarde pas à succomber, parce que la rigidité tétanique des muscles persiste, tandis que le second, sous l'influence de la température élevée du milieu ambiant ne tarde pas à revenir à l'état normal. En somme, d'après ce qui précède, on doit admettre que le froid diminue l'énergie du pouvoir excito-moteur, mais en augmente la durée.

Ajoutons toutefois, que dans des circonstances déterminées, l'application du froid peut produire un effet inverse en surexcitant le pouvoir réflexe de la moelle.

Ce fait a été signalé pour la première fois en 1871 par Tarchanoff qui en donne comme preuve l'expérience suivante : Si l'on introduit le tronc d'une grenouille, y compris la tête et les pattes supérieures, dans un sac rempli de glace, la température de ces parties s'abaisse jusqu'à 3°, tandis que les pattes inférieures conservent la température de l'air extérieur, soit 17° par exemple. En mesurant alors les actes réflexes de cette grenouille ainsi soumise à l'action du froid pendant une heure, une journée et plus, on trouve que l'activité réflexe est bien plus considérable que dans les circonstances normales. C'est là un fait qui se reproduit constamment. Or Tarchanoff ne conteste pas que, d'une façon générale, le froid ne soit un modérateur du pouvoir réflexe. Pour expliquer comment l'effet inverse s'observe dans le cas cité par lui, il fait remarquer que chez une grenouille privée de sang, le froid diminue parfaitement l'activité du pouvoir réflexe. Dès lors il est permis d'admettre que chez la première grenouille, l'exagération du pouvoir réflexe dépend des modifications que le froid imprime à la composition du sang. Nous verrons plus loin que sous l'influence du froid le sang se charge d'une quantité plus considérable d'oxygène. Ce sang plus oxygéné excite d'avantage les centres réflexes de la moelle, et voilà comment, selon Tarchanoff s'explique l'exagération de l'activité réflexe occasionnée par le froid, dans l'expérience citée plus haut.

D. — Action topique du froid sur la moelle.

Weir Mitchell et Richardson ont étudié l'action qu'exerce sur la moelle, la réfrigération locale, obtenue à l'aide de pulvérisation d'éther ou d'autres liquides très-volatils. Ces expérimentateurs ont constaté que, chez des grenouilles, l'application locale du froid sur la moelle mise à nu, engendre d'abord des phénomènes d'excitation : les membres sont pris de mouvements très-vifs. Mais ce stade d'excitation est de courte durée; souvent même il fait défaut. Puis survient la résolution complète des membres qui semblent être complétement paralysés. En même temps l'animal est plongé dans la stupeur. Quand il est soustrait à l'action du froid, c'est la stupeur qui disparaît en premier lieu, puis il exécute des mouvements de reptation; enfin, au bout de quelques minutes, il redevient apte à exécuter des sauts, comme à l'état normal.

Lorsque chez un lapin, on refroidit un segment déterminé de la moelle, on voit se produire des mouvements actifs dans les organes qui reçoivent leur nerf du segment en question. Puis survient une paralysie complète, mais passagère. Quand le froid est appliqué sur la région cervicale de la moelle, il détermine de la stupeur. Chez les poules et les pigeons, on observe en outre des mouvements de recul. D'après Weir Mitchell, la portion de l'axe spinal dont la réfrigération locale occasionne de la stupeur avec mouvement de recul, s'étend inférieurement jusqu'à la quatorzième vertèbre.

E. — Action topique du froid sur le cerveau.

Dans les expériences de Richardson et de Mitchell, dont il vient d'être question, lorsque le froid est appliqué directement sur le cerveau, de façon à ce que la température de cet organe descende au-dessous de zéro, la substance cérébrale acquiert une consistance comparable à celle des os. Mais la couche où s'opère cette congélation présente une épaisseur relativement minime. En pareil cas, la surface du cerveau offre une coloration blanche et un éclat métallique.

Quand on pulvérise de l'éther sur le cerveau d'une grenouille, la congélation est obtenue déjà au bout de quelques secondes. Par suite, l'animal perd complétement la faculté d'exécuter des mouvements volontaires. Mais bientôt les mouvements réflexes, qui sont exclusivement régis par la moelle, reparaissent. Sous l'influence d'une excitation légère, l'animal répond par des mouvements de défense; mais toujours il s'écoule un intervalle de temps assez long entre le moment où la grenouille est excitée et celui où elle exécute le mouvement réflexe. Quand l'excitation de la peau atteint un certain degré d'intensité, il peut en résulter des mouvements convulsifs très-intenses, voire même un véritable tétanos artificiel. Tous ces troubles d'innervation disparaissent promptement lorsque le cerveau se trouve de nouveau placé dans les conditions normales de température.

En somme, les recherches de Weir Mitchell et de Richardson démontrent que chez la grenouille une réfrigération intense du cerveau abolit les fonctions de cet organe, et provoque l'apparition des mêmes phénomènes que ceux qu'on observe à la suite de la section de la moelle. On supprime de la sorte l'action modératrice que le cerveau exerce sur le pouvoir réflexe de la moelle, et on facilite ainsi la tendance aux mouvements convulsifs.

Chez les animaux à sang chaud, les effets de la réfrigération intense du cerveau diffèrent notablement de ceux que nous venons de décrire. Quand on prend un animal très-jeune, dont les parois crâniennes n'ont qu'une faible épaisseur, on peut arriver à congeler la substance cérébrale sans qu'il soit nécessaire de la mettre préalablement à nu. Par un temps très-froid,

la réfrigération peut être poussée très-loin, sans que
la vie de l'animal soit mise en péril. Il n'en est plus
de même quand la température de l'atmosphère est
très-élevée. Le premier effet de la réfrigération du
cerveau est une action sédative de courte durée ; bientôt
se développent des phénomènes d'excitation motrice,
en même temps que la sensibilité est considérablement
amoindrie. Quand l'application du froid continue,
l'anesthésie devient complète ; l'animal tombe dans un
état de profonde stupeur, durant lequel on peut, sans
provoquer de manifestations douloureuses, pratiquer
sur lui toutes sortes d'opérations. Cet état est comparable au sommeil hibernal.

Lorsque ensuite on place l'animal dans un milieu
dont la température se maintient entre 2° et 7°, il
revient peu à peu à lui et semble se réveiller d'un
profond sommeil. Ce retour graduel des fonctions
cérébrales n'est interrompu par aucun phénomène
d'excitation. Il n'en est plus de même si brusquement l'animal est soumis à une température
de 15°. Alors son réveil est suivi d'une période
d'agitation avec mouvements convulsifs. Pendant
quelque temps, les membres se refusent à supporter le poids du corps et l'animal titube comme s'il
était ivre.

D'autre part, chez les animaux dont le cerveau est
ainsi soumis à une réfrigération très-intense, le retour
à l'état normal est complet. Richardson a pu impunément répéter l'expérience quarante-six fois sur un
même pigeon. Ce n'est que quand la réfrigération
atteint la moelle allongée et paralyse les centres respiratoires que les animaux succombent asphyxiés.

L'abolition des fonctions cérébrales est accompagnée,
chez les animaux à sang chaud, comme chez les
animaux à sang froid, d'une exagération du pouvoir

réflexe, comme Richardson l'a constaté sur un jeune lapin plongé dans un coma profond consécutif à une réfrigération du cerveau. L'animal, couché sur le côté, respirait péniblement comme les apoplectiques, et tous ses membres étaient au repos. Mais la moindre excitation, comme, par exemple, celle occasionnée par un courant d'air impressionnant la peau, provoquait l'apparition de mouvements convulsifs désordonnés. (Cette affirmation contredit évidemment l'assertion précédente, d'après laquelle les animaux plongés dans un état de profonde stupeur supportent toutes sortes d'opérations, sans manifester la moindre douleur.)

F. — Action topique du froid sur le cervelet.

W. Mitchell et Richardson ont également étudié les effets de la réfrigération locale du cervelet, mais nous devons faire remarquer, à ce propos, qu'il est extrêmement difficile de congéler cet organe, sans intéresser du même coup la moelle allongée.

Le premier effet qu'on observe chez les pigeons dont le cervelet est soumis à un froid intense, est un état de stupeur plus ou moins profond. Quelque temps après, l'animal se met à battre des ailes, et, par moments, il exécute des mouvements de recul, qui se reproduisent d'une façon paroxystique. Mitchell a également vu des pigeons pirouetter sur eux-mêmes d'avant en arrière.

Ces mouvements de recul consécutifs à la réfrigération du cervelet seraient dus à ce que, par suite de l'abolition momentanée de ses fonctions, cet organe ne pourrait plus faire contre-poids aux corps striés qui renferment les centres des mouvements de propulsion en arrière. Pour Richardson, le cervelet renferme, au contraire, les centres des mouvements de propulsion en avant; aussi, quand on ne refroidit le cervelet que d'une façon progressive, on voit survenir une phase d'excitation caractérisée précisément par des mouvements en avant.

G. — **Action du froid sur la moelle allongée.**

L'application locale du froid sur la moelle allongée détermine, chez le pigeon et le lapin, des troubles de la respiration. Celle-ci peut même être complétement suspendue et alors les animaux meurent asphyxiés. D'après Mitchell et Richardson, on observe en outre de la stupeur avec mouvements de recul en arrière.

Chez les lapins, quand la réfrigération se fait progressivement, les mouvements respiratoires sont d'abord tumultueux, puis ils se ralentissent et enfin s'arrêtent complétement. Quand, alors, l'animal succombe à l'asphyxie, on trouve, à l'autopsie, les poumons gorgés de sang. Lorsqu'au contraire on refroidit préalablement le cerveau et le cervelet, il suffit du moindre jet d'éther dirigé sur le bulbe pour tuer l'animal. Dans ce cas, le tissu pulmonaire est exsangue, blanc comme neige, et les alvéoles sont atélectasiées.

§ VII. — ACTION DU FROID SUR LES MUSCLES.

Le froid modéré agit comme excitant du système musculaire. Cette action est surtout manifeste sur les fibres lisses du derme, qui se contractent sous l'influence d'un abaissement de la température extérieure pour donner naissance au phénomène dit de la *chair de poule*. Sous l'influence d'un froid plus intense, les muscles striés se contractent également, pour donner naissance au frisson, au claquement de dents.

Si le froid est un excitant du système musculaire, il a, d'autre part, la propriété de diminuer la contractilité des muscles. Pickford, Waller, Horwath, Beck, Valentin et d'autres expérimentateurs, ont démontré que le froid modéré diminue la contractilité des muscles, et quand le froid est très-intense, cette contractilité est entièrement abolie. On peut alors appliquer directement sur le muscle refroidi les deux électrodes d'une pile électrique, sans obtenir la moindre contraction à l'ouverture et à la fermeture du courant. Horwath a de plus signalé ce fait curieux, à savoir : que chez un animal refroidi on obtient déjà des contractions musculaires, en électrisant les nerfs moteurs, alors que l'application directe de l'excitant électrique sur le muscle ne donne lieu à aucune réaction. L'action du froid sur le système musculaire serait donc comparable, jusqu'à un certain point, à celle du curare.

On peut se demander, il est vrai, si le froid, appliqué directement sur un muscle dont il abolit la contractilité, agit sur les extrémités terminales des nerfs moteurs destinées à ce muscle ou sur les fibres musculaires elles-mêmes. Les expériences de Beck semblent plaider en faveur de cette dernière hypothèse. Beck a constaté, en effet, que lorsqu'on soumet la patte d'un lapin à un froid de — 3°, durant douze ou quinze heures les faisceaux primitifs subissent la dégénérescence granulo-graisseuse, qui les prive à tout jamais de leur contractilité. Il est donc permis de supposer que lorsque le froid n'abolit que passagèrement la contractilité des muscles, c'est également en vertu d'une altération réparable et temporaire de leurs fibres.

D'après Samkowy, le froid a pour effet de raccourcir les muscles striés qui s'allongent de nouveau sous l'influence de la chaleur. Cet observateur a constaté :

1°. Que chez la grenouille les muscles lisses, durant la vie, se contractent sous l'influence du froid.

2°. Que les muscles lisses, privés de vie, du même animal, ne sont plus influencés par le refroidissement.

3°. Que chez les mammifères, l'action du froid sur les fibres lisses produit en général des effets inverses de ceux observés chez la grenouille.

§ VIII. — ACTION DU FROID SUR LA RATE

L'action du froid sur le tissu contractile de la rate a été mise en lumière par les expériences de Mosler. Il a noté que sous l'influence d'une douche froide à 7°,5, ou d'une vessie de glace appliquée *directement* sur la rate d'un chien éventré, le volume de cet organe diminue, en même temps qu'au point d'application du froid le tissu splénique prend un aspect granulé et une coloration d'un rouge grisâtre. Dans l'une de ces expériences, la rate présentait au début les dimensions suivantes : longueur, 17 centimètres; largeur, 5 centimètres; à la fin de l'expérience, la longueur de la rate n'était plus que de 14 centimètres et la largeur, de 4 centimètres. Cet effet était beaucoup moins marqué quand le froid, au lieu d'être appliqué directement sur la rate, était mis en contact avec les parois abdominales au niveau de cet organe.

Dans les cas d'hypertrophie splénique aiguë ou chronique, le froid en application locale pouvait encore déterminer une diminution du volume de la rate; mais cette action du froid, suivant Mosler, est alors beaucoup moins accusée que celle obtenue par l'administration du sulfate de quinine.

Nous verrons dans la seconde partie de ce travail, quelles déductions thérapeutiques on a tirées de cette action du froid sur le parenchyme splénique.

§ IX. — ACTION DU FROID SUR LE SANG

Quand l'organisme animal est exposé à un froid suffisamment intense, l'action que cet agent physique exerce sur le sang porte à la fois sur les éléments globulaires qui le composent et sur les gaz qu'il tient en dissolution.

D'après Rollett, quand on réchauffe du sang congelé hors des vaisseaux, et provenant d'un lapin ou d'un porc, ce sang devient transparent et ne contient plus de globules. Par contre, à la suite d'une congélation unique le sang du lapin et de l'homme renferme encore des globules rouges. Ceux-ci ne disparaissent qu'après plusieurs congélations successives.

Sous l'influence d'un refroidissement considérable, les globules du sang humain semblent abandonner leur matière colorante au sérum. Par suite, beaucoup d'hématies pâlissent sans diminuer de volume. D'autres, au contraire, sont devenues sphériques et ont un diamètre moindre. Jamais les globules ne présentent de rebords déchiquetés ; toujours ils sont lisses et ils continuent d'être doués de la même élasticité et des mêmes mouvements que dans les circonstances habituelles.

Rollett a eu occasion d'examiner le sang contenu dans le cœur d'un homme mort par congélation. Ce sang ne présentait pas d'altération manifeste, tandis que celui des vaisseaux cutanés était transparent, et offrait à l'examen microscopique les altérations signalées plus haut. Aux points correspondants, la peau était le siége d'une coloration rosée due à ce que l'hémoglobine dissoute dans le sérum du sang s'était infiltrée dans les tissus environnants.

Pouchet est d'avis également que l'action du froid intense sur le sang a pour effet de désorganiser les globules, et de les rendre impropres à l'entretien de la vie. D'après cet observateur, lorsque la réfrigération de l'organisme animal est poussée jusqu'à la congélation, les altérations subies par les globules sont de trois sortes :

« Tantôt le nucléus sort de son enveloppe et nage en liberté dans le plasma. Les noyaux libres ont l'apparence granuleuse et sont plus opaques que dans l'état normal. Les enveloppes énuclées sont flasques et déchirées, ou elles ont été dissoutes et ne peuvent plus être distinguées. Tantôt aussi on aperçoit le nucléus déjà altéré et cependant encore contenu dans son enveloppe, où il est opaque et plus ou moins excentriquement situé.

Tantôt enfin les globules sanguins sont simplement plus ou moins crénelés sur leurs bords et plus foncés de couleur.

Enfin quelquefois aussi tous les globules sont énuclés et l'on n'en découvre pas un seul intact. »

Les résultats décrits par F.-A. Pouchet (de Rouen) perdent, en majeure partie, de leur valeur, aujourd'hui qu'il est admis que les hématies n'ont ni nucléole ni membrane d'enveloppe. Mais il n'en est pas moins vrai que les recherches de Pouchet confirment l'opinion exprimée par Rollett et montrent bien que la réfrigération de l'organisme animal poussée jusqu'à ses dernières limites a pour effet de dissocier profondément les globules du sang, ou du moins de les décolorer en dissolvant l'hémoglobine dans le sérum, de telle sorte que le microscope n'en décèle plus la présence.

Le professeur L. de Crechio, de Naples, qui a répété les expériences de M. Pouchet, est arrivé à des résultats absolument opposés. D'après Crechio, pour que les globules rouges subissent des altérations profondes sous l'influence du froid, il faut qu'ils y soient exposés pendant un temps très-long. Le sang se congèle à la température de —0°,5 à — 1° et prend alors une coloration d'un rouge vif. Quand on le liquéfie de nouveau, il devient d'un rouge foncé ; le sang une fois congelé perd ensuite la propriété de se coaguler.

Les modifications subies par le sang sous l'influence du froid sont le résultat non point de sa congélation même, mais bien de son retour à l'état liquide. Ces modifications ne consistent pas, comme l'admettait Pouchet, dans une déchirure de l'enveloppe du globule (enveloppe qui n'existe pas) avec écoulement du contenu. Celui-ci s'échappe au dehors par un phénomène d'osmose, et l'enveloppe (si elle existe) reste intacte. Ces altérations des globules sont d'ailleurs les mêmes, que le refroidissement du sang s'opère d'une façon brusque ou graduelle.

Nous croyons devoir faire remarquer ici que Crechio, comme M. Pouchet, signale la présence de noyaux libres dans le sang des animaux soumis à une congélation partielle pendant un temps assez long. Ces noyaux libres ne sont probablement autres que ce qu'on a décrit dans ces dernières années sous le nom de microcytes. Or, tout récemment, notre savant ami, M. Hayem, ayant eu occasion d'examiner le sang des Esquimaux de passage à Paris, a été frappé de la proportion considérable de microcytes dans le sang

de ces habitants d'un pays où règnent des froids
éternels.

Beck, dans ses recherches, est arrivé à des conclusions plus affirmatives encore, sur la résistance opposée par les globules rouges aux froids extrêmes.
Ainsi, chez un lapin dont l'un des membres avait été
entouré de glace pendant quarante-cinq minutes et
plus, la température de la partie refroidie descendit
à 4°. Le sang fourni par une petite plaie présentait à
l'examen microscopique des caractères normaux. Il en
était de même du sang recueilli chez les animaux qui
avaient succombé à une réfrigération excessive. C'est
tout au plus si un certain nombre de globules semblaient un peu ratatinés et montraient une tendance
à se dissocier, quand on exerçait sur eux quelque
pression. Dans le sang qu'on faisait congeler hors des
vaisseaux, les globules présentaient également leur
aspect normal.

MM. Urbain et Mathieu, dans leurs recherches sur
les gaz du sang, ont tout particulièrement étudié l'influence qu'exerce la température extérieure sur les
gaz du sang artériel et du sang veineux. D'après ces
expérimentateurs, on peut poser en principe général
que : « chez les animaux à température constante, la
quantité d'oxygène absorbée par le sang varie en raison inverse de la température de l'air qu'ils respirent.»

Voici, d'ailleurs, le résumé d'un certain nombre
de leurs analyses, qui justifient entièrement la propo-
sition formulée ci-dessus :

1° CHIENS DE MÊME RACE EN DIGESTION DE 5 A 6 HEURES

Expériences

	Du 2 août 1869. temp. + 14	Du 13 janvier 1870. temp. + 3°,8	Du 23 février 1870. temp. — 1°
O. =	16.20	18.89	21.50
Az. =	2.00	2.00	2.00
CO^2. =	49.00	48.92	47.50

MÊMES CHIENS A JEUN

Expériences

		Du 27 mars 1870. temp. $+ 0°,7$	Du 22 juillet 1870. temp. $+ 24°$
O.	$=$	22	11.56
Az.	$=$	2.25	2.04
Co².	$=$	49.75	47.55

Expériences

		Du 31 mars 1870. temp. $+ 4°,8$	Du 5 juin 1870. temp. $+ 16°$	Du 7 juillet 1870. temp. $+ 23.9°$
O.	$=$	20.25	19.40	16.56
Az.	$=$	2.00	1.60	1.90
Co^r.	$=$	49.75	40.50	47.47

Expériences

		Du 3 avril 1870. temp. $+ 8°$	Du 30 juin 1870. temp. 17,4°
O.	$=$	24.50	17.00
Az.	$=$	2.00	1.75
Co².	$=$	50.74	50.75

Comme d'autre part la respiration tend à se ralentir sous l'influence du froid extérieur, l'augmentation de la quantité d'oxygène introduit dans le sang sous l'influence du froid extérieur ne saurait être attribuée à une accélération des mouvements respiratoires. Cette augmentation de la proportion d'oxygène fixé par le sang artériel, sous l'influence du froid, serait d'après MM. Mathieu et Urbain « un phénomène purement physique, lié à l'endosmose pulmonaire que le froid active et que la chaleur modère, chez les animaux à température constante. »

Les modifications que subit le sang veineux sous l'influence de la température extérieure ne sont pas aussi accusées que celles du sang artériel. Voici, en effet, les chiffres notés dans un certain nombre d'expériences.

	Air respiré à 10° demi heure.		Air respiré à 22° demi-heure.		Air respiré à 40° demi-heure.	
	Sang artériel	Sang veineux	Sang artériel	Sang veineux	Sang artériel	Sang veineux
O. =	21.25	12.25	21.25	13.50	18.50	13.00
Az. =	2.25	2.35	2.00	2.45	2.50	2.50
Co². =	55.50	58.00	47.20	50.00	50.00	60.25
	Oxygène disparu = 9.00		O. = 7.75		O. = 5.50	

Le tableau précédent fait voir en outre que la quantité d'oxygène disparu par suite du passage du sang des artères dans les veines est d'autant plus considérable que la température extérieure est plus basse. D'où l'on peut conclure que sous l'influence du froid, les combustions dans l'intimité des tissus deviennent plus actives, comme nous l'avons déjà dit antérieurement.

Mais les choses se passent tout autrement, quand le froid est assez intense pour déterminer un abaissement notable de la température corporelle, de façon à compromettre l'existence de l'animal sur lequel on expérimente. Alors, en effet, comme le prouvent les expériences de MM. Mathieu et Urbain, le sang artériel se charge d'acide carbonique, ce qui est dû, selon ces expérimentateurs, d'une part au refroidissement du sang qui devient plus apte à dissoudre l'acide carbonique, et d'autre part à la rareté des respirations. Au contraire, les analyses du sang veineux montrent que la composition de ce dernier se rapproche de celle du sang artériel ; la quantité d'oxygène y augmente parce que, quand l'intensité du froid dépasse certaines limites, les combustions dans l'intimité des tissus, loin d'augmenter, vont au contraire en diminuant.

D'après ce qui précède, on s'explique la contradiction apparente des résultats nécroscopiques constatés par différents auteurs chez les individus morts par le froid. Tantôt, en effet, il est dit que le cœur et les organes profonds renfermaient une grande quantité d'un sang noir, coagulé, et c'est sans doute du sang artériel qu'il est question ici. D'autres fois au contraire, les observateurs ont insisté sur la couleur vermeille et rutilante présentée par le sang des gros vaisseaux veineux et du cœur, à la suite d'un refroidissement extrême ; Ogston avait signalé ce fait il y a près de vingt ans.

§ X. — RÉSISTANCE DE L'ORGANISME AU FROID

Il est impossible de préciser les limites du froid auquel peut résister l'organisme animal. D'une façon générale on, peut dire que plus on descend l'échelle zoologique, plus la résistance au refroidissement devient considérable. C'est ainsi que des observateurs du plus grand mérite et des plus dignes de foi ont rapporté des faits réellement extraordinaires d'êtres organisés ayant été exposés impunément à des froids extrêmes, entraînant forcément la congélation des tissus. Ces cas se rapportent non-seulement à des animaux très-inférieurs, tels que : les infusoires, les mollusques, les insectes, mais ce sont encore et surtout les poissons, les reptiles et les batraciens qui ont fait les frais de ces récits merveilleux. Il est dit, en effet, que des animaux congelés au point de devenir inertes et durs comme la pierre, avaient pu, au bout d'un temps parfois fort long, être ramenés à la vie lorsqu'ils étaient placés dans un milieu à température convenable. C'est ainsi que des savants, tels que Isidore Geoffroy-Saint-Hilaire, Milne-Edwards, Gavarret, en sont venus à croire que, chez certains animaux, le froid extrême ne fait que suspendre momentanément la vie dans les organes. Ceux-ci persistant dans les conditions matérielles où ils étaient avant la congélation, reprennent leurs fonctions aussitôt après le dégel. Hunter poursuivant cette théorie jusque dans ses dernières conséquences, avait entrevu déjà la possibilité de prolonger indéfiniment la vie d'un homme en suspendant d'une façon intermittente son existence à l'aide de la congélation.

Dans un remarquable mémoire présenté à l'Académie des sciences en 1865, F.-A. Pouchet a passé en revue la plupart de ces récits étonnants d'animaux appartenant à différents degrés de l'échelle zoologique et ayant résisté à la congélation. Il a fait voir tout ce que ces faits avaient d'erroné, car ceux qui les ont rapportés ont eu le grand tort de tenir uniquement compte de la température du milieu ambiant et nullement de la température interne des animaux qui y sont exposés. Selon ce physiologiste distingué, tout animal congelé et dont par conséquent tout le sang a été solidifié, est absolument mort. Aucune puissance ne peut le ranimer, tant ses tissus ont été altérés par la congélation. Lorsqu'il est dégelé, il reste absolument flasque, mou, décoloré, et ses yeux sont opaques.

Il va sans dire que pour les animaux supérieurs, à température constante, la mort survient bien avant que la réfrigération du corps soit portée à un degré tel que le sang se solidifie. Sur ce point, tous les observateurs sont d'accord. Ainsi Walther a constaté que quand on expose un lapin à un froid tel que sa température interne s'abaisse à 18° ou 20°, si on le place ensuite dans un milieu dont la température ne s'élève pas au-dessus de 39°, l'animal ne tarde pas à succomber.

Claude Bernard est arrivé aux mêmes résultats en expérimentant sur des cochons d'Inde.

W. Edwards, chez de jeunes animaux exposés à l'action de l'air froid, a presque toujours vu la mort survenir quand la température interne du corps avait été abaissée d'environ 15 ou 16 degrés.

Chossat, dans ses recherches sur l'inanition, a constaté également que chez les animaux à sang chaud, qu'on expose au froid, la vie s'éteint quand leur température s'abaisse jusqu'à 18°, limite extrême. Des oiseaux succombèrent même avant que leur température interne fût descendue au-dessous de 30°.

D'un autre côté Horwath, dans les expériences dont il a déjà été question antérieurement, ayant plongé des chiens et des lapins jusqu'au cou dans de l'eau glacée, a noté que les animaux meurent en présentant les symptômes du tétanos lorsque leur température est descendue à environ 19°. Mais si, pendant que les animaux sont exposés à cette réfrigération extrême, on pratique la respiration artificielle, ils supportent un abaissement thermique beaucoup plus notable avant de succomber. Il en est encore ainsi chez les très-jeunes animaux qui reviennent à la vie alors que leur température a été abaissée à 5°, et sans qu'il soit nécessaire de pratiquer chez eux la respiration artificielle.

Chez l'homme, la plus basse température compatible avec le maintien de la vie observée jusqu'à ce jour est de 26°. De tels abaissements de température ont été signalés chez les cholériques et chez des enfants nouveau-nés atteints de sclérodermie (Roger). Enfin, M. le professeur Peter a rapporté, dans ses leçons cliniques faites à l'hôpital de la Pitié en 1872, l'histoire d'une femme qui, sous l'influence d'une légère excitation alcoolique, s'étant égarée la nuit, passa plusieurs heures dans un fossé plein de neige et d'eau glacée. Le lendemain, cette femme fut transportée sans connaissance à l'hôpital. La température interne, mesurée dans le creux de l'aisselle et dans le rectum, était de

26°. Néanmoins, sous l'influence d'un traitement approprié, cette femme ne tarda pas à revenir à la santé. Au bout de deux jours, elle quittait l'hôpital complétement rétablie.

§ XI. — MÉCANISME DE LA MORT PAR LE FROID

On croyait autrefois que la mort par le froid était toujours le résultat d'une action directe, stupéfiante, exercée par cet agent physique sur les centres nerveux. On donnait comme preuve de cette théorie, qui compta Boyer parmi ses défenseurs, les troubles de l'innervation en particulier, cette tendance invincible au sommeil, observée chez les individus exposés à un refroidissement extrême. Tout récemment, le Dr Sou·lier a soutenu, dans sa thèse inaugurale, que, dans le cas où la mort par congélation est très-prompte à sur·venir, elle est le résultat d'une modification directe des centres nerveux.

Puis on a attribué les accidents mortels, engendrés par la congélation, non plus à une action directe du froid sur le tissu nerveux, mais aux troubles circula-toires, aux congestions locales, occasionnées par un refroidissement trop considérable du corps. A l'autop-sie des individus congelés, on a trouvé, en effet, le sang refoulé dans les organes profonds, en particu-lier, dans le cerveau, et, selon Horwath, dans le foie. C'est donc à cette congestion des centres nerveux que serait dû l'état léthargique dans lequel les individus congelés s'endorment du sommeil éternel. Cette opi-nion a été défendue par Jauffret et Virey, en France, et par le professeur Crecchio, de Naples.

D'après M. Lacassagne, cité par M. Linès, la théorie de la mort par congestion des centres nerveux ne conviendrait qu'aux cas de refroidissement lent. Quand, au contraire, le refroidissement est très-rapide, la mort arrive par anémie cérébrale.

M. Linès partage complétement les idées de son maître M. Lacassagne sur le mécanisme de la mort par le froid : dans le cas de refroidissement rapide et progressif de l'organisme, la température du sang s'abaisse; la contraction cardiaque est diminuée ou anéantie et la mort arrive par anémie cérébrale. Quand le refroidissement est lent et continu, son action porte en premier lieu sur le système nerveux périphérique. Il en résulte un ralentissement des mouvements respiratoires, avec stases sanguines et mort par congestion cérébrale. Enfin, quand la mort succède à la congélation d'une partie seulement du corps, elle est le résultat d'embolies qui, sous l'influence du froid, ont pris naissance dans la partie congelée.

Cette dernière théorie a été empruntée par M. Linès au professeur Michel, et elle s'appuie sur un fait observé, à Strasbourg, chez une femme qui eut les deux pieds gelés. Quelques jours après son entrée à l'hôpital, la malade fut en prise à une violente dyspnée et finit par succomber au tétanos. L'autopsie révéla la présence dans l'artère pulmonaire de caillots offrant la même composition que ceux qu'on avait trouvés dans les veines dorsales des pieds congelés. Cette observation semble donc établir que la mort déterminée par une congélation partielle est due à l'asphyxie consécutive, à l'altération du sang engendrée par le froid. Flourens a entrepris des expériences très-intéressantes pour étudier les causes de la mort des jeunes oiseaux exposés à un froid intense. Il est arrivé à cette conclusion qu'ils succombent à un état inflammatoire des poumons.

Nous avons dit que déjà F.-A. Pouchet avait attribué la mort par le froid aux modifications survenues dans la composition du sang. Mais cet auteur ne dit pas que les animaux sur lesquels il a expérimenté aient présenté les signes de l'asphyxie. Il n'est pas non plus question, dans son mémoire, de concrétion obstruant les vaisseaux du poumon ou de quelque autre organe. Il se borne à attribuer la mort des animaux qui succombent au froid, à l'altération des globules du sang. Veut-il dire par là que la vie s'arrête parce qu'un nombre trop considérable d'hématies, c'est-à-dire de porte-oxygène, se trouve détruit, ou parce que les globules altérés exercent sur l'organe même une action délétère, comparable à celle d'un toxique ? C'est plutôt à cette dernière interprétation qu'il semble se rattacher, car selon lui, dans les cas de congélation partielle, la mort des animaux est due à l'arrivée dans la circulation des globules altérés par le dégel.

Toujours est-il que des raisons d'une certaine valeur nous portent à admettre que, dans beaucoup de cas, l'asphyxie joue le principal rôle dans la mort par le froid. Ainsi les recherches de Mathieu et Urbain ont mis hors de doute que l'action prolongée d'un froid intense a pour effet terminal une surcharge d'acide carbonique dans le sang artériel par suite du ralen-tissement des mouvements respiratoires et du cours du sang. En même temps, par suite de la destruction des globules, le sang artériel fixe une quantité moin-dre d'oxygène. De là une double cause d'asphyxie. Nous avons vu également que dans les expériences d'Horwath, la vie des animaux, soumis à l'action d'un froid intense, pouvait être probablement prolongée quand on pratiquait la respiration artificielle. On pou-vait de la sorte conserver les animaux en vie, tout en abaissant leur température interne jusqu'à + 5°.

Outre l'asphyxie, d'autres influences peuvent intervenir et rendre compte de la mort des animaux exposés à un froid extrême; telles sont l'abaissement de la pression intra-artérielle, qui devient presque nulle, la coagulation du sang dans les veines, et probablement aussi la paralysie engendrée par le froid qui, selon Horwath, exerce sur les nerfs moteurs une action comparable à celle du curare.

Enfin, d'après MM. Mathieu et Urbain, la mort par le froid serait due à l'arrêt du cœur engendré par l'excitation que le sang surchargé d'acide carbonique exercerait sur le cintre d'origine du nerf vague.

§ XII. ACTION DU FROID SUR LES FONCTIONS DIGESTIVES ET SUR LA NUTRITION

Tout ce que nous savons sur ce point, c'est que le froid augmente notablement la faim et diminue la soif. En même temps que s'exagère le besoin d'ingérer des aliments, les fonctions digestives acquièrent une activité surprenante, et il en est de même pour l'absorption des substances qui sont en contact avec la surface du tube digestif.

Cette exagération de la faim est évidemment en rapport avec l'accroissement des combustions organiques engendré par le froid. Plus la dépense organique est grande, plus le besoin de réparation se fait sentir. De même le froid doit favoriser la digestion et l'absorption des substances ingérées, par la raison qu'il active la circulation en déterminant une augmentation de la pression intra-vasculaire et un afflux plus considérable du sang dans les organes profonds, en particulier dans les organes abdominaux.

Le froid, non-seulement exagère la sensation de la

faim, mais il dicte encore en quelque sorte le choix des aliments. Nous voyons en effet les peuples du Nord, qui sont exposés à un froid continuel, faire une consommation très-grande d'aliments hydro-carbonés, en particulier des graisses; car ce sont précisément les hydrocarbures qui, en s'oxydant dans les tissus, dégagent la plus grande quantité de chaleur. Le besoin instinctif de faire prédominer dans leur alimentation les matières grasses permet donc aux hommes du Nord de contre-balancer par une calorification plus active la déperdition excessive de chaleur qui se fait à la périphérie.

Enfin cette alimentation hydro-carburée en faisant le dépôt de la graisse dans les tissus, en particulier dans le tissu cellulaire sous-cutané, favorise donc l'obésité, c'est-à-dire la formation à la surface du corps d'une couche adipeuse mauvaise conductrice de la chaleur, de même qu'il active le développement des muscles, organes dans lesquels les processus d'oxydation atteignent leur plus grande activité.

§ XIII. ACTION DU FROID SUR LES SÉCRÉTIONS ET LES EXCRÉTIONS

L'action du froid sur les sécrétions glandulaires n'a jusqu'ici presque nullement attiré l'attention des auteurs.

Beni-Barde, dans son traité d'hydrothérapie, mentionne simplement ce fait que lors de l'application du froid sur le corps, il se produit fréquemment des contractions qui augmentent les sécrétions de certaines glandes et facilitent l'évacuation des cavités naturelles.

Türck, dans son traité de la Goutte, en signalant les circonstances qui modifient l'action de la peau, relève

cette erreur générale consistant à croire que le froid
produit sur les téguments un effet diamétralement
opposé à celui de la chaleur. Selon Türck, le froid
modéré est un excitant de la peau et favorise la transpiration. L'explication qu'il donne de ce fait est pour
le moins originale et peu en rapport avec les théories
qui ont actuellement cours dans la science. Il attribue
en effet l'action diaphorétique du froid à l'accumulation d'électricité que cet agent physique provoque du
côté de la peau. « Cette électricité à son tour accélère
la décomposition du liquide excitateur et donne lieu
à une transpiration plus acide; il résulte de là une
élévation de la température du corps qui augmente
encore par l'abord du sang venant de l'intérieur. La
différence entre cette température et celle de l'air ambiant favorise l'évaporation cutanée. » Cette étrange
théorie ne fera pas assurément grand tort à celle des
vaso-moteurs et des actes réflexes.

Le D' Cersoy, dans sa thèse inaugurale, affirme, sans
fournir de preuves à l'appui, que, sous l'influence du
froid, les sécrétions intestinales sont augmentées, tandis que la sécrétion biliaire est diminuée. Or, Sidney
Ringer a rapporté une observation extrêmement cu-
rieuse qui semble établir que le froid peut avoir, dans
certains cas, une action très-prononcée sur la sécrétion
de la bile. Le médecin anglais a connu un garçon de
huit ans qu'il a pu suivre pendant près de deux années.
Quinze mois après sa naissance, l'enfant avait présenté
des signes non équivoques d'une syphilis constitution-
nelle. A partir de l'âge de deux ans, on constata chez
lui la particularité suivante : Dès que l'enfant s'expo-
sait au froid, sa peau se colorait en jaune. Cette coloration était prononcée surtout quand le froid était intense et son action prolongée; elle l'était davantage à
la face et aux conjonctives et faisait penser immédia-

tement à l'ictère. Quand le petit malade revenait dans une atmosphère chaude, la coloration jaune des téguments disparaissait déjà au bout de quelques heures, parfois seulement au bout d'une journée. Tout le temps que durait la coloration ictérique de la peau, il était maussade et irascible ; il se plaignait de céphalalgie, et quand celle-ci s'exaspérait, il était pris de vomissements.

« Ce malade, ajoute S. Ringer, est d'ailleurs très-sensible au froid. Pendant l'hiver, il ne se passe pas de journée sans que la coloration ictérique ne reparaisse ; au contraire, en été, elle se montre très-rarement. Pendant les accès, l'urine présente une teinte acajou, mais les réactifs n'y décèlent point la présence de la matière colorante de la bile. Les matières fécales n'ont jamais cette teinte cendrée qu'elles présentent dans les cas d'obstruction des canaux excréteurs de la bile. »

D'après Chrétien, un refroidissement intense et prolongé arrête la production de sucre dans le foie.

C'est cette dernière cause qui fait disparaître le sucre hépatique après la section de la moelle, ou chez les animaux dont on a recouvert toute la surface cutanée d'un enduit imperméable.

L'échauffement du corps exagère d'abord la glycogénie, mais, poussé trop loin il l'arrête.

§ A. — **Action du froid sur la sécrétion urinaire.**

1° *Modifications qualitatives de l'urine.* — D'après les recherches de Genth l'ingestion en quantité excessive (2,000 à 4,000 centimètres cubes) d'eau froide a pour conséquences :

1° Une augmentation notable de l'élimination de l'urée, augmentation proportionnelle à la quantité d'eau ingérée;

2° Une augmentation analogue de l'élimination d'acide sulfurique;

3° Une diminution de la quantité d'acide urique excrétée;

4° Une diminution relativement très-faible de l'élimination de l'acide phosphorique.

L'auteur a constaté en outre une augmentation de la proportion de chlore et de potassium contenue dans l'urine, une diminution de la proportion de chaux et de magnésie.

Mosler est arrivé à des résultats identiques en ce qui concerne l'élimination de l'urée. Mais on peut se demander si dans ces expériences, c'est la température peu élevée de l'eau, ou simplement la quantité excessive de liquide ingéré, qui modifie la sécrétion urinaire.

Boecker, qui a étudié l'influence des bains froids et des douches froides sur les processus d'excrétion, est arrivé à des résultats négatifs; en ce sens qu'il n'a pu observer des modifications constantes de la composition de l'urine déterminées par la réfrigération de la peau.

En somme, il n'existe pas, du moins à notre connaissance, d'expériences précises et concluantes relativement à l'influence que le froid exerce sur l'élimination des différents produits d'excrétion contenus dans l'urine, en particulier de l'urée.

2° *Modification quantitative de l'urine.* — Le froid est un puissant diurétique. Cette action du froid est connue de tous. Elle tient d'une part à ce que l'application extérieure du froid restreint la circulation du sang à la périphérie et diminue la perspiration cutanée.

Or on sait que la sécrétion urinaire est d'une façon générale en raison inverse de la diaphorèse; moins la fonction sudorale de la peau est active, plus est grande la quantité du liquide que laisse filtrer le rein.

Mais l'action diurétique du froid doit tenir en partie à l'augmentation de pression déterminée par la réfrigération des téguments ; car tout agent qui augmente la pression intravasculaire devient, par là même, diurétique.

Cette action diurétique du froid n'a que très-peu attiré l'attention des physiologistes. Kolomann Müller, a entrepris des expériences dans le but d'apprécier, d'une façon rigoureuse, l'augmentation de la sécrétion urinaire occasionnée par le froid. Dans six de ses expériences, faites dans le laboratoire de Cl. Bernard, Müller appliquait des compresses glacées sur les téguments préalablement rasés d'un chien de forte taille, dont les deux uretères étaient mis en communication avec un appareil enregistreur construit d'après le principe du polygraphe de Marey. On pouvait ainsi compter le nombre de gouttes d'urine qui s'écoulaient des uretères dans un espace de temps déterminé.

Dans une première expérience l'augmentation de l'excrétion de l'urine fut de 5 gouttes par minute ;

Dans la deuxième, elle fut de 11 gouttes;

Dans la troisième   »   de   7   —

Dans la quatrième   »   de   8   —

Dans la cinquième   »   de   9   —

Dans la sixième   »   de   9   —

En somme, l'accroissement de la sécrétion urinaire se montrait dix minutes après l'application du froid sur les téguments, et la valeur de cet accroissement fut de 23 à 50 0/0 de la quantité normale.

§ B. — Action du froid sur l'élimination de l'acide carboniqne.

Quand on mesure la quantité d'acide carbonique éliminée par un animal à sang froid, à différentes températures, on constate qu'elle est d'autant plus faible que la température du milieu ambiant est plus basse. Or, de nombreuses recherches, entreprises par différents expérimentateurs, démontrent que le contraire a lieu pour les animaux à sang chaud. Ceux-ci éliminent d'autant plus d'acide carbonique que la température du milieu ambiant est moins élevée.

De la Roche et Letellier ont démontré par de nombreuses analyses que, dans une atmosphère à basse température, le lapin, le cochon d'Inde, le chat, le pigeon, inspirent une plus grande quantité d'oxygène et exhalent une plus grande quantité d'acide carbonique dans une atmosphère à 8° — 12° que dans un air à 30° — 34°.

M. le professeur Gavarret a résumé dans le tableau suivant le résultat de ses nombreuses recherches sur cette même question. En admettant que la quantité d'acide carbonique exhalée dans un temps déterminé, soit à la température 0° égale à 100, il a trouvé que :

	Oiseaux de petite taille	Oiseaux de gr. taille	Souris Cochons d'Inde
A 0° La quantité de Co^2 expiré =	100	100	100
A 14°,22 — =	68	63	93
A 30°-22° — =	47	38	50

Les recherches de Vierordt, de Barral, de Valentin, de Liebermeister, démontrent que, chez l'homme également, la quantité d'acide carbonique éliminée dans une période de temps déterminée est d'autant plus grande que la température du milieu ambiant est plus basse. Voici les chiffres obtenus par Liebermeister dans des expériences faites sur un homme de quarante-sept ans, du poids de cinquante-sept kilogrammes, et qui était mis dans des bains à diverses températures.

Température de l'eau du bain.	Acide carbonique exhalé	
	en tout.	en 30 minutes.
Hors du bain,	En 90′ 39.6 gr.	13,2 gr.
à 32°,5	60′ 29.9	15
à 25°,3	53′ 39,7	22,5
à 19°,5	30′ 38.5	38,5
à 18°	30′ 39,1	39,1

Ainsi donc, sous l'influence du froid, les animaux à sang chaud éliminent une plus grande quantité d'acide carbonique. Mais cela n'est vrai que jusqu'à une certaine limite. Des expériences de Sanders-Ezn et celles de Rœhrig et Zuntz démontrent en effet que lorsque le froid extérieur est assez intense pour abaisser notablement la température interne d'un animal à sang chaud, celui-ci se trouve placé dans les mêmes conditions qu'un animal à sang froid, c'est-à-dire qu'alors plus la soustraction de chaleur augmente, plus la quantité d'acide carbonique éliminée dans un même espace de temps diminue. Il en est encore de même lorsqu'on refroidit des animaux à sang chaud dont on a sectionné la partie supérieure de la moelle, et qu'on a ainsi rendus incapables de maintenir leur température interne à un même niveau.

CHAPITRE II

EFFETS THÉRAPEUTIQUES DU FROID

ENVISAGÉ COMME MODIFICATEUR DES CIRCULATIONS LOCALES

---

§ I. — ACTION DU FROID SUR LES CIRCULATIONS LOCALES

Le froid est le modificateur par excellence des circulations locales. Cette action il l'exerce aussi bien à
distance qu'au lieu d'application. Qu'on mette, par
exemple, une partie des téguments en contact avec
une source intense de froid ; d'après ce que nous
avons vu dans la partie de ce travail consacrée à
l'étude de l'action physiologique du froid, il se produit aussitôt une contraction des vaisseaux les plus
voisins. Par suite, la peau et le tissu cellulaire
sous-cutané recevront une moindre quantité de
sang, la lymphe et les sucs renfermés dans les
lacunes interstitielles seront refoulées dans les organes profonds, ce qui est dû à la contraction de fibres
lisses du derme et des parois vasculaires. Par suite
aussi, les échanges nutritifs entre le sang et les tissus
qu'il irrigue se restreindront, la température dans le
voisinage de la source de froid s'abaissera, et les
fonctions de l'organe refroidi perdront de leur activité.

Mais quand le froid cesse d'agir, on voit survenir immédiatement une phase de réaction. Les vaisseaux jusque-là contracturés se relâchent, et livrent passage à une plus grande quantité de sang. La circulation locale devient d'autant plus active que le sang, par suite de la dilatation des vaisseaux, éprouve moins de résistance à circuler. Il en résulte une suractivité des phénomènes d'osmose et des processus d'oxydation au point primitivement refroidi. Enfin, par suite du relâchement paralytique des vaisseaux, il se produit également un abaissement local de la pression intra-vasculaire, avec le ralentissement consécutif du cours du sang, qui se traduit par la congestion passive des tissus.

Nous pouvons donc à loisir anémier et conges-tionner un organe, y restreindre ou y activer les échanges nutritifs et les combustions locales. Comme d'ailleurs les différentes modifications fonctionnelles que nous venons de décrire résultent beaucoup moins d'une action directe du froid que d'une action réflexe ayant son origine dans une excitation des nerfs sensibles au lieu d'application, il est clair que nous pourrions également agir à distance sur les circulations locales des organes profonds. Resterait à chercher quelles sont les régions de la peau dont l'irri-tation par le froid modifie *à distance* la circulation locale dans un organe déterminé. Ce point d'une grande impor-tance pratique n'a pas jusqu'ici, du moins que nous sachions, attiré l'attention des expérimentateurs. On sait pourtant que M. Brown-Sequard a démontré l'exis-tence chez des cobayes de zones épileptogènes dont l'excitation détermine chez les animaux des accès convulsifs, tandis que l'excitation d'autres régions arrête les mêmes accès. Chez les femmes, la compres-sion plus ou moins énergique de l'ovaire exerce une influence analogue sur les attaques convulsives. Or, nous sommes convaincu, pour notre part, qu'on arrivera à reconnaître qu'entre certains départements de la périphérie et un organe déterminé, tel que le cerveau, le foie, le rein, il existe, par l'intermédiaire du système nerveux, des relations fonctionnelles qui nous permettent de modifier, à l'aide du froid, la circulation de ces organes dans un sens ou dans un autre. Pour le moment, nous en sommes réduits aux tâtonnements, et l'observation empirique ne nous a fourni jusqu'ici qu'un petit nombre de renseignements concernant le lieu d'élection dont l'excitation par le froid nous permet de modifier la circulation d'un organe déterminé.

On sait par exemple qu'une douche froide appliquée sur la partie postérieure de la région cervicale exerce une action prédominante sur la circulation des yeux et du cerveau, sur les mouvements du cœur et de la cage thoracique. De même une douche froide localisée à la partie inférieure du sternum influence au plus haut degré la circulation du rein et produit une action diurétique très-manifeste. Quand le froid est appliqué sur l'hypogastre ou sur la région inférieure du rachis, son action s'exerce plus particulièrement sur les organes du bas ventre. L'action d'un froid intense impressionnant la plante des pieds retentit tout particulièrement sur l'utérus, la vessie et le rectum (Beni-Barde).

§ II. — DU FROID COMME STIMULANT DES CIRCULATIONS LOCALES

L'effet immédiat d'une réfrigération peu intense et de courte durée est de provoquer au lieu d'application

une contraction vasculaire et par conséquent une anémie locale. Mais aussitôt que l'excitation périphérique
représentée par le froid cesse d'agir, la réaction succède à l'action ; les vaisseaux primitivement contracturés se relâchent et l'anémie locale est remplacée par
l'hypérémie. Ces modifications vasculaires n'ont pas
uniquement pour théâtre le lieu d'application du froid.
Elles surviennent également dans les organes qui,
par l'intermédiaire du système nerveux sont en relation physiologique plus étroite avec la zone périphérique sur laquelle agit le froid. Il résulte de là, comme
nous l'avons dit plus haut, que le jour où nous con-
naîtrons suffisamment les connexions sympathiques
qui font que l'irritation d'un point quelconque de la
périphérie retentit sur la circulation d'un organe profond déterminé, nous pourrons à loisir régler l'apport
du sang dans tel ou tel département de l'économie,
et, en particulier, hypérémier les organes qui sont
insuffisamment irrigués par le sang.

Il est vrai de dire que les cas où il y a lieu pour le
médecin de combattre une anémie locale sont relativement rares. Jusqu'ici l'action stimulante exercée par
le froid sur les circulations locales a été surtout utilisée pour combattre *l'anémie des centres nerveux.*
Pour atteindre ce but on a tenté de faire, non sans
obtenir des résultats réels, des applications de glace
sur les différentes régions du rachis, suivant qu'on
voulait agir sur la circulation de telle ou telle portion
des centres nerveux. Ainsi, M. le Dʳ Chapman a montré
qu'en appliquant des sachets de glace sur la région
cervicale, on influence manifestement la circulation de
l'encéphale et du fond de l'œil, tandis que les applications de glace, faites au niveau du centre génito-
spinal, influencent tout particulièrement la circulation
des organes génito-urinaires.

Il a tout particulièrement préconisé, dans le traitement de l'anémie cérébrale, cette nouvelle méthode de traitement qui consiste à appliquer d'une façon permanente, au moyen d'un appareil imaginé par lui, de la glace pilée sur la partie cervico-dorsale des rachis. Dans la pensée de l'auteur, l'anémie cérébrale, quand elle ne résulte pas d'une hémorrhagie, serait constamment entretenue par un état congestif de la moelle; de là l'efficacité du traitement proposé par cet auteur. Les faits cités par lui sont assez encourageants, mais il ne semble pas cependant que ce traitement soit également bien supporté par tous les malades. C'est à l'expérience et à l'observation ultérieure qu'il appartient de se prononcer sur la valeur de ce nouveau moyen de traitement que nous nous bornons à enregistrer ici sans autres commentaires.

L'action hypérémiante du froid a encore été employée avec un grand succès par M. Panas, dans le traitement de l'*aménorrhée* par asthénie et de l'aménorrhée symptomatique d'une lésion inflammatoire chronique de l'utérus et de ses annexes. C'est ce que prouvent les observations consignées dans le travail du Dr Enguehard, élève de M. Panas. Ce dernier emploie le froid sous forme de douches à la température de 8° à 14° et d'une durée d'une demi-minute à deux minutes et demie. Ces douches donnent lieu à des douleurs très-supportables qui n'ont rien d'inquiétant et qui sont de très-courte durée. Des observations qu'il a consignées dans sa thèse, Enguehard est arrivé à conclure que les douches froides utérines, dans les cas signalés précédemment, sont supérieures à tout autre moyen local, pour procurer le rétablissement permanent de la menstruation, une fois qu'elles ont provoqué son retour.

§ III. — DU FROID COMME ANTIPHLOGISTIQUE.

C'est en mettant en jeu la contractilité des vaisseaux d'un organe que le froid agit comme antiphlogistique. On l'emploiera donc d'une façon générale dans toutes les *congestions* et dans toutes les *inflammations*, pour rétablir le calibre normal des vaisseaux. Mais pour arriver à ce but, il faut que l'application du froid ne soit ni trop courte ni trop énergique. Dans le premier cas, en effet, à la contraction initiale des vaisseaux succède bientôt leur relâchemnet, pendant la phase dite de réaction, absolument comme on voit la pâleur de la face, occasionnée par une émotion vive faire place ensuite à une rougeur très-marquée. En refroidissant donc pendant un temps trop court un organe qui est le siége d'une congestion ou d'une inflammation, par suite de la prédominance de la réaction, on n'arrive qu'à augmenter l'afflux du sang dans cet organe.

Quand l'application du froid sur un organe est trop énergique, le relâchement paralytique des vaisseanx qui succède à leur contraction initiale est tel qu'il en résulte une diminution excessive de la pression intravasculaire dans le département circulatoire influencé par le froid. Or, s'il s'agit d'un organe enflammé, la stase sanguine qui caractérise en partie le processus inflammatoire est exagérée par cette paralysie vasculaire engendrée par le froid. A un moment donné, l'arrêt du sang devient complet, il se formera des thromboses veineuses, et au lieu de favoriser le dégorgement de l'organe phlogose le froid pourra bien aboutir à la gangrène. C'est là un accident que Béhier a observé, à trois reprises, chez

des femmes en couches auxquelles il avait appliqué
des vessies de glace sur le ventre sans interposition
d'une compresse pour protéger la peau contre l'irritation excessive du froid.

Il n'en sera plus de même lorsqu'on aura recours à
des applications prolongées d'un froid dont l'intensité
n'est pas suffisante pour produire une tétanisation passagère des vaisseaux ni tellement violente, que l'épuisement paralytique qui la suit persiste outre mesure.
Alors, sous l'influence de l'excitation cutanée transmise par les nerfs sensitifs aux centres vaso-moteurs,
les vaisseaux de l'organe qui est le siége de la phlogose, se contractent modérément. Cette diminution
du calibre des vaisseaux est accompagnée d'une augmentation locale de la pression intravasculaire, deux
facteurs qui contribuent à favoriser la déplétion de
l'organe enflammé. Quand au bout d'un certain temps
de contraction, les fibres lisses sont affaiblies par la
fatigue, les vaisseaux passent de l'état de contraction
à l'état de relâchement. Mais, vu le degré de l'excitation périphérique, cette fatigue ne va pas jusqu'à
l'épuisement. Les fibres lisses récupèrent donc promptement leur contractilité. Comme d'ailleurs, l'excitation
périphérique représentée par le froid, continue d'agir,
le relâchement des vaisseaux ne sera que momentané
et sera suivi bientôt d'une nouvelle phase de contraction.

Sur une membrane vasculaire transparente d'un
animal vivant, il est facile de s'assurer *de visu* qu'une
excitation cutanée très-violente engendre une tétanisation passagère des vaisseaux, suivie bientôt d'un
relâchement durable. Au contraire, sous l'influence
d'une irritation moins énergique mais prolongée, les
vaisseaux sont animés de contractions intermittentes,
de véritables mouvements péristaltiques, qui favori-

sent singulièrement le cours du sang dans ces tubes contractiles.

Gela dit sur les conditions que doit remplir l'application extérieure du froid, pour produire une action antiphlogistique, nous allons passer en revue les diverses phlegmasies dans lesquelles ce mode de traitement a été expérimenté avec plus ou moins de succès.

1° Méningite.

La méningite est certainement l'affection inflammatoire où les applications locales du froid comme antiphlogistique ont été le plus universellement employées. Lieutaud, Pinel, Georget, Récamier, Esquirol, Rostan, Abercrombie, Lallemand, Stokes, Aug. Voisin, Falret, vantent tous les applications locales de glace dans le traitement des diverses formes de méningite. Broussais, dans son *Traité de pathologie générale*, est d'avis que la pratique des émissions sanguines, lorsqu'elle est jugée nécessaire, ne doit pas exclure l'emploi du froid sous forme de boissons, de lavements froids, de glace appliquée sur la tête. Andral constate l'utilité du froid dans toutes les irritations du cerveau et de ses enveloppes.

En Allemagne, Gerhardt et Vogel, qui se sont occupés tout particulièrement des maladies des enfants, se déclarent aussi partisans de l'emploi topique du froid dans les différentes formes de méningite. Selon Vogel, les affusions froides sur la tête sont toujours suivies d'une amélioration des symptômes cérébraux.

Dans la pathologie de Niemeyer, il est dit « que les dérivatifs (drastiques, vésicatoires) sont bien moins efficaces que les douches, les affusions froides sur la tête, pratiquées d'une certaine hauteur à l'aide d'un seau. Le plus souvent les malades, sous l'influence de ces réfrigérations, reprennent conscience d'eux-mêmes ; mais il faut renouveler les affusions à de courts intervalles, si on veut obtenir des succès durables. »

Liebermeister, Bartels, Jügersen ont surtout employé le froid sous forme de bains destinés à agir sur la température fébrile.

Tout récemment, Rohrer a publié quinze cas d'affections inflammatoires du cerveau et de ses enveloppes, traités par l'eau froide. Outre l'abaissement de température et les effets antispasmodiques obtenus à l'aide de ce mode de traitement, il a noté que quand l'eau est projetée sur la région cervicale avec une certaine force, il se produit une dérivation très-manifeste qui se révèle par un amendement des manifestations cérébrales, coïncidant avec la rubéfaction de la peau au lieu d'application du froid. Aussi Rohrer recommande-t-il l'emploi du froid dans toutes les formes de méningite, quelle que soit leur étiologie. Lacorbière, dans son *Traité du froid*, cite également plusieurs observations de méningites guéries par l'emploi des réfrigérations topiques.

Il ne semble pas pourtant que les applications extérieures du froid dans les phlegmasies des méninges soient toujours absolument inoffensives. Les réfrigérations locales de l'extrémité céphalique, par l'action puissante qu'elles exercent sur la circulation cérébrale, peuvent devenir entre des mains inhabiles ou téméraires, une source d'accidents graves. Quand par exemple l'application de la glace sur la tête n'est maintenue que pendant un temps très-court, il se produit, à sa suite, une phase de réaction pendant laquelle la congestion du cerveau et des méninges prend des proportions menaçantes et se révèle par l'exagération de tous les troubles cérébraux.

Quand, au contraire, l'application du froid est prolongée outre mesure, au lieu d'une réaction violente, c'est un collapsus profond qui peut en résulter. Les malades tombent alors dans un coma profond, dont il est impossible de les tirer. Ces dangers des réfrigérations topiques, dans les inflammations des méninges et du cerveau, avaient déjà été signalés par Hoffmann et plus tard par Berthomé, Bompard, Segond qui proscrivaient systématiquement l'emploi de la glace dans les inflammations de l'encéphale et de ses enveloppes. Andral ne s'est pas borné à faire connaître ces deux écueils, double danger dont il convient de se garer soigneusement : la réaction excessive et le collapsus mortel, il a formulé minutieusement les règles qui doivent présider à ces réfrigérations topiques dans la méningite et l'encéphalite :

« L'application du froid se fait par la glace, appliquée en permanence sur la partie enflammée et non d'une manière passagère et de courte durée, ces intervalles donnant à la réaction le temps de se produire. La glace ne doit pas peser sur la tête ; il faut qu'elle soit pilée et renouvelée de temps en temps. Il est des individus qui reçoivent du froid une impression désagréable, non pas momentanée, ce qui est général, mais persistante, et alors il faut en interrompre l'usage. A d'autres au contraire, l'application de la glace cause un plaisir extrême et souvent provoque le retour de l'intelligence ; la cessation du délire suit immédiatement l'application de la glace que ces malades demandent avec instance.

On peut encore employer le froid sous une autre forme : en affusion d'eau à 22°, à 20°, à 18° et à 16°R. très-rarement au-dessous. Ces affusions sont administrées à intervalles plus ou moins éloignés, et chacune d'elles a une durée d'abord de une à deux

minutes, et qui peut être ensuite beaucoup plus longue. Dans certaines circonstances, on a établi un
courant continu s'écoulant du crâne sur la face, à une
température modérée. D'autres fois c'est par *stillicidium,
guttatim*, qu'on fait tomber l'eau froide d'une certaine
hauteur sur la tête : quelques médecins attachent à ce
mode d'application du froid une grande importance.
J'ai vu une fille avec tous les signes d'une encéphalite
très-prononcée, qui soumise à l'action de ce moyen,
pendant quatre jours, guérit parfaitement. Aucune
autre médication n'avait été employée.

Du reste le froid est un agent puissant, mais dont
le maniement demande une grande habileté; mal
employé il peut être la source d'accidents terribles.
On a mis en usage les ablutions froides générales dans
des cas de mouvement fébrile intense, on promène sur
toute la surface cutanée une éponge mouillée d'eau
vinaigrée ou simple, en même temps qu'on a soin de
tenir la tête fraîche. »

2° Amygdalite.

Lacorbière vante beaucoup l'emploi du froid *intus*
et *extra* contre l'amygdalite, non-seulement comme
moyen curatif, mais encore comme moyen abortif, au
début de la maladie. Selon Valleix, l'emploi des
lotions froides à l'extérieur et l'ingestion de petits
morceaux de glace dans la bouche, dans les cas d'angine tonsillaire sont des moyens qui exigent de
grandes précautions à cause de la réaction consécutive.

3° Angine diphthéritique. Croup.

M. Heurteloup, le commentateur de Giannini, dis-
cutant l'emploi du froid dans les inflammations,

s'est demandé si « le croup auquel si peu d'enfants échappent, et particulièrement le croup aigu, malgré tous les moyens imaginés jusqu'à ce jour, ne pourrait pas aussi être attaqué avantageusement par les affusions ou les bains froids, et si ce traitement ne servirait pas au moins à arrêter les progrès rapides du mal et à faciliter ainsi l'emploi d'autres remèdes. »

La terreur qu'inspire généralement l'hydrothérapie dans le traitement des maladies de l'appareil respiratoire, n'a pas empêché certains médecins de tenter le remède timidement proposé par Heurteloup contre le croup, dans l'étiologie duquel le froid humide semble, au dire de beaucoup de médecins, jouer un si grand rôle. Le docteur Harder, de Saint-Pétersbourg, un des premiers qui ait expérimenté l'eau froide dans le traitement de cette terrible maladie, en parle avec beaucoup de louanges. Nous croyons devoir reproduire ici le procédé aussi original qu'énergique mis en pratique par Harder : Le malade était placé dans une baignoire vide et couché sur des traversins remplis de foin : quand il s'agissait d'un enfant, un aide le maintenait couché sur le ventre. Puis, d'une hauteur de un à deux pieds et plus, on projetait avec force sur la tête d'abord, ensuite sur la nuque, sur le dos, sur la poitrine, un ou deux seaux d'eau à la température de 10° à 12° R. En même temps, la peau de la poitrine et du dos était frottée jusqu'à rubéfaction. Le malade était ensuite transporté dans son lit ; on le couvrait de compresses mouillées et froides et de légères couvertures. Cette manipulation, dans les cas graves, durait jusqu'à dix minutes, et elle était renouvelée chaque fois qu'il se produisait une aggravation des symptômes. Grâce à cette médication audacieuse, Harder prétend avoir obtenu parfois des guérisons, même dans les cas les plus désespérés, alors que les malades étaient plongés dans le coma asphyxique, et que les extrémités étaient déjà notablement refroidies.

Harder n'a pas manqué d'imitateurs en Allemagne. Müller, Aberle, Bambach, Düsterberg, Hergst, Ulrich, le professeur Eck, Landa, Fischer, Hanner, ont publié des observations de croup guéri par l'eau froide. Landa, entre autres, rapporte que sur trente-trois cas traités par les applications de glace sur le cou, les affusions froides et les enveloppements dans le drap mouillé, deux seulement se sont terminés par la mort. C'est en stimulant les mouvements respiratoires, en faisant pousser des cris aux malades et en favorisant de la sorte la toux et l'expectoration que les applications extérieures du froid amènent, selon Landa, la guérison du croup.

Schindler, un adepte de Priessnitz, décrit de la façon suivante le procédé à suivre dans le traitement de l'angine et de la laryngite diphthéritique : « Quand on est en présence d'un accès de vrai croup, on pratique aussitôt des frictions avec un linge trempé dans de l'eau absolument froide. Avant la friction, on a soin de mouiller rapidement les mains, la poitrine, le cou, la figure et la tête. Une compresse froide est enroulée autour du cou, puis le malade est enveloppé dans le drap mouillé et frictionné sur toute la surface du corps, à l'exception de la tête, sur laquelle on applique également une compresse froide. Le malade se tient debout. Un premier aide frictionne la nuque, les épaules, le dos et la poitrine; un autre le ventre, les lombes et les avant-bras; un troisième les membres inférieurs, y compris les pieds. La partie supérieure du corps, qui se réchauffe très-promptement, doit être à plusieurs reprises aspergée avec de l'eau froide. On devra également renouveler plusieurs fois, à chaque séance, le drap mouillé ainsi que la

compresse froide roulée autour du cou. Pendant la
friction, on fait boire au malade de l'eau froide.
Cette manipulation devra être poursuivie jusqu'à ce
que la toux perde son caractère spasmodique, qu'elle
ne rappelle plus l'aboiement, et qu'elle soit accompagnée d'expectoration, enfin que la voix cesse d'être rau-
que et que la respiration se fasse sans peine.... L'ingestion d'une notable quantité d'eau froide, combinée
avec les frictions, déterminera souvent des vomissements salutaires. On provoquera ceux-ci en exerçant
une pression sur la région épigastrique.

Wildbach, Richter, Steinbacher ont vanté les enveloppements dans le drap humide, suivis de frictions
à l'eau froide, ainsi que les bains de siége.

Schadler, Weiskopf, Roser ont eu recours aux affusions froides dans le bain tiède. D'après Weiskopf,
nul moyen n'est égal aux affusions froides pour favoriser l'expectoration des produits morbides accumulés
dans les voies respiratoires.

Bartels, dans un mémoire sur le croup, publié il y
a dix ans, déclare que parmi les moyens qui doivent
être dirigés contre l'asphyxie imminente figurent en
première ligne les excitations cutanées, qui, par voie
réflexe, vont réveiller l'activité des centres des mouvements respiratoires et provoquent de la sorte de
violents accès de toux. Dans ce but, Bartels a recours
aux affusions froides chez les malades affectés du croup
qui tombent dans la torpeur, respirent à peine et ne
toussent plus. Lorsque les malades n'ont pas de fièvre,
Bartels les fait mettre dans un bain chaud à 35°-37°,5,
et c'est dans le bain qu'on les soumet aux affusions
froides. On voit aussitôt les petits malades faire de
profondes inspirations, être pris de quintes de toux
énergiques, qui aboutissent d'ordinaire à l'expecto-
ation de fausses membranes.

Ce traitement lui paraît également indiqué dans les cas où, à la suite de la trachéotomie, les bronches sont envahies par le processus diphthéritique, et qu'il y a imminence d'asphyxie ; c'est alors qu'il n'est pas rare de voir la canule trachéale livrer passage à des lambeaux de fausses membranes. Par contre, dans les cas où la trachéotomie est repoussée par l'entourage du malade, et où les malades sont plongés dans une apathie profonde, le froid est, selon Bartels, impuissant, comme tous les autres moyens, à rappeler ces infortunés à la vie.

Liebermeister recommande également de recourir aux enveloppements dans le drap mouillé pour combattre le croup. Winternitz a vu guérir quatre enfants chez lesquels il avait institué un traitement par l'eau froide, analogue à celui de Schindler, et qui a été décrit plus haut. Suivant l'hydrothérapiste viennois, on arrive, à l'aide du froid, non-seulement à ranimer l'énergie des mouvements respiratoires, mais encore à ralentir le pouls et la température.

Il nous apprend que les applications de glace sur le cou sont d'un emploi très-répandu en Allemagne dans le traitement du croup.

En France, ces sortes de pratiques sont, en général, fort peu goûtées. On trouve pourtant cité dans le travail de Lacorbière des cas où le froid a été employé avec avantage dans le traitement de l'angine diphthéritique. Dès 1850, le Dr Grand-Boulogne, ancien vice-consul de France à la Havane, avait reconnu que l'on parvient à enrayer la marche du croup en faisant maintenir constamment dans la bouche du malade de petits morceaux de glace.

Le Dr Honoré Lacaze, qui exerçait à la Réunion, a publié, dans l'*Union médicale* du 2 juillet 1864, plusieurs cas d'angine diphthéritique où la guérison fut

obtenue à l'aide de gargarismes et de boissons glacées. Enfin, le Dr Clochard a publié de son côté, dans
l'*Abeille médicale*, cinq cas d'angine pseudo-membra-
neuse traités par la glace avec un succès rapide et
complet.

4° Gastrite et gastro-entérite

Dans la gastrite aiguë et surtout dans la gastrite
d'origine toxique, l'application du froid sur la région
épigastrique et surtout l'ingestion de petits fragments
de glace agissent non-seulement comme moyen antiphlogistique, mais encore en anesthésiant la muqueuse et en calmant de la sorte les douleurs et les
vomissements. Parmenide d'Elée et Avicenne con-
naissaient déjà les heureux effets du froid dans le
traitement de la gastrite. Ce dernier auteur reproduit
ce passage de Sénèque, où il est dit en parlant des
dames romaines : « Elles se sont faites hommes ; elles
rejettent comme eux, par régurgitation, la surface
de leurs entrailles et rendent en vomissant tout ce
qu'elles ont avalé de vin ; *elles mangent également
de la neige pour abaisser les ardeurs de leur estomac.* »
[Seneca, Epist. XCV.]
La Corbière a eu occasion d'expérimenter sur lui-
même l'efficacité merveilleuse du froid dans le traitement de la gastro-entérite. Il n'a fait d'ailleurs que se
soumettre aux préceptes de ses maîtres, Broussais et
Récamier. Il cite encore l'observation de Brandis,
« qui, après une longue et grave affection intestinale,
lui occasionnant souvent, la nuit, des coliques et des
tenesmes tellement violents qu'ils provoquaient parfois la syncope, avait pris l'habitude de combattre
ces accidents par l'eau glacée à l'intérieur, et ce simple moyen les faisait aussitôt disparaître. »

D'autres auteurs, tels que Strambio, Kraft, Heim, ont également publié des faits qui démontrent l'efficacité du froid dans le traitement des inflammations du tube gastro-intestinal. Aujourd'hui, on s'accorde généralement à recommander aux malades de n'ingérer que des boissons et des aliments froids; on va même parfois jusqu'à prescrire la glace à l'intérieur, en petits fragments.

Nous pourrions citer également un grand nombre d'auteurs, entre autres Mame-Ferrari, Agliati Nardi en Italie, Reuss, Hufeland, Gôdeen en Allemagne, qui ont publié des observations nombreuses de diarrhée et de dysenterie guéries par l'emploi du froid *intus* et *extra.*

5° **Pneumonie et pleurésie.**

L'emploi du froid comme moyen antiphlogistique, dans le traitement de la pneumonie et de la pleurésie, remonte à une époque déjà fort ancienne. Il y a plus de *deux cents ans*, Th. Bartholin, Hanevek, Sarcone, Bressani, Brandis administraient le froid à l'état d'eau froide, de neige ou de glace, dans le traitement des affections inflammatoires de la poitrine et vantaient les bons résultats obtenus, grâce à cette médication qui, depuis Hippocrate, n'a cessé de causer la plus grande frayeur au vulgaire et aux médecins.

Plus récemment, le docteur Campagnano, de Naples, a publié un certain nombre d'observations démontrant l'efficacité du bain froid dans le traitement des inflammations pulmonaires (pleurésie et pneumonie). Il employait également la neige à l'intérieur pour rappeler l'expectoration supprimée dans la pneumonie adynamique.

De nos jours, les applications locales du froid sur

le thorax sont fort employées, en Allemagne, dans le traitement des inflammations aiguës du poumon et de la plèvre, non-seulement pour combattre le point de côté, comme nous le verrons plus loin, mais aussi pour restreindre la circulation des tissus phlogosés. Niemeyer affirme que les applications froides continues, sous forme de vessies de glace appliquées sur la poitrine, lui ont donné, dans le traitement de la pleurésie et de la pneumonie aiguë, des résultats tout aussi satisfaisants que ceux qu'on a obtenus avec ce mode de traitement dans les affections inflammatoires chirurgicales.

Dans ces derniers temps, les cliniciens allemands, tels que Bartels, Jürgensen, Liebermeister, qui ont le plus contribué par leurs travaux à remettre en honneur l'emploi du froid dans le traitement des affections inflammatoires et fébriles, dirigent tous leurs efforts contre l'élément fièvre qui, pour eux, constitue le danger par excellence des pyrexies. Aussi les applications locales du froid ont-elles fait place, dans le traitement de la pneumonie et de la pleurésie, à un traitement plus radical : l'administration des bains froids. Il n'est pas démontré jusqu'ici que cette médication ait une action réelle sur la marche et la durée des affections inflammatoires du poumon et de son enveloppe. Mais les expériences faites jusqu'à ce jour semblent, du moins, démontrer que l'emploi du froid dans les maladies en question est beaucoup moins redoutable qu'on ne se le figure généralement en France, où l'on accepte, avec une foi mêlée de crainte, le fameux aphorisme d'Hippocrate : *Frigida velut nix, glacies, pectori inimica, tusses movent, sanguinis eruptiones ac catarrhos inducunt.*

6° Péricardite.

M. Gendrin, dans ses leçons sur les maladies du cœur, insiste beaucoup sur l'emploi des réfrigérations locales dans la forme suraiguë de la péricardite. En pareil cas, il a recours à l'application de la vessie de glace sur la région précordiale. « L'effet direct de ces topiques est de diminuer immédiatement les douleurs locales, de calmer les battements tumultueux du cœur et l'anxiété extrême du malade ; le plus souvent l'effet topique réfrigérant a même pour résultat de déprimer en peu de temps la violence de l'état fébrile et d'abaisser la fréquence du pouls au-dessous de son rhythme normal. » Mais il a soin d'ajouter que les effets énergiques de ces topiques réfrigérants imposent une active surveillance ; car leur action s'étend bientôt à tout l'organisme pour déprimer toutes les grandes fonctions. Quand l'application du froid est trop prolongée, elle peut devenir dangereuse par l'action dépressive qu'elle exerce sur la circulation, la respiration et les fonctions des centres nerveux et qui peut aboutir au collapsus. Aussi M. Gendrin recommande-t-il de ne pas abandonner le malade, en pareil cas, à des mains inexpérimentées. L'intervention d'un aide capable de juger, par le pouls et la chaleur de la peau, de l'état de la circulation est absolument indispensable. Chez quelques malades, il arrive en effet que les battements tumultueux du cœur, les douleurs vives de la région précordiale, l'accélération du pouls sont déprimés en moins d'une heure, tandis que chez d'autres, ce même résultat n'est obtenu qu'au bout de trois ou quatre heures. Dès qu'il en est ainsi, l'application des topiques réfrigérants ne peut plus être que dangereuse, et doit par conséquent être supprimée.

Lacorbière recommande également l'emploi du froid *intus* et *extra* dans le traitement de la péricardite suraiguë. Partisan zélé des doctrines sanguinaires de Broussais, son maître, il ne craignait pas de combiner le froid avec les saignées répétées à profusion.

De nos jours, le traitement par l'eau froide de la péricardite comme de toutes les maladies inflammatoires est érigé en règle par les cliniciens les plus renommés de l'Allemagne. Loin de partager les sages réserves et les salutaires craintes exprimées par M. Gendrin, les Allemands n'hésitent pas à combiner les topiques réfrigérants avec le bain froid, moyen bien autrement capable d'engendrer, dans l'espèce, la parésie cardiaque et le collapsus.

6° Inflammation des organes génitaux chez la femme.

L'action antiphlogistique du froid a été utilisée dans ces derniers temps par un grand nombre de médecins dans le traitement des affections inflammatoires du petit bassin chez la femme. Nous citerons entre autres : Nélaton, Récamier, Cazeaux, Béhier, qui ont vanté les applications du froid dans le traitement des maladies de l'utérus et de ses annexes. Béhier a tout particulièrement insisté sur l'utilité et l'innocuité des applications de glace pour combattre les affections inflammatoires des femmes en couche. « La glace, dit Béhier, qui n'a d'autre but que l'application du froid humide, est destinée à remplacer les irrigations d'eau froide que l'on emploie en chirurgie avec tant de succès... J'ai imaginé d'appliquer sur le ventre des malades des compresses, épaisses de plusieurs doubles, imprégnées d'eau froide et recouvertes de vessies de caoutchouc qui contiennent de la glace réduite en petits fragments ; le tout est maintenu par une alèze attachée, laquelle en assurant l'application immédiate de cette sorte d'appareil, permet à la malade d'opérer, sans gêne aucune, des mouvements assez étendus. Pour peu qu'elles soient intelligentes, les malades, en maintenant cet appareil, peuvent même se lever pour aller à la selle ou pour uriner. En général, toutes les deux heures, la glace doit être renouvelée, les compresses mouillées de nouveau.... A la campagne, la glace pourrait être remplacée par de l'eau fraîche contenue dans des vessies de porc ; mais l'eau devrait être renouvelée dès que sa température s'élèverait, et les vessies changées souvent, à cause de l'odeur fétide qu'elles prennent. »

Béhier a retiré de l'emploi de la glace de réels avantages, soit comme moyen préventif, soit comme moyen curatif. Le froid humide a d'ailleurs l'avantage de ne pas être un agent spoliateur comme les émissions sanguines ; jamais Béhier n'a observé les complications thoraciques qu'on redoute tant en France, pas de troubles dans la montée du lait, pas d'arrêt dans l'écoulement des lochies ; au contraire il a vu les lochies suspendues par le fait d'accidents.

M. Briand, un élève de Béhier, a réuni, dans sa thèse inaugurale, un certain nombre d'observations recueillies dans le service de son maître et démontrant l'efficacité des applications de glace sur le ventre, dans le traitement des accidents puerpéraux de nature inflammatoire, en particulier du phlegmon péri-utérin et de la péritonite.

Aran considérait l'hydrothérapie comme la clef de voûte du traitement de la métrite chronique parenchymateuse, et Valleix, de son côté, proclamait l'hydrothérapie « le meilleur des fondants ». Aujourd'hui, les médecins qui se sont occupés d'une façon spéciale du traitement des maladies des femmes, sont d'accord avec les hydrologues pour voir dans l'emploi rationnel de l'eau froide le meilleur moyen de combattre les engorgements chroniques de l'utérus. Les modifications de la circulation de l'utérus déterminées par l'application directe du froid peuvent d'ailleurs être constatées *de visu* à l'inspection de cet organe. Si en effet on dirige un jet d'eau froide d'une certaine puissance sur le col de l'utérus, la muqueuse de la portion vaginale du col perd sa coloration rosée normale et pâlit considérablement sous l'influence de la contraction des capillaires causée par le froid. Mais bientôt après, le col devient d'un rouge foncé, parfois bleuâtre, par suite de la stase sanguine qu'engendre le relâchement paralytique consécutif des capillaires primitivement contracturés. Ces modifications circulatoires sont donc identiques à celles observées sur la membrane natatoire de la grenouille sous l'influence du froid. On comprend ainsi comment, en modifiant d'une façon directe la circulation de l'utérus, on arrive à provoquer la résorption des exsudats inflammatoires déposés dans le parenchyme de cet organe.

7° Orchite.

L'emploi de la glace, dit M. Diday, m'a rendu des services : 1° dans l'orchite qui parfois complique l'épididymite blennhorragique ; 2° dans la névralgie testiculaire (*irritabile testis*) ; 3° dans certains autres états à forme complexe, à cause mal déterminée, mais dont l'élément douleur constitue le caractère dominant.

Le caractère de la douleur dans l'orchite blennorrhagique est d'être aiguë, angoissante, comparable, pour l'intensité, aux plus torturants accès d'otite ou de névralgie dentaire. Quand, au bout de quelques heures, elle est parvenue à son maximum de violence, elle irradie par le cordon dans l'anneau inguinal, jusque la fosse iliaque et la région vésicale. A la fois continue et intermittente, elle a des exacerbations d'un caractère d'acuité dont il faut avoir été témoin pour s'en rendre compte. Elle jette le patient dans un état qui tient à la fois de l'abattement et de l'excitation nerveuse. Une réaction fébrile peut s'y joindre, et l'une et l'autre peuvent réveiller un état gastrique. »

C'est dans ces conditions, affirme M. Diday, que l'application de la glace, sans une seule exception, lui a toujours réussi, alors que les émissions sanguines locales, les narcotiques, etc., avaient été inutilement employées.

Cette application de glace, vu la puissance du moyen et sa rapidité, doit répondre à plusieurs indications. C'est ainsi que la vessie glacée doit envelopper et non simplement recouvrir le testicule, aussi doit-on lier cette vessie le plus près possible de son ouverture afin de lui laisser la laxité nécessaire à l'enveloppement testiculaire et chasser l'air de façon à laisser le ballon compressible.

Une vessie doit être placée sous les bourses, séparée des cuisses et du périnée par des serviettes.

Une seconde est placée en avant de manière à s'étendre au besoin sur le cordon et à rester légèrement suspendue afin de ne point incommoder le malade par sa pesanteur.

Un quart d'heure ne s'est pas écoulé, qu'un soulagement marqué se fait sentir. Après une heure, le testicule, diminué légèrement de volume, n'est plus douloureux. Mais la douleur non-seulement doit disparaître, elle ne doit plus revenir, et pour arriver à ce but, le maintien de la glace doit durer 48 heures, parfois 2, 3, jusqu'à 5 jours consécutifs, la pression du doigt sur le testicule n'est plus alors ni douloureuse, ni sensible, la sensibilité au doigt étant la pierre de touche qui commande la continuation du moyen.

Curling cite trois cas d'orchite avec épididymite aigüe, simple, qui, sous l'influence de semblables moyens, dans l'espace de quatre à six jours, ne présentèrent plus ni chaleur, ni rougeur, ni tension.

Timermans préconise comme mode de traitement de l'épididymite blennorrhagique l'application de compresses fréquemment mouillées d'eau végéto-minérale glacée.

Nunn affirme les utiles effets, contre l'orchite aigüe, du froid et du chaud appliqués alternativement, de la façon suivante: Le malade est placé dans un bain chaud; après six à sept minutes, un courant d'eau froide est dirigé pendant une ou deux minutes sur le testicule, au moyen d'un tube de caoutchouc. La partie est ensuite échauffée de nouveau, puis l'eau froide y est appliquée, et ainsi de suite, trois ou quatre fois. Une sensation de soulagement presque immédiate est le résultat de cette médication.

Ce même traitement par la glace a donné à Walter Rivington en Angleterre, à M. A. Fournier en France de nombreux succès.

§ IV. — DU FROID COMME HÉMOSTATIQUE.

En vertu de son action sur les circulations locales, le froid est un hémostatique très-puissant. Mais on n'a pas jusqu'ici étudié d'une façon rigoureuse le mécanisme de cette action stytique exercée par le froid mis en contact avec un organe qui est le siége d'une *rhexis*, d'une effraction vasculaire. Il est tout naturel de penser que le froid, en pareil cas, agit en faisant contracter, par voie réflexe, les vaisseaux rompus ou sectionnés. Cette diminution du calibre des vaisseaux favorise évidemment la formation des thrombus qui arrêteront l'écoulement du sang. On ne saurait dire si le froid exerce sur la composition du sang une action spéciale qui en favorise la coagulation.

M. A. Desprès se contente de dire que le froid provoque la condensation du sang par soustraction de chaleur, ce qui n'éclaire pas considérablement le mécanisme de l'hémostase, opérée par les applications réfrigérantes.

Toujours est-il que, dans bien des cas, les chirurgiens ont recours de préférence au froid, lorsqu'il s'agit de combattre une hémorrhagie, parce qu'une soustraction de chaleur, lorsqu'elle n'est pas excessive, fait contracter les conduits vasculaires au lieu d'application, sans exercer une action délétère sur les parties saines, comme le font les caustiques. Mais nous n'avons à nous occuper ici que de l'action styptique du froid dans le traitement des hémorrhagies spontanées des organes profonds, qui seules sont du ressort de la pathologie interne. Or, on peut poser, en thèse générale, que dans toutes, on a coutume de recourir aux applications topiques de glace.

Ainsi de tout temps le froid a été considéré comme un moyen héroïque d'arrêter les *hémoptysies*. Déjà Cœlius Aurelianus avait proclamé l'efficacité du froid *intus et extra* dans le traitement des hémorrhagies pulmonaires. Borsieri faisait prendre aux malades atteints de crachements de sang 250 à 300 grammes d'eau glacée toutes les demi-heures, nuit et jour. Ce traitement était poursuivi quelquefois pendant huit jours. Il recommandait en outre les applications d'eau froide sur les bras et les jarrets, pratique qu'il avait empruntée à Mertens. Rivière appliquait le froid

sur le scrotum. D'autres n'ont pas craint de faire des
applications de neige et de glace sur la poitrine même.

De nos jours tous les auteurs modernes recommandent de ne prescrire aux malades qui crachent le sang
que des boissons et des aliments froids. M. Gueneau
de Mussy a conseillé de leur faire avaler des fragments
de glace pilée quand l'hémorrhagie est abondante.
Enfin Walshe est revenu à l'application simultanée du
froid *intus* et *extra* : « Des morceaux de glace doivent
être tenus dans la bouche, et si l'on en applique avec
précaution dans des sachets le long de l'épine dorsale
ou au niveau du cœur on peut, comme je l'ai vu fréquemment, arrêter presque instantanément l'*hémoptysie*. On ne doit pas se laisser arrêter par les objections théoriques qui ont été faites à l'emploi de ce
moyen. Il faut en même temps entretenir la chaleur
des extrémités. » Beaucoup de praticiens affirment
avoir trouvé dans l'application directe du froid sur
les organes génitaux un excellent hémostatique.

Ce que nous venons de dire du traitement de l'hémoptysie par le froid s'applique en grande partie à
l'*hématémèse*, qui du reste a souvent été confondue
avec l'hémoptysie. Quand l'hémorrhagie a son siége
dans l'estomac, l'ingestion d'eau très-froide ou de
petits fragments de glace pilée est encore bien plus
indiquée que dans le cas précédent. L'action du froid
porte alors directement sur les vaisseaux qui fournis-
sent le sang.

L'emploi du froid comme hémostatique pour arrêter
l'*épistaxis* remonte également à une époque fort éloignée
de nous. Ainsi Fabrice de Hilden conseillait l'emploi
du bain froid dans les cas d'épistaxis rebelle. Il cite
un cas où l'hémorrhagie nasale ne s'arrêta au moment
où le corps vint en contact avec l'eau froide. La plupart des auteurs se contentent de faire des réfrigéra-

tions locales sur le cou, sur le front, sur la nuque. Une pratique, très-répandue autrefois, consistait à appliquer le froid sur le scrotum. Robert Kinglake, cité par Valleix, vit une épistaxis très-grave et qui avait résisté à toutes sortes de moyens hémostatiques céder très-rapidement à l'application de glace sur les parties génitales. Plus récemment Voillemier a vanté les applications d'éther sur le front, qui n'agissent d'ailleurs que par la réfrigération due à l'évaporation de ce liquide très-volatil. Est-il enfin besoin de rappeler ici la pratique vulgaire de la clef dans le dos pour arrêter les hémorrhagies nasales? C'est par le froid du fer qu'opère ce moyen, moins utile aujourd'hui qu'on s'ingénie à rendre les clefs de plus en plus petites, comme le fait spirituellement observer M. le professeur Gubler.

Dans l'*hématurie*, les auteurs ne recommandent généralement de recourir au froid que lorsque l'hémorrhagie est extrêmement abondante. En pareil cas la glace devra être appliquée dans un point aussi voisin que possible du siége du mal, sur les lombes ou les flancs. L'injection d'eau froide dans la vessie et le rectum produit une action styptique très puissante.

De tout temps le froid a été un des moyens hémostatiques les plus usités pour combattre les *hémorrhagies utérines*, mais les différents modes d'application sont loin d'avoir la même efficacité. Le plus souvent on a recours, en pareil cas, aux compresses trempées dans l'eau froide et placées sur le ventre. Ce moyen a en effet l'avantage de la simplicité et comme tel il peut être facilement mis en pratique. Mais il peut devenir très-dangereux, si l'on n'a pas soin de renouveler les compresses avant qu'elles aient eu le temps de se réchauffer, et si on ne prolonge pas suffisamment la réfrigération. Alors, en effet, l'ischémie locale déterminée par l'application du froid est suivie bientôt d'une phase de réaction pendant laquelle le sang afflue en plus grande quantité dans l'utérus. On ne fera donc ainsi qu'aggraver l'hémorrhagie. Les applications de vessies de glace, les injections d'eau glacée dans la vessie et le rectum sont préférables sous ce rapport. M. Gallard a l'habitude de recourir aux bains de siége froids, à courant continu, et de trois à quinze minutes de durée. Ce procédé a l'avantage de produire à la fois des effets hémostatiques et des effets antiphlogistiques. M. Gallard rapporte l'observation d'une jeune femme de 22 ans affectée depuis cinq mois d'une métrite interne, et qui fut prise d'hémorrhagies extrêmement profuses. Quatre bains de siége suffirent pour arrêter complétement les hémorrhagies. Le traitement fut poursuivi pendant trente jours, au bout desquels la malade sortait entièrement guérie. Quand on a affaire à des femmes très-faibles et très-impressionnables, l'emploi des injections continues d'eau froide, avec l'appareil construit à cet effet par M. le docteur Clauzure d'Angoulême, pourrait être utilement mis à profit.

Cet ingénieux praticien a imaginé pour l'application topique du froid, sur toutes les parties du corps, des espèces de cavités closes de caoutchouc qui s'adaptent aux membres comme au tronc. Ses ballons de différents calibres sont employés dans l'intérieur des organes comme l'utérus, la vessie, le rectum, etc... Une sonde à double courant adaptée à ces appareils sert à faire pénétrer l'eau et à la renouveler dès qu'elle s'est échauffée ou même à établir un courant continu. On a ainsi les avantages du froid sans le contact immédiat de l'air ni de l'eau et sans les inconvénients et les dangers qui peuvent en être la conséquence.

On a encore employé le froid pour combattre les métrorrhagies, sous forme d'enveloppements dans le drap mouillé, de bains de pieds d'eau courante, de sacs à glace introduits dans le vagin, de douches en pluie. Ces derniers moyens sont vantés surtout par les hydrothérapistes.

CHAPITRE III

ACTION THÉRAPEUTIQUE DU FROID

COMME

MODIFICATEUR DE LA TEMPÉRATURE ET DE LA CALORIFICATION

---

§ 1. — DE LA MÉDICATION RÉFRIGÉRANTE

Dans la première partie de ce travail nous avons vu, en étudiant l'action exercée par le froid sur la température du corps, que celui-ci ne se refroidit pas en raison de la chaleur qu'il perd, lorsque toutefois il est soumis à une réfrigération, qui n'est ni trop violente, ni trop prolongée. D'une façon générale, quand on refroidit les téguments, la température interne, mesurée dans l'aisselle, dans la bouche, dans le rectum, ne s'abaisse pas *tout d'abord;* souvent, au contraire, elle subit une légère élévation. Ce n'est que quand elle atteint un degré excessif, comme intensité et comme durée, que la réfrigération du corps est accompagnée d'un abaissement immédiat de la température interne.

Or, de tout temps et quelle que fût l'opinion régnante sur la nature de la fièvre, on a songé à combattre celle-ci en soustrayant de la chaleur au corps à l'aide de bains froids, d'ablutions, de lotions, de boissons froides. Il y a donc grand intérêt pour le médecin à savoir si les choses se passent chez le fiévreux comme chez l'homme sain ; si, chez le premier également une soustraction de chaleur, qui ne dépasse pas certaines limites, est incapable d'abaisser la température fébrile. S'il en était ainsi, l'application du froid chez les fiévreux ne ferait qu'augmenter la calorification et les combustions organiques, qui sont déjà exagérées par le fait de la fièvre ; la méthode réfrigérante ne ferait donc qu'achever la consomption des malades.

Les observations faites sur ce point litigieux sont en majeure partie contradictoires.

C. Barth a constaté chez des fiévreux, qu'on mettait dans des bains à 27°,5 ou 30°, l'élévation de la température axillaire suivie d'un abaissement, lorsque le bain était de longue durée ; cet abaissement devenait manifeste, surtout après le bain.

Ed.-V. Wahl a noté que, chez des fiévreux mis dans des bains à 25°, 30°, la température axillaire ne s'abaissait que très-tardivement, après un séjour de vingt à vingt-cinq minutes dans le bain. Parfois même, dans des bains à 28°, la température axillaire était, au bout de quarante minutes, encore plus élevée qu'au début.

D'après les recherches de Weisflog, les bains de siége froids n'amènent, chez les fiévreux, un abaissement de la température interne, que si leur durée excède vingt minutes.

Liebermeister a pu contrôler ce résultat sur lui-même. Atteint d'une angine avec fièvre, il a constaté que les réfrigérations de la peau déterminent non un abaissement, mais bien une élévation de la

température interne (axillaire et rectale). Analysant
les différentes recherches qui ont été faites sur ce
point, Liebermeister est arrivé à conclure que le fiévreux, au point de vue de la calorification, se comporte
comme l'homme sain. Chez ce dernier, la calorification
est réglée de façon à maintenir la température interne
entre 37° et 38°; chez le fiévreux elle est réglée, pour
une température supérieure. Chez l'un et l'autre, une
soustraction de chaleur aura pour effet immédiat
d'activer la calorification, de façon à ce que la température interne se maintienne à la hauteur primitive.

Dès lors, on peut se demander comment un grand
nombre de médecins, et Liebermeister en particulier,
ont été amenés, par des considérations purement
théoriques, à vanter l'emploi de l'eau froide dans le
traitement des fièvres?

D'après Liebermeister, si, d'une part, chez le fiévreux comme chez l'homme sain, l'économie de la
production et de la déperdition de chaleur est réglée
de façon à maintenir la température interne à une
hauteur constante, il n'en est pas moins certain que
chez l'homme atteint de fièvre, cette régularisation se
meut dans des limites beaucoup plus étroites que chez
l'homme bien portant. Pour le démontrer, Liebermeister a étudié comparativement l'influence que
le bain froid exerce sur la déperdition de chaleur et la
température interne chez le fiévreux et chez l'homme
sain. Il fait observer que, pour arriver à des résultats
réellement comparables, il faut que la différence de
température entre le corps et le bain soit toujours la
même dans les deux cas. On arrive ainsi à constater
que le fiévreux résiste moins bien que l'homme sain à
une soustraction de chaleur d'égale intensité. Ce fait
tient, selon Liebermeister, à ce que chez le fiévreux

la contraction des fibres lisses et des vaisseaux des téguments, qui limite la déperdition de chaleur, est moins énergique que chez l'homme sain.

D'un autre côté, les expériences de Liebermeister démontrent que la production de chaleur subit également un accroissement notable chez le fiévreux mis dans un bain froid, mais que cet accroissement est moindre que chez l'homme sain. Voici des chiffres bien démonstratifs, empruntés à l'ouvrage de M. Liebermeister sur la fièvre :

Différ. de temp.
entre le corps
et le bain... 5°,9 5°,9 7°,6 8°,1 10°,5 11°,7 16°,5 17°,1 18°,3 20°,4

Prod. de chal.
par min. chez
le fiévreux... 1°,9 1°,8 2°,2 2°,4 3°,4 3°,4 4°,4 4°,5 5°,9 5°

Prod. de chal.
par min. chez
l'homme sain 2°,2 2°,2 2°,6 2°,8 3°,5 4° 5°,8 6°.1 6°,6 7°,6

On voit donc que pour une réfrigération d'égale intensité le déficit de chaleur corporelle devra être beaucoup plus considérable chez le fiévreux que chez l'homme bien portant. Or nous avons vu que quand chez ce dernier la réfrigération dépasse certaines limites, il en résulte un abaissement *immédiat* de la température interne. On conçoit donc que chez le fiévreux cette limite de température du bain au-dessus de laquelle la température du corps s'abaisse immédiatement, sera bien plus rapidement atteinte que chez l'homme sain, et que, toutes choses égales d'ailleurs, chez le premier, l'abaissement de la température interne sera plus notable que chez le second ; c'est ce que mettent en évidence les deux tableaux suivants empruntés à Liebermeister :

EXPÉRIENCES SUR DES FIÉVREUX

Poids corporel.	Température du bain.	Durée du bain.	Abaissement de la température rectale.
75 k,2	28°,1	46′	0°,19
id.	20°	31′	1°,60
39 k	23°	18′ 3/4	2°,10
id.	29°,6	29′ 3/4	1°,17
38 k,	34°,3	43′ 1/2	0°,80
id.	34°,5	44′ 1/2	1°,05
61 k	24°,1	32′	0°,30
id.	32°,3	49′	0°,17
55 k	31°,8	63′	0°,34
id.	21°,8	30′	1°,36

EXPÉRIENCES SUR LES HOMMES SAINS

Poids corporel.	Température du bain.	Durée du bain.	Abaissement de la température rectale.
66 k	21°,2	40′	0° 50
id.	21°,3	60′	0°,67
57 k	18°,0	35′	0°,20
id.	25°,3	57′	0°,20
id.	32°,5	68′	0°,10
65 k,7	22°	36′	0°,05
id.	22°,8	32′	0°,22

C'est-à-dire qu'en moyenne, chez les fiévreux, l'abaissement de la température rectale à la suite de bains à 20°, 34° 1/2 et de 18 à 63 minutes de durée, a été de 0°9. Au contraire chez des individus bien portants l'abaissement moyen de la température rectale n'a été que de 0°2, quoique la température des bains fût en général plus basse que dans le cas précédent.

Il reste donc bien établi que chez le fiévreux, il est

plus facile d'obtenir un **abaissement** de la température interne et de vaincre la régularisation de la chaleur pour un degré anormal; cela n'a pas lieu chez
l'homme sain. Mais ce résultat expérimental suffit-il
à lui seul pour nous autoriser à élever le froid à la
hauteur de l'agent antipyrétique par excellence? Nous
ne le croyons pas, et voici nos raisons :

Daprès ce qui précède, il est démontré que le fiévreux réagit contre une *réfrigération modérée* en augmentant la production de chaleur. Non-seulement,
dans ce cas, nous n'obtenons pas d'abaissement de
température, mais encore nous activons les combustions organiques, qui sont déjà exagérées par le fait
de la fièvre.

Pour arriver à obtenir un abaissement *immédiat* de
la température, il faut, chez le fiévreux comme chez
l'homme sain, recourir à une soustraction de chaleur
assez considérable pour vaincre la régularisation.
Alors aussi nous imprimons à l'organisme une perturbation profonde de toutes ses fonctions, comme cela
a été indiqué dans la partie de ce travail consacrée à
l'étude de l'action physiologique du froid. Cette perturbation se traduit, entre autres phénomènes, par une
répartition vicieuse du sang dans les différents organes. Le sang est refoulé de la périphérie pour s'ac-
cumuler dans les organes profonds. C'est ce qui nous
explique la fréquence plus grande des complications
hémorrhagiques, en particulier des entérorrhagies
chez les typhoïdiques soumis à la médication réfrigérante. Nous aurons occasion de revenir sur ce point
en traitant des résultats fournis par la méthode dite
réfrigérante, tels que nous les ont fait connaître les
statistiques publiées par un certain nombre de cliniciens.

Un autre effet fâcheux des soustractions excessives

de chaleur, c'est l'action dépressive qu'elles exercent sur les centres nerveux, et qui se traduit par un collapsus qui parfois peut éveiller de sérieuses inquiétudes.

On nous objectera peut-être qu'il est inutile de chercher à obtenir par une réfrigération intense un abaissement *immédiat* de la température corporelle. Il est prouvé qu'une soustraction modérée de chaleur élève d'abord la température interne pour l'abaisser ensuite, et les recherches de Jürgensen et de Liebermeister démontrent que, chez le fiévreux, l'abaissement de température *consécutif* à un bain tiède l'emporte sur l'élévation qui se produit durant le bain. A cela nous objecterons que les cliniciens qui ont le plus contribué à vulgariser la médication réfrigérante dans le traitement des fièvres, Bartels, Jürgensen et Liebermeister lui-même ont érigé en principe que, *pour obtenir un abaissement réel de la température interne, il faut recourir à des soustractions considérables de chaleur.*

On ne doit donc pas espérer, par exemple, produire un même effet avec un bain moins froid en lui donnant une durée plus longue, car si l'on consulte les auteurs qui se sont occupés de la calorimétrie chez l'homme, on constate que, dans un bain, la déperdition de chaleur subie par le corps atteint son maximum dans les premiers instants de séjour au bain ; puis cette déperdition va en diminuant très-rapidement. D'autre part, la déperdition de chaleur, pour des bains à diverses températures, augmente très-rapidement avec la différence des températures du bain et du corps, de telle sorte qu'au point de vue de son action réfrigérante immédiate, l'effet d'un bain tiède est à peine comparable à celui d'un bain froid.

Le tableau suivant, dressé par Liebermeister, permet de juger à première vue de l'effet utile obtenu avec des bains à diverses températures. Dans ce tableau, l'effet utile est exprimé par la différence qui existe entre la déperdition de chaleur dans le bain et la déperdition de chaleur à l'état normal.

Poids corporel	Températ. du bain	Effet utile après						
		5′	10′	15′	20′	30′	45′	60′
75^{k}2	20°,0	139	198	242	274	333	—	—
»	28°,1	44	66	83	96	123	156	—
55^k,0	21°,5	93	135	173	202	253	—	—
»	31°,8	16	29	33	41	51	67	82
39^k,0	23°,0	62	91	121	144	—	—	—
»	29°,6	43	64	80	91	117	—	—
38^k,5	34°,3	9	15	20	20	31 ·	43	—
»	34°,5	5	11	15	17	29	43	—
61^k,0	24°,1	71	99	124	139	168	—	—
»	32°,3	4	6	11	13	21	30	—

De tout ce qui précède nous pouvons tirer cette conclusion : Rien ne saurait remplacer la température du bain. Si l'on veut diminuer l'intensité de la fièvre, il faut avoir recours à des bains réellement froids, c'est-à-dire dont la température est inférieure à 25° et même à 20°.

Du reste alors même qu'on met un malade dans un bain suffisamment froid, pour qu'il en résulte un abaissement immédiat de la température interne, cet abaissement est des plus passagers. Au bout d'une heure, deux heures au plus tard, la température est revenue à sa hauteur primitive. Aussi les partisans de la médication réfrigérante exigent-ils, pour le succès de cette méthode, que la réfrigération par le bain soit renouvelée autant de fois que le comporte le degré de la fièvre. Il doit donc s'établir une lutte opiniâtre entre le médecin qui veut, à l'aide du froid, juguler la

fièvre et les centres régulateurs de la calorification qui,
chez le fiévreux, tendent sans cesse *à ramener la température interne à sa hauteur anormale*. C'est ainsi que des
médecins, Currie entre autres, ont administré à des
malades atteints de scarlatine jusqu'à quatorze bains
dans l'espace de trente-deux heures. Dans ces derniers
temps, les imitateurs de Currie n'ont pas fait défaut,
surtout en Allemagne, comme nous le verrons en parlant de la technique de la médication réfrigérante. Or,
il est difficile de se convaincre que les brusques variations de la température qui, d'une heure à l'autre,
s'élève et s'abaisse d'un degré et plus, n'exercent aucune action fâcheuse sur l'organisme. Bartels et Jürgensen, se fondant sur leurs observations personnelles,
affirment bien, il est vrai, qu'on peut sans aucun danger
faire prendre à un malade autant de bains *très-froids*
que l'exige le degré de la fièvre. C'est là une affirmation dont nous discuterons la valeur lorsque nous
passerons en revue les principaux résultats statistiques publiés jusqu'ici par les partisans de la méthode
réfrigérante. Disons seulement ici que même parmi
ces derniers, il en est qui ont signalé, comme un effet
possible et même certain de ces élévations brusques
de la température interne, des alternatives de déplé
tion et de congestion sanguines des organes profonds,
lesquelles favorisent au plus haut degré la déchirure
des parois vasculaires souvent altérées par le fait du
processus morbide fébrile.

Fièvre typhoïde.

Le professeur Jürgensen, de Kiel, a l'un des premiers
publié en 1860 des chiffres qui semblent militer fortement pour le traitement de la fièvre typhoïde par l'eau
froide. Ainsi, de 1850 à 1861, ont été traités à l'hôpital
de Kiel :

330 — malades dont — 51 — c'est-à-dire 15, 4 pour 100 — sont morts de 1863 à 1866, ont été soumis à la médication réfrigérante.

160 — malades dont — 5 — c'est-à-dire 3,1 pour 100 — sont morts.

A la clinique de Ziemssen, à Erlangen, sur 52 malades atteints de fièvre typhoïde et traités par l'eau froide, 6 moururent, ce qui représente une mortalité de 12 pour 100.

A la clinique de Schmidt de cette même ville, la mortalité ne fut que de 7,1 pour 100 (4 morts sur 56).

Le docteur Scholtz (de Brême) a vu la mortalité dans la fièvre typhoïde s'abaisser sous l'influence de la médication réfrigérante à 4 pour 100 (6 morts sur 125).

A la clinique de Riegel (de Wurtzbourg), la mortalité dans la fièvre typhoïde s'est abaissée également à 4,4 pour 100 (7 morts sur 156), de 20 pour cent qu'elle atteignait avant l'emploi de la médication réfrigérante.

Le Dr Leichtenstern a relaté dans sa thèse inaugurale, les résultats obtenus à la clinique de Munich dans le traitement de la fièvre typhoïde par l'eau froide. Sur 373 malades, 21 ont guéri, ce qui donne une mortalité de 5,4 pour 100. Des résultats analogues observés dans les hôpitaux de Munich ont été publiés par Von Bœck en 1870 (mortalité 4 pour 100), par J.-M. Kœrber en 1874 (mortalité 5,6 pour 100), par Bauer (mortalité 6,8 pour 100), par Zaubzer (mortalité 5,6 pour 100).

Gœtz (de Vienne) compte 3 morts sur 54 typhoïdes traités par l'eau froide, ce qui fait une mortalité de 5,5 pour 100.

Voici maintenant la statistique de Liebermeister, une des plus importantes, et qui repose sur des chiffres rélevés à l'hôpital de Bâle, où la fièvre typhoïde est endémique :

De 1843 à 1865, tous les malades atteints de fièvre typhoïde étaient soumis à une médication expectante symptomatique. Pendant toute cette période de temps, la mortalité se maintint sensiblement au même niveau.

Années.	Malades.	Morts.	Mortalité.
1843-1853	444	135	30.4 0/0
1854-1859	643	172	26.7 0/0
1860-1864	631	162	25.7 0/0

De 1865 à 1866, les malades de cette même catégorie sont soumis à une médication antipyrétique incomplète ; la mortalité diminue sensiblement.

	Malades.	Morts.	Mortalité.
1865-1866	982	159	16.2 0/0

Enfin, de 1866 jusqu'à ces derniers temps, la fièvre typhoïde a toujours été traitée par la méthode antipyrétique, telle qu'elle a été formulée par Liebermeister (voir p. 169). Pendant tout ce temps, la mortalité se maintient à un niveau relativement très-bas.

Années.	Malades.	Morts.	Mortalité.
1864	339	33	9.7 0/0
1868	181	11	7.1 0/0
1869	182	8	4.4 0/0
1870	141	12	8.5 0/0
1871	131	15	11.5 0/0
1872	146	13	8.9 0/0
1873	163	17	10.4 0/0
1874	200	21	10.5 0/0
	1483	130	8.8 0/0

A l'hôpital de Tübingue, sur 36 malades atteints

de fièvre typhoïde et traités par l'eau froide, Liebermeister n'en a perdu qu'un seul.

Brand, sur 335 cas de fièvre typhoïde, traités par
l'eau froide, n'a eu que 15 morts, ce qui donne une
mortalité de 4.6 pour 100. Sur ces 335 cas, 24 avaient
trait à des malades de la ville qui tous guérirent.

Le même auteur, un de ceux qui ont le plus contribué
à vulgariser l'emploi de la méthode réfrigérante dans
le traitement de la fièvre typhoïde, a réuni dans un
tableau détaillé les principaux renseignements statistiques, publiés jusqu'à ce jour en Allemagne, relativement à la valeur de ce traitement. Il est arrivé à
un total de 8,141 cas sur lesquels il compte 600 morts,
ce qui fait une mortalité de 7.4 pour 100.

Il semble donc bien avéré que la médication antipyrétique, quand elle est mise en œuvre d'après les
préceptes formulés par ses défenseurs, peut diminuer
sensiblement le chiffre de la mortalité dans la fièvre
typhoïde.

Il nous reste à nous demander si ce mode de traitement est réellement passible des reproches qu'on
lui a adressés surtout en France, et si l'observation
clinique démontre qu'il favorise le développement de
certaines complications, comme le faisaient craindre
certaines considérations théoriques, fondées sur le
mécanisme de l'action physiologique des réfrigérations intenses. Parmi ces complications, celles qui ont
été le plus incriminées par les adversaires de la
médication réfrigérante sont : les *hémorrhagies intestinales*, les *complications broncho-pulmonaires*, et les
accidents nerveux, en particulier le *collapsus* et la
syncope.

*a) Le traitement de la fièvre typhoïde par le froid
favorise-t-il le développement des hémorrhagies intestinales?* Disons tout d'abord que sur ce point règne le

désaccord le plus complet. A défaut de statistique précise nous permettant de trancher la question à l'aide de chiffres, il ne nous reste qu'à énumérer les opinions émises par différents auteurs.

Brand, un des plus fervents apôtres de la médication par les bains froids, déclare que rien ne démontre la fréquence plus grande des hémorrhagies intestinales chez les typhiques traités par les bains froids. Sur un ensemble de 311 cas il n'a observé que 6 fois des hémorrhagies intestinales.

M. Glenard (de Lyon), qui pendant sa captivité en Allemagne s'est laissé entièrement inféoder au système de Brand, ne craint même pas de continuer l'emploi des bains froids chez les dothiénentériques qui sont pris d'entérorrhagie, et il affirme qu'il n'en a vu résulter aucun inconvénient pour ses malades.

Cette assertion, opposée à toutes les prévisions de la clinique, ne saurait trouver un appui suffisant dans les expériences de M. Soulier, qui prétend avoir démontré que le bain froid loin de congestionner la muqueuse intestinale, l'anémie au contraire.

Le procédé mis en usage par cet expérimentateur est trop défectueux pour que les résultats qu'il a fournis puissent être tenus pour valables.

V. Wunderlich soutient également qu'il n'existe aucun lien de causalité entre l'emploi des bains froids et la fréquence des hémorrhagies intestinales.

D'après lui, il est extrêmement rare que l'hémorrhagie se montre immédiatement après le bain. Il s'écoule généralement un intervalle de plusieurs heures avant que ne survienne cet accident. V. Wunderlich est convaincu d'ailleurs que la médication réfrigérante a pour effet de rendre les hémorrhagies intestinales moins graves. Il n'est peut-être pas inutile de placer en regard de cette affirmation les chiffres publiés par cet observateur, qui a relevé 18 cas d'entérorrhagie sur 213 fièvres typhoïdes.

Liebermeister avoue qu'il est parfaitement possible que la congestion des organes profonds occasionnée par la réfrigération des téguments augmente la fréquence des hémorrhagies intestinales. Toutefois, selon lui, les faits publiés jusqu'à ce jour semblent démontrer que c'est le contraire qui a lieu. Pourtant, si l'on consulte la statistique dressée par Liebermeister, on trouve que sur 339 cas de fièvre typhoïde traités par les bains froids, quatorze fois il y a eu des hémorrhagies intestinales, *et sept fois la mort a été la conséquence immédiate d'accidents hémorrhagiques.*

Zaubzer (de Munich) signale comme complications fréquentes de la fièvre typhoïde traitée par les bains froids, les hémorrhagies, le collapsus et la péritonite.

Schultze fait observer qu'à la clinique de Heidelberg, depuis l'introduction de la médication réfrigérante, la fréquence des hémorrhagies intestinales s'est élevée de 5 0/0 à 10 0/0.

Riegel a constaté le même fait.

En examinant les statistiques publiées par différents médecins militaires de l'Allemagne et reproduites en substance dans l'ouvrage de Brand, on est frappé de la forte proportion d'hémorrhagies intestinales observées chez les typhiques traités par le froid.

L'année dernière, à la Société de Berlin, Goltdammer discuta de nouveau la question des rapports de l'hémorrhagie intestinale avec le traitement hydriatrique; il avait observé à l'hôpital Bethanie, en 3 années, sur un total de 7,831 dothiénentériques, 31 cas d'entérorrhagie très-intense chez 10 malades et 7 fois légère, 21 fois terminée par la mort. Il compare 5,636 faits de

fièvre typhoïde traitée par l'eau froide et 13,653 cas
dans lesquels la médication fut différente et il trouve
que l'entérorrhagie s'est montrée avec une fréquence
à peu près équivalente dans les deux séries (4,2 0/0
dans la première et 3, 9 0/0 dans la seconde). Il a
cherché en outre à se rendre compte du temps qui
s'est écoulé dans chaque cas, entre l'accident et le
dernier bain pour mieux apprécier l'influence possible
de l'eau froide sur le nombre des hémorrhagies. Des
51 malades qui présentèrent des selles sanglantes,
14 n'avaient pas été baignés ; soit que l'hémorrhagie
existât déjà à leur entrée, soit que la prostration fût
trop considérable, 11 fois seulement l'évacuation san-
glante apparut dans les douze heures qui suivirent un
bain, une seule fois elle se produisit dans le bain
même, 2 fois aussitôt après. La conclusion générale
de Goltdammer, c'est qu'on n'a pas jusqu'ici fourni de
preuve qui permette d'affirmer que la cure hydrothérapique ait augmenté la fréquence des hémorrhagies
(Homolle, Revue critique sur la fièvre typhoïde *in*
Revue des Sciences médicales du Dr Hayem, 1878.)

b) Le traitement de la fièvre typhoïde par l'eau froid
favorise-t il le développement des complications thora-
ciques?

On a accusé la médication réfrigérante d'aggraver
le *catarrhe bronchique* qui est un des symptômes habituels de la fièvre typhoïde. Sous l'influence de cette
médication, le catarrhe bronchique affecterait une
intensité plus considérable et se compliquerait souvent d'atélectasie et de pneumonie lobaire.

Cette opinion a été soutenue entre autres par
MM. Mayet et Weill (de Lyon).

M. Cayla (de Lyon), sur 63 enfants atteints de fièvre
typhoïde et traités par la méthode de Brand, a observé
dix fois des affections pulmonaires graves. Un de ces

malades a succombé à une pneumonie lobulaire (affection rare chez les enfants), un autre à une pleurésie suppurée.

Popper (de Prague), chez 20 typhiques traités par l'eau froide, a observé dix fois des complications pulmonaires graves.

Jürgensen a relevé 18 cas d'affections pulmonaires sur les 160 typhiques qu'il a traités par l'eau froide. Un de ces malades a succombé à une pneumonie avec collapsus; un autre à une gangrène pulmonaire avec hémorrhagie.

Ziemssem, dans sa statistique qui porte sur 52 malades atteints de fièvre typhoïde et soumis à la médication réfrigérante, signale la grande fréquence de l'hépatisation pulmonaire. Le même auteur, tout en avouant que le catarrhe bronchique présente une égale fréquence chez les malades traités par les bains froids et chez ceux qui sont soumis à la médication expectante, ajoute que le traitement par le froid a le grand avantage de prévenir les complications fâcheuses auxquelles donne si souvent lieu le catarrhe bronchique.

Hagenbach, médecin à l'hôpital des enfants de Bâle, a publié les résultats comparatifs qu'il a obtenus, au point de vue qui nous occupe, suivant que les malades étaient ou non soumis à la médication réfrigérante.

	Malades traités par l'eau froide.	Non traités par l'eau froide.
Pas de complications pulmonaires.	39 0/0	24 0/0
Léger catarrhe bronchique.......	29 0/0	22 0/0
Catarrhe intense................	13 0/0	25 0/0

Liebermeister est d'avis également que la pneumonie, les congestions hypostatiques, etc., loin de constituer une contre-indication à l'emploi des bains froids dans la fièvre typhoïde, cèdent au contraire plus facilement à ce mode de traitement. Sur 339 cas compris dans la statistique du professeur de Bâle, 36 ont été compliqués d'affections pulmonaires; mais 18 fois, le début des accidents thoraciques précédait le moment où la médication réfrigérante avait été instituée.

Brand soutient que la *mortalité* à la suite des complications pulmonaires est réduite, sous l'influence du traitement par les bains froids, au quart de la proportion qu'elle atteint dans les circonstances ordinaires. Selon lui, l'administration des bains froids constitue le meilleur mode de traitement qu'on puisse diriger contre les complications.

Les médecins sont généralement, en France, dit notre collègue M. Homolle, dans son intéressante revue critique, peu convaincus de la rareté relative des complications thoraciques chez les malades baignés et peu disposés même à reconnaître l'innocuité du traitement. Dans la discussion qui s'est récemment élevée à la Société médicale des hôpitaux, la crainte de la pneumonie fournit un des arguments le plus souvent reproduits contre la méthode des bains. A la Société de médecine de Lyon, elle avait de même donné matière à l'un des principaux griefs énoncés contre la méthode de Brand. M. Peter, et avec lui les adversaires de la méthode réfrigérante, signalent comme un des dangers les plus sérieux du bain froid les complications thoraciques, et, parmi les médecins mêmes qui ont accueilli la médication nouvelle avec faveur et y sont restés fidèles après l'avoir expérimentée, plusieurs regardent ces accidents comme un desideratum regrettable. Le nombre des pneumonies lobaires développées à la suite des bains froids est déjà assez considérable pour charger le passif de la méthode refrigérante. Je ne citerai que pour mémoire les deux cas de mort signalés par M. Proust, les trois décès notés par M. Alix à l'hôpital militaire de Lyon, l'Observation XL du Mémoire de MM. Mayet et Weil, ayant trait à une pneumonie apparue le troisième jour du traitement et terminée par suppuration, enfin les quatre cas cités par M. Laure, dont un de pneumonie double guérie après la suspension du traitement par l'eau froide.

Je pourrais encore ici rapporter, pour plus ample informé, une courte, mais très-intéressante observation que je dois à l'obligeance de M. Widal : un soldat, âgé de vingt-trois ans, atteint d'une fièvre typhoïde adynamique avec températures vesprines de 40° et 41°, a été traité par les bains froids. Après le troisième bain, il fut pris d'un frisson violent, suivi d'un point de côté à gauche. Une pneumonie, occupant les deux tiers postérieurs du poumon gauche, se déclara le lendemain avec tous les signes classiques et enleva le malade au bout de trois jours. L'autopsie fit voir une hépatisation rouge de presque toute la partie postérieure avec les lésions ordinaires de la fièvre typhoïde (plaques de Peyer non ulcérées). Ce malade était arrivé, à la fin du premier septenaire, lorsqu'on le soumit au traitement par les bains froids. « Pour moi, ajoute M. Widal, en me faisant part de cette note d'une si haute portée clinique, la pneumonie a été la conséquence du traitement, si bien que, dès ce moment, je renoncerai à l'appliquer à d'autres malades. » Cette nécrologie ne semble-t-elle pas déjà assez longue pour montrer les dangers de la médication? Mais poursuivons, car la pneumonie et les entérorrhagies ne sont pas les seules complications incriminées, sans parler des *hémoptysies*, des *congestions pulmonaires* qui peuvent se montrer pendant la durée du traitement balnéaire et

des *complications laryngées* (ulcérations avec perfo-
rations du cartilage thyroïde), dont M. Liebermann a
fait l'objet d'une intéressante étude et qui semblent
avoir été, dans trois cas, très-fâcheusement influencées
par la médication réfrigérante.

*c) Le traitement de la fièvre typhoïde par les bains
froids favorise-t-il le développement des accidents nerveux, en particulier du collapsus ?*

D'une façon générale, on peut affirmer que les
troubles d'innervation qui se traduisent par des phénomènes d'excitation motrice et qui surviennent dans
le cours des affections fébriles, en particulier de la
fièvre typhoïde, sont influencés de la façon la plus
heureuse par la réfrigération des téguments sous
quelque forme qu'elle se produise. Mais n'y a-t-il pas
lieu de craindre que, dans bien des cas, l'effet qu'on
cherche à obtenir à l'aide du froid ne soit dépassé, et
qu'au lieu d'une simple sédation, ce soit au contraire
une dépression des fonctions du système nerveux qui
succède à une soustraction trop violente de chaleur?

Cette dernière opinion a été soutenue tant en France
qu'à l'étranger. En Allemagne, Boeck, Baner, Fiedler,
Stohr, V. Wunderlich, considèrent la médication réfrigérante comme prédisposant au collapsus, et comme
devant être supprimée quand on a lieu de craindre chez
un malade des accidents de ce genre.

Pour Brand « le *collapsus est le prototype* des conséquences qu'entraîne un traitement défectueux de la
fièvre typhoïde. » En se soumettant avec ferveur et
persévérance aux préceptes formulés par le pontife
de la médication antithermique, on serait sûr, selon
lui, de prévenir le développement du collapsus, tandis
que le meilleur moyen de favoriser la production de
cet accident chez les typhiques, dont le cerveau et le

cœur fonctionnent mal, serait précisément de suspendre cette médication.

De l'exposé qui précède, on peut conclure que sous l'impulsion des cliniciens les plus éminents de l'Allemagne, la médication antipyrétique par le froid tend aujourd'hui à occuper une place prépondérante dans le traitement des affections fébriles, quelle que soit d'alleurs la nature de celle-ci. Il devait en être ainsi du moment que des hommes tels que Bartels, Jürgensen, Liebermeister et autres, qui considèrent la réfrigération intense de l'organisme comme le meilleur moyen d'abaisser la température interne, admettent d'autre part que l'hyperthermie, dans les fièvres réputées essentielles et dans les fièvres symptomatiques, constitue, sinon le danger exclusif, du moins la source la plus commune des complications de ces maladies. C'est à l'hyperthermie et aux altérations nutritives qu'elle engendre dans la substance grise des centres nerveux que les mêmes auteurs attribuent les accidents cérébraux des fièvres infectieuses, telles que la dothiénenthérie et la scarlatine, aussi bien que ceux du rhumatisme articulaire aigu et de la pneumonie. C'est l'élévation excessive de la température corporelle qu'ils accusent également d'engendrer la parésie cardiaque, qui, dans les maladies fébriles, est si souvent la cause immédiate de la terminaison fatale, et les dégénérescences graisseuses des divers organes survenant dans le cours des fièvres graves. Avec un tel point de départ, ils devaient forcément diriger tous leurs efforts contre l'hyperthermie dans les maladies fébriles. Mais qu'est-il arrivé ? A l'aide de réfrigérations énergiques, on a pu, chez un malade atteint de fièvre typhoïde, par exemple, abaisser *momentanément* la température de 1 à 2 degrés, et cela un nombre de fois indéterminé.

(Voyez les tracés thermographiques qui terminent notre travail.) On a pu chez des pneumoniques ramener la température au degré presque normal et la maintenir à ce niveau plus ou moins longtemps. Mais typhiques et pneumoniques n'en étaient pas plus guéris pour cela. C'est que le froid ne modifie en rien la lésion locale. Or, c'est un élément qu'il ne faut pas négliger et pour lequel les Allemands professent à notre avis un dédain peu justifié ; comme si, dans une pneumonie, par exemple, le pronostic ne dépendait pas en grande partie de l'étendue de l'infiltration et de l'état de la circulation dans le poumon sain ; comme si, dans la fièvre typhoïde, le nombre et la profondeur des ulcérations intestinales n'influaient en rien sur la terminaison !

Les partisans de la médication antipyrétique par le froid objecteront sans doute que si leur base théorique est fausse en partie, il n'en est pas moins vrai que dans la fièvre typhoïde, où cette médication a été mise en pratique, elle a donné des résultats supérieurs à ceux que l'on avait obtenus jusqu'ici, comme semblent le prouver les statistiques. Nous répondrons à notre tour que les chiffres prouvent surtout ce qu'on veut leur faire prouver. Quand on est prévenu en faveur d'une médication, on a soin d'ordinaire d'éliminer de la statistique les cas graves, en prétendant que ce traitement a été institué à une époque trop tardivo pour pouvoir être efficace. C'est ce qui est arrivé à plus d'un des médecins qui ont dressé des statistiques démontrant la supériorité du traitement de la fièvre typhoïde par les bains froids. Nous ferons remarquer en outre que les statistiques, considérées dans leurs résultats bruts, ne nous renseignent pas en général sur l'âge des malades. Or c'est là un facteur qui a une grande importance, car on sait combien la fièvre typhoïde est le plus souvent bénigne chez les enfants. Il est évident que quand on veut comparer avec fruit les résultats thérapeutiques, il faut avant tout que les expériences qui les ont fournis aient été faites dans des conditions identiques. Si nous analysons, par exemple, une des statistiques publiées en Allemagne, celle du docteur Schmidt [d'Erlangen], nous trouvons que sur 62 dothiénentériques traités par les bains froids, cinq sont morts; ce qui donne comme chiffre de la mortalité moyenne 8,06 0/0.

Mais si on tient compte de l'âge des malades, on arrive aux résultats suivants :

Ages	Mortalité chez les		Mortalité générale	
	Hommes	Femmes		
0 à 15 ans.. ..	0	0	0	
16 à 30 ans	5,9 0/0	14.3 0/0	10,1 0/0	19,6 0/0
31 à 45 ans... .	33,3 0/0	25 0/0	29,1 0/0	

Si nous comparons ces résultats à ceux obtenus en moyenne à Paris, dans nos hôpitaux d'adultes, où la médication par les bains froids ne jouit pas jusqu'ici d'une grande faveur, nous sommes obligés de constater qu'ils parlent bien faiblement en faveur de la supériorité de cette méthode thérapeutique.

De même, la statistique publiée par Brand lui-même indique un chiffre de mortalité de 4.6 0/0. Mais si l'on tient compte des seuls cas traités par ce médecin à l'hôpital de Stettin, on constate que sur 124 malades de cette catégorie, 15 sont morts, ce qui fait une mortalité de 18.6 0/0, chiffre qui se rapproche sensiblement de la mortalité moyenne de la fièvre typhoïde, relevée dans les hôpitaux de Paris. Consultez : Clinique de l'hôpital Lariboisière de M. le professeur Jaccoud.

Nous croyons, pour notre part, que la médication réfrigérante·a été préconisée à tort, en Allemagne, comme un moyen héroïque contre toute espèce de fièvre, et que, en particulier, dans le traitement de la fièvre typhoïde, sa valeur a été surfaite. Mais nous croyons aussi que beaucoup de médecins en France en ont exagéré les dangers. Est-ce à dire que chaque fois que la température d'un fiévreux dépassera 39°, il y aura lieu de le plonger dans un bain à 20°? Faudra-t-il, pour ce seul fait, recourir à une médication aussi pénible pour le patient que fatigante pour son entourage? Non, certes. L'emploi des bains froids doit être réservé aux cas où, dans une maladie fébrile grave, la température atteint réellement une hauteur excessive et alors que cette hyperthermie est accompagnée de phénomènes d'excitation cérébrale et de troubles ataxiques. Et, en pareil cas, le bain froid sera efficace, non pas parce qu'en soustrayant de la chaleur au malade, il abaisse la température, mais parce que, par la voie des nerfs sensibles, il modifie les troubles fonctionnels des centres cérébro-spinaux, qui causent, à la fois, la fièvre et ses autres accidents concomitants.

Typhus exanthématique

Le typhus exanthématique est une maladie que nous avons rarement l'occasion d'observer en France. Nous ignorons si on a jamais essayé de la traiter par l'eau froide.

En Angleterre dès la fin du siècle dernier, Currie employa avec succès les affusions froides dans le traitement du typhus. Dans l'épidémie de 1817-1819, ces mêmes moyens furent mis en pratique, mais ne donnèrent pas, au dire de Christison, des résultats aussi satisfaisants.

En 1820, Ross, de Leith, insiste sur les puissants effets antipyrétiques de l'eau froide dans le traitement de cette pyrexie. Dix ans plus tard, Southwood recommande la douche froide comme un moyen infaillible pour calmer la céphalalgie dont se plaignent les typhiques. Peu de temps après, Armitage publie un certain nombre d'observations mettant en relief les heureux effets de la douche froide non-seulement comme agent réfrigérant, mais surtout comme stimulant. D'où l'indication de son emploi toutes les fois que la température est élevée et la stupeur intense.

Graves, dans sa clinique, ne dit que quelques mots de l'application du froid sur la tête des malades atteints de typhus fever, comme moyen de combattre les symptômes d'excitation cérébrale. Mais il préfère les fomentations chaudes qui lui auraient été indiquées en 1833 par Swift. « Quoique je ne sois pas en mesure, dit-il, de poser les indications spéciales de ce mode de traitement, je puis vous affirmer d'une manière générale que les lotions chaudes d'eau et de vinaigre vous réussiront mieux que tout autre moyen pour combattre la céphalalgie du typhus. Cette pratique a été également expérimentée avec succès par Bennett dans un cas de typhus fever où les applications froides n'avaient produit aucun soulagement d'où la règle de conduite formulée par ce clinicien : « Si le froid échoue, essayez la chaleur. »

En Allemagne, où cette maladie est relativement fréquente, on n'a pas manqué d'expérimenter contre elle la médication réfrigérante.

S'il faut en croire Brand, l'emploi des bains froids dans le traitement du typhus exanthématique a pour effet non-seulement de diminuer l'intensité de la fièvre, mais encore de dissiper en grande partie les symptômes qui aggravent le plus le tableau morbide; de telle sorte que la maladie revêt alors un aspect de bénignité remarquable.

L'eau froide agirait surtout, selon Brand, sur les troubles des fonctions cérébrales. Sous son heureuse influence, plus de délire, dégénérant en stupeur et en coma. Les malades ont parfaitement conscience de ce qui se passe autour d'eux. Ils se retournent dans leur lit pour occuper la position qui leur semble la plus commode. Ils se rendent au bain sans aide et se frictionnent eux-mêmes la peau. Les malades parlent et pensent comme à l'état normal. Ils répondent nettement aux questions qu'on leur pose. Leur appétit devient vorace. La diarrhée, quand elle existait primitivement, se dissipe. Il en est de même du catarrhe bronchique. L'urine devient claire et abondante.

Dans l'intervalle des bains, les malades dorment d'un sommeil paisible et réparateur. Le pouls et la respiration se ralentissent, et la température se maintient à un degré peu élevé. En somme, le tableau morbide devient, sous l'influence des bains froids, absolument semblable à celui de l'embarras gastrique fébrile. De plus, toute crainte se dissipe dans l'esprit du médecin et de l'entourage du malade. Ce dernier mange et boit comme à l'ordinaire, il dort, il se baigne chaque fois que l'intensité de la fièvre l'exige, jusqu'à ce que vers le seizième jour, la fièvre se dissipe, sans qu'il survienne de perturbation critique. A ce moment, le malade, dont les forces sont restées intactes, n'éprouve aucune difficulté à quitter le lit, et, au bout de quelques jours de convalescence, il reprend ses forces habituelles.

Tel est le séduisant tableau tracé par Brand des effets du bain froid dans le traitement du typhus exanthématique ; malheureusement l'auteur s'est abstenu de fournir des preuves cliniques à l'appui de ces brillantes assertions qui, partant, ne doivent être acceptées qu'avec la plus extrême réserve.

Fièvre Jaune

Les médecins des pays où règne la fièvre jaune attribuent au bain froid une grande valeur dans le traitement de cette maladie ; dans plusieurs épidémies, la méthode psychrothérapique a été d'un grand secours au Mexique, à la Havane, à la Pointe-à-Pitre, au Brésil. Voici, suivant Ribes (de Montpellier), comment les praticiens du Nouveau Monde agissaient :

Quand le malade était dans toute la force de la fièvre, que la peau était ardente et sèche, le pouls dur et résistant, la face injectée, on le plongeait dans un bain froid dont la température avait été subitement abaissée à l'aide de 60 ou 80 livres de glace, mais en ayant la précaution de lui jeter constamment de l'eau froide sur la tête pour empêcher la congestion de s'y faire. Puis, lorsqu'il avait passé quelques minutes dans ce bain, au moment où il ne pouvait plus le supporter, on le remettait au lit, on le couvrait de couvertures dans lesquelles on faisait pénétrer des douches de vapeur et on l'abreuvait d'infusions chaudes. Il arrivait souvent qu'au bout de un, deux ou trois bains pris de cette manière, il survenait une sueur abondante qui jugeait la maladie. — On parvenait ainsi à calmer l'éréthisme et peut-être à éliminer l'agent toxique, par l'une des voies les plus naturelles. Mais ce moyen, en apparence si puissant, ajoute le professeur Ribes, ne peut être mis en œuvre que lorsque l'état nerveux prédomine sur l'irritation inflammatoire. Si la fluxion est l'élément principal, le bain exagère cet état, il donne lieu à des pneumonies qui viennent compliquer la maladie. Dans la seconde période, on emploie de préférence l'eau froide localement.

Dans la fièvre jaune, le moyen prophylactique le plus sûr, si l'on en croit M. Bouchardat, serait l'inspiration d'air frais. Quand une épidémie de typhus amaril règne dans une localité, rien de mieux que de fuir dans les montagnes pour y respirer un air frais. Mais, pourra-t-on objecter en pareil cas, les individus prudents ou pusillanimes, en s'éloignant du foyer infectieux, n'ont-ils pas par là même acquis une immunité que le séjour dans les montagnes n'eût pas suffi seul à leur conférer? Néanmoins, une observation très-intéressante de M. Labat semblerait prouver que l'air froid ne jouit pas seulement de vertus prophylactiques, mais qu'il est encore un moyen très-puissant pour combattre la maladie quand elle est déclarée.

Les affusions froides, selon Schedel, ont produit des résultats inattendus, contre la fièvre jaune et le typhus. Wright, en 1787, les avait employées avec succès sur lui-même, en revenant de la Jamaïque, atteint de la fièvre jaune, après avoir soigné un soldat qui en était mort. Les affusions étaient répétées deux fois par jour et la guérison fut assurée le onzième. Plus récemment, M. le professeur Jaccoud a préconisé une méthode analogue de traitement qui n'a pas seulement pour elle les indications théoriques déduites de l'analyse pathogénique de la maladie, mais qui compte en sa faveur les résultats pratiques les plus satisfaisants. Adoptée par Nægeli à Rio de Janeiro, dans l'épidémie meurtrière de 1872-73, elle n'a donné que 15 pour 100 de mortalité.

Dans les cas de fièvre jaune qui, bien que sérieux

dès le début, ne paraissent pas cependant appartenir au groupe funeste où toute rémission fait défaut à la fin de la période d'invasion, M. Jaccoud conseille les lotions froides avec le vinaigre, aromatique ou non, et les bains froids au nombre de deux par jour au minimum. Ces deux moyens hydrothérapiques constituent la base du traitement. « L'expérience ayant appris, écrit notre savant maître, que c'est dans ces cas aussi que les hémorrhagies gastriques sont les plus constantes et les plus abondantes, il est sage de ne pas les attendre, et de chercher à les prévenir et à les modérer par l'ingestion répétée de boissons glacées, ou mieux de fragments de glace dont on seconde les effets par des applications permanentes de glace sur la région épigastrique. »

Peste.

Scoutetten rapporte que lors de l'épidémie de peste qui, en 1771, fit des ravages si terribles à Moscou, Samoïolowitz, ayant eu l'idée de recourir aux frictions glaciales, obtint quelques succès qui eurent un grand retentissement, non-seulement en Russie, mais parmi tous les médecins de l'Europe. Samoïolowitz, plus courtisan qu'érudit, attribua la priorité de l'emploi des frictions glaciales dans la peste, à l'impératrice Catherine II, et dans une lettre adressée *aux médecins célèbres de l'Europe*, et qui fut imprimée à Paris en 1781, il propose d'appeler le remède en question « *Antipestilentiale Catharinæ II.* » Mais Scoutetten fait observer, avec juste raison, que les frictions glaciales dans le traitement de la peste étaient en usage parmi les médecins italiens, bien avant le règne de Catherine II.

Le traitement en question consistait dans l'application sur le front de linges trempés dans du vinaigre, en même temps les malades étaient frictionnés par tout le corps avec des morceaux de glace et les frictions étaient réglées « de manière qu'elles fussent plus considérables, depuis les épaules jusqu'à la paume des mains et depuis le haut des cuisses jusqu'à la plante des pieds ; moindres sur les hypochondres, très-légères sur la poitrine et le ventre ; la figure et la gorge étaient simplement frottées avec un linge trempé dans l'eau froide. Puis le corps était enveloppé de linges secs, et le malade transporté dans son lit où on lui servait des infusions diurétiques. Ces frictions étaient répétées jusqu'à trois fois par jour.

Dans deux cas, rapportés par Samoïolowitz, la guérison eut lieu au bout de huit jours ; dans un troisième, au bout de sept jours.

Giannini a vanté l'emploi des applications froides dans le traitement d'une maladie qu'il considère comme une épidémie pestilentielle. Mais, d'après la description qu'il en donne, il semble que celle-ci n'ait été autre chose qu'une épidémie de diphthérie, car cette même *affection pestilentielle du gosier* avait pour symptômes principaux : la rougeur et le gonflement du visage, du cou et de la poitrine et des mains, tandis que *l'affection locale de la gorge, où semblait être réuni le plus grand foyer de la contagion, présentait les amygdales et toutes les autres parties de l'arrière-bouche très-gonflées, d'un rouge éclatant et finissant par tomber en gangrène.* Cette même affection a été décrite, par Sgambato en 1620 sous le nom de *pestilente faucium*, par Aetius Cleto (1636) sous celui de *morbo strangulatorio*, enfin par M. A. Severino dans son chapitre intitulé : *De pestilente ac præfocante pueros abscessu.*

Rougeole

Les lotions d'eau froide ont été employées dans la rougeole à une époque déjà fort ancienne.

On les pratiquait dès le dix-septième siècle dans les possessions hollandaises des Indes orientales. (Otto Helgibius.)

Elles ont été mises en usage en Angleterre au commencement de ce siècle.

Le 14 mai 1812, entraient à l'hôpital de Plymouth quarante prisonniers français atteints d'une rougeole intense. Ils furent traités par Magrath, à l'aide des lotions froides, malgré la toux, l'hémoptysie et les autres symptômes. Cent quarante-huit autres prisonniers furent soignés à Dastmoor, par le même médecin et de la même manière. Sur ce nombre, il n'en périt que cinq (mortalité = 2,52 pour 100).

Ces faits furent attestés par Lockyer et par Bateman, dans une lettre adressée à Duncan Junior. Ils prouvent au moins, ajoute Gintrac, auquel nous empruntons cette citation, l'innocuité du froid et peuvent diminuer la crainte assez naturelle d'une répercussion.

Armstrong, toutefois, a préféré les lotions d'eau tiède, de crainte d'augmenter la toux et l'irritation des voies aériennes. Mais de nouvelles expériences thérapeutiques viennent déposer en faveur des lotions tout à fait froides.

Dans une épidémie de rougeole qui régnait à Berlin en 1823, Thaer les employa chez soixante-huit malades et n'en perdit qu'un seul (mortalité = 1.47 pour 100). Ceux pour lesquels on négligea ce moyen furent moins épargnés. Cette rougeole régnait en automne; le temps était encore très-chaud; le thermomètre

Réaumur indiquait de 16° à 26° de température atmo-
sphérique et dépassait 29° et 30° quand on l'appliquait
sur la peau. On étouffait les malades sous d'épaisses
couvertures. Les lotions pratiquées sur les diverses
régions du corps avec de l'eau froide, pendant quatre
à six minutes, amenèrent un soulagement très-
marqué. Ce moyen a été jusqu'ici très-peu employé
en France. Aran y eut recours en 1851, dans les circonstances suivantes :

Une fille de dix-neuf ans, atteinte depuis dix-huit
mois d'aménorrhée et de mouvements choréiques, fut
prise de rougeole avec bronchite intense. Le pouls
battait 112 fois par minute ; il y avait de la toux, de
l'anxiété, une agitation incessante, une coloration
violacée avec chaleur âcre et très-vive de la peau.
Aran eut l'heureuse idée d'employer des affusions
sur le corps avec de l'eau légèrement attiédie, qui
furent suivies de soulagement. Le lendemain on les
répéta, l'amélioration fut notable et la maladie se ter-
mina heureusement.

Déjà cependant, en 1843, Lagarde, dans sa thèse
inaugurale ayant pour sujet : « Des ablutions froides
dans le traitement des fièvres éruptives », a très-
judicieusement apprécié l'opportunité de leur emploi,
leur mode d'action et leur valeur thérapeutique.
Après un intéressant mais trop court exposé des
applications de cette méthode au traitement de la rougeole, il est amené à conclure :

Que les observations de rougeole simple, soit spo-
radique, soit épidémique, rapportées par les auteurs,
ne sont point assez concluantes pour autoriser à traiter la rougeole par l'eau froide.

En second lieu, que cette maladie ne devant pas être
à proprement parler traitée, mais seulement aidée,
il est inutile et il est même dangereux de chercher à

combattre par un moyen dont les effets sont très-puissants et quelquefois incertains.

Que si certaines complications de la rougeole (surtout quand elle est épidémique) peuvent être heureusement et judicieusement traitées par l'eau froide, d'autres complications, au contraire, doivent faire repousser formellement ce moyen.

Lagarde termine enfin en disant : que l'eau froide n'est pas le remède de la rougeole, ainsi que l'ont pensé plusieurs auteurs étrangers.

Ne croirait-on pas vraiment ces lignes écrites d'hier, tant elles semblent pleines d'actualité en face des débats soulevés par la méthode de Brand?

Récemment Bartels a recommandé la médication réfrigérante surtout dans le cas où cette maladie se complique de broncho-pneumonie. Bohn, dans le traité des Maladies des enfants de Gerhardt, affirme que c'est à l'emploi rationnel du froid extérieur qu'il faudra recourir désormais pour traiter avec les plus grandes chances de succès, la rougeole compliquée de pneumonie catarrhale. Le meilleur procédé à mettre en usage en pareil cas, est celui des enveloppements dans le drap mouillé. Les enveloppements devront être renouvelés successivement jusqu'à ce qu'on ait obtenu un abaissement suffisant de la température, et que le malade ne soit plus en proie à l'agitation et à la dyspnée. Ce résultat s'obtient généralement au bout de 8 à 12 heures. Mais dans certains cas très-graves, Bartels n'a pas craint de prolonger l'emploi des enveloppements froids pendant plusieurs jours et plusieurs nuits sans interruption.

Quand la rougeole est en pleine éruption, il ne faut pas pour cela craindre de recourir à l'eau froide ; seulement le médecin devra surveiller avec soin le malade afin que si celui-ci présentait des signes de collapsus ou de parésie cardiaque, il puisse aussitôt faire administrer des excitants, tels que vin généreux, camphre, etc.

Liebermeister, Cohn et d'autres médecins allemands affirment aussi avoir obtenu de bons résultats avec la médication réfrigérante dans le traitement de la rougeole.

Scarlatine

Les réfrigérants sont appliqués à l'*extérieur* et à l'*intérieur*.

1° *Réfrigérants externes.* — (Affusions, aspersions, lotions, immersions, applications froides.)

Currie (de Liverpool) employa plusieurs fois les affusions froides dans la scarlatine. Il traita de la sorte ses deux fils et, de 1800 à 1804, plus de 150 malades.

Il avait recours à ce moyen quand la chaleur de la peau dépassait 105° (Fahrenheit).

Le malade était déshabillé et mis dans une baignoire vide; on versait 4 à 5 seaux ou gallons d'eau froide sur son corps, puis il était remis au lit. Cette opération était renouvelée toutes les heures.

Reid et Murray eurent recours aux ablutions froides et tièdes dans plusieurs cas de scarlatine qu'ils observaient à Southampton, en 1803. Bruce, employa ce moyen avec succès, en 1812, dans une épidémie qui régnait parmi les cadets de l'Ecole royale militaire de Great-Maters, en Angleterre. — Chez un de ces malades, ainsi traités, la scarlatine fut suivie d'une violente attaque de rhumatisme.

Torrence faisait les affusions avec l'eau de mer froide.

Carron se servait d'aspersions d'eau froide, à l'aide

d'un gros goupillon, sur les malades de l'épidémie
d'Annecy, qui étaient atteints de vomissements, de
délire et autres symptômes nerveux. Ces aspersions
étaient pratiquées dès l'invasion et après l'éruption
qui, du reste, apparaissait et évoluait ensuite régulièrement. Les malades ne furent pas atteints d'anasarque.

Martins (de Nosen), en Saxe, employa, en 1814, les
affusions froides avec succès dans des cas de scarlatine très-grave, avec chaleur âcre et sèche et tendance
aux accidents cérébraux.

Nasse (de Bielefeld), en Westphalie, se servit, chez
51 malades atteints de scarlatine grave, de lotions
froides et non d'affusions. Il ne perdit qu'un malade ;
il y eut beaucoup de morts parmi ceux qui furent traités par les excitants.

Besse (de Berlin) associait dans l'emploi des lotions
une certaine quantité de vinaigre à l'eau froide.

Notre illustre et regretté maître Trousseau se servait des affusions froides pour combattre les accidents
nerveux graves et les symptômes ataxiques alarmants
de la scarlatine. Nous l'avons vu quelquefois, dans son
service, pratiquer avec succès ces moyens hydrothérapiques dont sa parole éloquente a si admirablement
tracé les indications, les difficultés, ainsi que les heureux effets. « Toutefois, dit-il, il faut avoir vieilli dans
la pratique, il faut surtout ne pas avoir besoin de
l'opinion publique pour instituer une médication en
apparence aussi audacieuse. Il faut être mû par un
sentiment bien profond du devoir, pour oser lutter
contre le préjugé populaire, — préjugé des plus
funestes, — qui veut que dans les fièvres éruptives,
les malades soient tenus aux boissons chaudes et enveloppés dans des couvertures plus qu'ils ne le sont
dans l'habitude de la vie. Il n'y a pas, disons-nous,

de préjugé plus funeste; il n'y en a pas qui occasionne plus souvent la mort des malades. Cependant la grande voix de Sydenham, qui parle depuis près de deux cents ans, l'autorité des médecins les plus graves, qui, aujourd'hui encore, ne cessent de le combattre, luttent en vain contre lui. Vous comprendrez dès lors les difficultés que rencontrera dans sa pratique le jeune médecin qui croira devoir recourir aux affusions froides; ces difficultés seront d'autant plus grandes, que les indications de cette méthode de traitement se trouvent nécessairement dans les cas graves, dans ceux où la scarlatine menace d'être mortelle. En instituant cette médication, vous savez que la maladie ne vous présente qu'une chance de salut contre deux de mort, et vous pouvez prévoir, si le succès ne couronne pas vos efforts, quelle sera la pensée des familles?

Depuis longtemps j'emploie ces affusions; je les ai employées dans ma pratique particulière avant de les administrer à l'hôpital, car je n'ai jamais rien osé pour la première fois, que je ne l'aie fait dans ma clientèle privée, et je vous déclare que je ne les ai jamais administrées sans en retirer quelque bénéfice. Sans doute, tous mes malades n'ont pas guéri, je suis loin de le prétendre; j'en ai, comme mes confrères, perdu le plus grand nombre; mais ceux-là même qui sont morts ont éprouvé un soulagement momentané; l'affusion, loin de leur avoir été nuisible, a toujours modéré les accidents, toujours elle a paru retarder le terme fatal. En agissant ainsi dans le monde, ma réputation courait de grands risques, et souvent aussi j'ai été mal récompensé du bien que ma conviction profonde me disait de tenter; mais je suis resté ferme dans cette ligne que mon devoir me traçait, et je persiste dans ma manière de faire, maintenant surtout que ma responsabilité ne m'effraye plus autant. Pour vous, je comprends vos craintes, non que vous deviez douter des avantages de la médication à laquelle vous n'oserez peut-être pas avoir recours, mais parce que, en consultant d'abord l'intérêt des malades qui vous seront confiés, vous aurez pourtant à veiller sur votre réputation qu'un rien bat si facilement en brèche, au commencement de votre carrière. Cependant, quand la voix du devoir commande, quand votre conscience vous dit que cette médication à laquelle vous n'osez pas recourir, parce qu'elle contrarie les préjugés du monde, est une médication utile, il faut la tenter. Alors, au lieu de lutter face à face avec le préjugé, au lieu de prendre le taureau par les cornes, passez-moi cette locution vulgaire, tournez la difficulté en usant d'un moyen d'administrer ces affusions froides qui permette de faire croire au malade, et surtout à son entourage, qu'elles sont chaudes. »

Gregory a essayé de préciser les indications de cet agent thérapeutique. Les circonstances qui réclament l'emploi des réfrigérants ne sont pas, suivant lui, très-nombreuses ; elle se rapportent surtout à la scarlatine des enfants, accompagnée d'une angine intense et d'une violente ardeur fébrile, sans pléthore ni dépression nerveuse. Ce praticien préfère les lotions aux affusions.

2° *Réfrigérants internes.* — Jackson conseille de faire tenir constamment dans la bouche un petit glaçon ou de faire sucer un sachet rempli de glace.

L'eau fraîche, suivant Kennedy et Récamier, répond aux indications dans la plupart des cas.

Ce n'est que dans ces dernières années depuis que les médecins tels que Jürgensen, Bartels, Liebermeister et autres ont cherché à combattre par les réfrigérants l'élévation de la température dans la fièvre, quelles que fussent la nature et la cause de celle-ci, qu'on a songé à soumettre la scarlatine à la médication anti-pyrétique par les bains froids. La scarlatine étant une maladie où la température atteint souvent une hauteur extraordinaire, avec désordres nerveux très-graves, il n'est pas étonnant que ce mode de traitement ait donné des résultats tout autres que l'idée qu'on se fait généralement et avec juste raison de l'influence fâcheuse du froid sur la scarlatine, ne permettait de le prévoir.

Un médecin allemand, Cohn, est allé jusqu'à faire des affusions froides un moyen prophylactique de la scarlatine. Seulement il faut être assez heureux, dit-il, de les employer *avant que la maladie soit fébrile* ; mais le docteur Cohn a négligé de nous renseigner sur les signes prodromiques de la scarlatine, qui précèdent l'apparition de la fièvre.

Liebermeister affirme qu'il a employé avec succès les bains froids dans le traitement de la scarlatine. Il obtenait ainsi des intermissions complètes, d'une durée variable dans les premières heures de la matinée.

Cohn conseille d'employer chez les enfants les bains progressivement refroidis, de préférence aux enveloppements froids.

Pilz a expérimenté l'action antipyrétique des bains froids dans douze cas de scarlatine grave chez des enfants. Ceux-ci étaient mis dans des bains à 25° pendant 8 à 10 minutes, à moins que l'apparition prématurée d'un frisson intense n'obligeât le médecin à abréger la durée du bain. La médication était renouvelée aussitôt que la température axillaire atteignait 39°5, de telle sorte que quelques-uns des petits malades furent par moments baignés toutes les heures. Les avantages de cette méthode de traitement résident, d'après Pilz, non-seulement dans la guérison des cas récents, mais encore dans la courte durée de la convalescence. Jamais ce médecin n'a observé la rétrocession de l'exanthème, la supression de la desquamation, ni le développement de l'hydropisie sous l'influence des bains froids. Toutefois l'auteur avoue que dans la scarlatine, la médication réfrigérante lui a fourni des résultats relativement moins satisfaisants que ceux obtenus dans d'autres maladies fébriles avec températures également élevées.

Telle est aussi l'opinion de J.-F. Mayer, qui a expérimenté le traitement par les bains froids dans toutes les maladies des enfants.

Tout récemment, John Taylor a eu recours, dans le traitement de la scarlatine, à un procédé hydrothérapique consistant dans l'emploi du drap mouillé dont les principaux résultats seraient : la prompte suppression de la chaleur fébrile et de la démangeaison, la production du sommeil, la mise en jeu des fonctions sécrétoires de la peau, le rétablissement de l'absorption des aliments. Suivant le retour du paroxysme fébrile, on renouvellera l'application du drap, deux, trois ou quatre fois dans les vingt-quatre heures, chaque application durant d'une demi-heure à une heure entière. Voici comment Taylor procède : une robe de nuit, fendue en avant, est plongée dans un quart de litre ou un demi-litre d'eau chaude, soit pure, soit rendue médicamenteuse par l'addition de quatre à huit grammes de teinture de piment, ou encore dans le fluide clair qui surnage d'un demi-litre d'eau additionné d'une cuillerée à bouche de moutarde; on revêt rapidement le patient de ladite robe, on lui enveloppe les pieds d'une serviette imprégnée du même liquide (robe et serviette ayant été d'abord soigneusement tordues), on l'empaquette dans deux couvertures de laine préalablement placées sur un canapé ou sur le lit, enfin ou jette sur lui une autre couverture de laine ou deux oreillers, ou bien un édredon.

L'auteur dit avoir retiré d'excellents effets de ce traitement non-seulement dans la scarlatine, mais dans le choléra, l'angine striduleuse et dans le croup.

Variole

Déjà Rhazès et ses contemporains employaient les bains froids au début de la variole.

Plus tard, au siècle dernier, le chanoine Hancock, qui n'était pas médecin, proclamait, bien avant les partisans modernes de la médication antipyrétique, que « le point principal dans la petite vérole et dans toutes les fièvres accompagnées d'éruptions, est d'abaisser d'abord la fièvre ; si on y réussit, ajoute Hancock, j'ose assurer que les éruptions se feront plus doucement, et sans aucun symptôme dangereux. »

Le capucin Rovida, qui exerçait la médecine en Italie au commencement du dernier siècle, traitait la variole et les fièvres continues en général par la glace. Il faisait boire à ses malades jusqu'à 900 et 1,200 grammes d'eau glacée par jour.

Encouragé par les succès qu'il avait obtenus dans le traitement du typhus, à l'aide des affusions froides, Currie n'hésita pas à employer sa méthode dans les cas de variole.

L'avantage de l'air frais dans cette maladie, constaté déjà par Sydenham, semblait inviter à essayer les affusions froides.

Le médecin d'Edimbourg choisit les cas les plus graves de variole, et l'événement répondit à son attente, comme le prouve l'observation qui va suivre :

Un jeune Américain de vingt-quatre ans fut inoculé par J. Currie, en 1794 ; le septième jour la fièvre parut, la température monta, en quelques heures, à 107 F. (41°,6 C.)

Currie fit boire au malade beaucoup d'eau et de limonade froides et le fit asperger de trois gallons de saumure froide, ce qui le rafraîchit beaucoup. Le pouls se ralentit, la chaleur baissa, le sommeil fut tranquille. En vingt-quatre heures, on recommença trois fois les ablutions et le malade les demandait lui-même quand il sentait revenir la chaleur. L'éruption fut franche et la guérison rapide.

Près de trente ans avant lui, sir William Watson avait publié sous ce titre :

Account of experiments on the most successful method of inoculating the small pox, où sont relatés des cas de guérison de variole, après immersion dans l'eau froide et où se trouve indiquée la pratique des indigènes au Bengale :

« Dans certaines provinces de ce pays, dit M. Ives, les indigènes se soumettent à l'inoculation ; après l'opération on ordonne au sujet de se baigner dans l'eau froide deux fois par jour et de se tenir le plus frais possible. Quand la fièvre vient, on ne se baigne pas, mais on reprend les bains au deuxième jour de l'éruption et on les continue pendant huit jours. »

De nos jours on vante beaucoup, en Allemagne, l'emploi des bains froids pendant le stade prodromique et le stade éruptif de la variole. Comme toujours, les médecins allemands ont uniquement en vue d'agir sur la température fébrile, et c'est le degré de cette dernière qui doit décider le médecin à une réfrigération plus ou moins énergique et répétée un nombre de fois plus ou moins grand.

Selon Bohn, l'emploi des bains froids, au début de la variole, aurait pour effet de rendre l'éruption plus discrète et partant la fièvre moins intense. Déjà, ce seul fait que la médication réfrigérante prolonge la durée de la période prodromique et retarde l'apparition de l'exanthème, expliquerait comment sous l'influence des bains froids l'éruption devient plus discrète. On sait, en effet, qu'en général, l'éruption variolique est d'autant plus confluente qu'elle est plus précoce.

En France, Trousseau a recommandé l'emploi des affusions froides et des bains froids dans le cas de variole compliquée d'accidents cérébraux graves.

De nos jours, Hébra, dans son *Traité des maladies de la peau* (tom. Ier, p. 267), préconise les douches froides dans cette maladie; dernièrement encore, Koenig affirme avoir obtenu les meilleurs résulats de la pratique suivante: Dès que le diagnostic est certain, il fait placer le malade dans une chambre dont la température est maintenue à 18° et 19°, il fait pratiquer d'heure en heure des lotions avec une éponge plongée dans l'eau à 12° Quand la suppuration commence, il remplace l'eau à 12° par de l'eau à 35°. Enfin, il fait prendre en même temps, deux ou trois fois par jour, un bain de quinze à vingt minutes et à 35°.

Weintraub, médecin de l'hôpital des varioleux de Vienne, pose les conclusions suivantes : La valeur thérapeutique du traitement par l'eau froide, dans les maladies inflammatoires, est au-dessus de toute contestation.

Dans les cas nombreux où il a fait usage de l'eau froide en douches ou en compresses renouvelées plusieurs fois par jour, il a constaté l'abaissement de la température et la cessation des symptômes douloureux. Contrairement aux affirmations de Koenig et de Winternitz, il a remarqué que, dans bien des cas, l'eau froide n'arrête pas l'éruption des pustules, mais plutôt la favorise et abrége ainsi la durée des prodromes.

Pour Weintraub, c'est une erreur de dire que l'hydrothérapie influe sur la forme de l'éruption varioleuse en diminuant l'efflorescence des pustules; qu'elle arrête son développement en la faisant avorter en partie, et qu'elle empêche les difformités cicatricielles, en s'opposant aux pertes de substance.

Relativement enfin à la terminaison par la mort que Koenig dit ne pas avoir observée chez ses varioleux, Weintraub a vu un grand nombre de malades qui, malgré l'eau froide, succombèrent présentant tous les symptômes de la pyohémie, après une éruption confluente et même après une suppuration de longue durée. On voit que, malgré le récent travail du Dr Clément, de nouvelles observations sont nécessaires pour porter un jugement.

Curschmann (de Berlin) est d'avis que les bains froids ne sont utiles que dans les périodes d'éruption ou d'invasion, et qu'ils peuvent devenir inutiles e' peut-être même dangereux pendant la maturation, parce qu'alors les malades ne peuvent être suffisamment séchés. Cette opinion n'est pas partagée par M. Clément, médecin des hopitaux de Lyon qui, dans un travail récent sur ce sujet affirme au contraire, que la période d'éruption constituant rarement un danger pour les malades, la médication réfrigérante trouve plutôt son indication pendant le stade de suppuration. Les observations de M. Clément portent sur deux ordres de faits : d'une part les varioles cohérentes et confluentes traitées par les moyens ordinaires et qui ont donné 8 morts sur 10 ; d'une autre part les varioles traitées par le froid et qui sur 16 cas, n'ont donné que deux décès. Le premier effet produit sur les varioleux par les bains est de faire tomber la température d'une façon brusque, de plusieurs degrés ; et si, d'après le Dr Clément, on n'observe pas dans la fièvre typhoïde une chute aussi brusque du chiffre thermique, cela tient à l'état de la circulation de la peau différente de celui de la variole. Dans cette maladie, d'après le médecin de Lyon, « autour des boutons, il y a toujours une fluxion très-intense et les capillaires dilatés présentent une grande masse de sang, une plus grande surface à la réfrigération qui dès lors s'opère avec plus de rapidité que dans la dothiénentérie. » Pendant les premières heures qui suivent le bain, la température reste stationnaire ou s'élève peu. De la troisième à la cinquième heure, la chaleur s'élève de 1° 2 à 1° 5 environ.

Le bain laisse donc au malade le bénéfice d'une période d'apyrexie plus longue que dans la dothiénentérie, d'où la possibilité de n'administrer les bains qu'à des intervalles plus éloignés. Sous l'influence du bain, ajoute M. Clément, le délire diminue ou cesse, les respirations sont moins fréquentes, le pouls peut tomber de 120 à 84; l'éruption est heureusement modifiée; les boutons deviennent plus volumineux, plus pleins, la teinte des pustules plus opaline, comme s'il se faisait, entre leur contenu et l'eau du bain, un échange osmotique qui opérerait un lavage indirect de l'intérieur des pustules. Enfin, l'emploi de ces bains n'amène, pas plus que les autres méthodes de traitement, la production de furoncles ou d'abcès pendant la convalescence.

Avant M. le Dʳ Clément, M. le Dʳ Desnos, à l'hôpital Lariboisière, avec l'aide de son interne d'alors, le Dʳ Honri Huchard, avait expérimenté ce mode de traitement chez les varioleux, pendant l'épidémie meurtrière de 1870-1871.

Les résultats qu'ils ont obtenus dans les cas graves et qu'ils ont bien voulu nous communiquer, sont moins favorables que ceux de M. Clément. Relativement aux varioles confluentes, par exemple, sur plus de 2,500 varioleux qu'ils eurent à traiter pendant cette épidémie, ils comptent à peine cinq guérisons de varioles confluentes.

Quant aux varioles hémorrhagiques, il faut faire une distinction capitale, au point de vue du pronostic entre ses différentes formes : les unes (*varioles hémorrhagiques d'emblée*), caractérisées par des douleurs intenses, des hémorrhagies précoces, sont presque toujours ou même toujours mortelles ; les autres (*varioles hémorrhagiques secondaires*), caractérisées par des douleurs beaucoup moins vives, par des hémorrhagies plus tardives qui se font seulement pendant la maturation ou la dessiccation, sont beaucoup moins graves et peuvent guérir. De même, aussi, faut-il conserver la distinction si vraie qui a été faite par Sydenham le premier, puis par Trousseau, enfin confirmée par M. Desnos, dans un travail si remarquable(1), entre les varioles cohérentes et les varioles vraiment confluentes : celles-là pouvant guérir, celles-ci se terminant presque toujours par la mort. Cette distinction est donc capitale; et, si on ne la conserve pas, on risque fort de ne pas s'entendre et de mettre à l'actif d'une médication, des succès ou des guérisons qui tiennent plutôt à la nature qu'à la forme de l'affection.

S'appuyant sur ces données, MM. Desnos et Henri Huchard (2) sont arrivés à des conclusions un peu différentes de celles que nous venons d'exposer :

Voici leurs conclusions extraites de l'article encore inédit sur la variole du *Nouveau Dictionnaire de médecine et de chirurgie pratiques.*

1° La médication réfrigérante (bains froids, affu-

---

(1) Sur le diagnostic, le pronostic, la thérapeutique de quelques-unes des principales formes de la variole (*Union méd.*, 1870).

(2) Communication orale et extrait de l'article : *Variole*, qui doit paraître dans le *Nouveau Dict. de Méd. et Chir. pratiques.*

sions, lotions froides) n'a pas le pouvoir de guérir les varioles confluentes qui, dans leur essence même, sont incurables par suite des dangers si nombreux qui menacent sans cesse les malades dans cette forme de la maladie : asphyxie cutanée, asphyxie globulaire, intoxication profonde du sang par la résorption purulente, dégénérescence du muscle cardiaque, etc. Donc, dans cette maladie, ce n'est pas l'hyperpyrexie qui offre un réel danger ; si l'élévation du chiffre thermique devient considérable, elle n'est qu'un résultat de ces grandes altérations. Aussi, l'emploi du froid, dans les cas de variole confluente, ne peut agir à titre de moyen curatif, il n'abaisse la température que momentanément et de quelques dixièmes de degré. Pour que cet abaissement puisse être considéré comme valable, encore faut-il que le thermomètre soit appliqué dans le rectum et non point dans l'aisselle, la température périphérique étant très-rarement en corrélation absolue, surtout après un bain froid, avec la température centrale.

2° Dans les varioles confluentes, comme dans les varioles hémorrhagiques d'emblée, les lotions froides, les bains froids, etc., doivent être employés dès la période d'invasion même de la maladie. Sous l'influence de cette médication, en effet, les douleurs si souvent atroces qu'éprouvent les malheureux atteints de variole hémorrhagique primitive, sont apaisées au point qu'ils réclament eux-mêmes, d'une façon impérieuse, l'emploi de l'eau froide, les phénomènes délirants parfois si violents, au début même de la variole confluente, sont assez rapidement calmés.

3° Pendant la période de suppuration, les affusions et les lotions froides, les bains froids ou même les bains tièdes n'ont d'autre action que celle de débarrasser la surface cutanée des produits de suppuration.

4° La réfrigération même s'obtient difficilement dans les varioles cohérentes ou confluentes, en raison de la vascularité plus considérable de la surface cutanée et partant de la masse de sang plus grande à refroidir.

En résumé, l'eau froide dans les varioles cohérentes, confluentes et hémorrhagiques, n'agit pas à titre de médication réfrigérante : elle n'est douée que d'une action sédative sur le système nerveux au stade d'invasion et d'éruption, et à la période de maturation, elle peut agir favorablement en débarrassant la peau d'un certain nombre de produits de suppuration.

Suette miliaire.

Teissier et Foucart conseillèrent l'aération et combattirent énergiquement les pratiques usitées dans la Picardie et le Languedoc pendant la désastreuse épidémie qui ravagea ces provinces. Le dernier de ces observateurs dit avoir vu des malades passer rapidement à un état de bien-être inexprimable, par l'allégement de la surface du corps et ce qu'il appelle le découvrement.

On ne s'est pas borné à mettre la peau en contact avec un air plus ou moins frais; on l'a humectée d'eau froide. Schahl et Hessert ont employé ce moyen; d'autres ont appliqué des linges imbibés d'eau refroidie sur l'épigastre, pour faire cesser le spasme et l'anxiété de cette région.

On a aussi employé la glace sur la tête, quand une congestion cérébrale paraissait imminente.

Foucart donnait à ses malades de l'eau pure et fraîche, par cuillerées, toutes les cinq ou six minutes, et Gintrac considère ce moyen comme un excellent sédatif.

Rhumatisme articulaire aigu.

C'est à Stakler et à Suret que revient l'honneur d'avoir, en 1864, formulé, en propositions nettes et précises, les divers procédés hydrothérapiques applicables au traitement du rhumatisme articulaire aigu. Pour enrayer le processus fébrile il mettait en jeu la plupart des manœuvres hydrothérapiques employées aujourd'hui, telles que l'enveloppement dans un drap mouillé, les immersions réitérées dans un bain froid ou dans une piscine à — 12°; enfin, les applications froides sur les jointures, dont Elliotson avait déjà, en 1833, signalé les heureux effets sur les articulations endolories par le rhumatisme. Cette méthode est appliquée depuis longtemps déjà par M. le professeur Gubler, à l'hôpital Beaujon. Elle constitue suivant lui le fond du traitement des rhumatisants, dont il enveloppe de compresses imbibées d'eau froide les articulations atteintes. « Nous aimerions mieux, dit-il, plutôt que d'abandonner cette méthode, renoncer au sulfate de quinine, au tartre stibié, aux saignées et... Nous ne connaissons véritablement pas dans le rhumatisme articulaire aigu de contre-indication à l'emploi des compresses froides; elles peuvent être appliquées sans danger, même alors qu'il existe des complications du côté des principaux viscères. » Nous ne saurions trop recommander l'emploi de cette méthode dont nous avons eu souvent l'occasion de constater les heureux effets.

Von Esmarch, de son côté, a beaucoup vanté l'emploi des applications de glace dans le traitement de cette même maladie. La médication doit être poursuivie avec persévérance jusqu'à complète disparition de tous les symptômes.

Mais en pareil cas, le froid intervient en tant que sédatif local et par conséquent ne doit pas ressortir de la médication réfrigérante que nous avons en vue dans ce chapitre; il y a loin en effet de l'emploi de simples applications ou même de lotions froides *loco dolenti* à la pratique de ces immersions dans le but d'abattre la chaleur fébrile, telles qu'elles sont pratiquées aujourd'hui et qu'elles ont été préconisées par Sidney Ringer en 1867, H. Weber, Wilson Fox en 1871, Lauthey et Guller, Stewart Lockie et Carleton Railton en Angleterre. — Leurs recherches ont été exposées dans les intéressantes revues du professeur Lasègue et de M. Dujardin-Beaumetz ainsi que dans le consciencieux article de M. Besnier où se trouvent exposés en détails les indications et le mode d'application des bains froids dans le rhumatisme cérébral.

Les observations de MM. Maurice Raynaud, Blachez, Féréol, Colrat (de Lyon), Vallin, Masson et Langlebert sont venues confirmer d'une façon éclatante les brillants résultats obtenus par les médecins anglais et l'on ne peut, comme le faisait remarquer, il y a trois ans à peine, notre collègue et ami Du Castel, se défendre d'un certain enthousiasme, à la lecture de ces faits dans lesquels on voit la guérison survenir presque constamment et avec une extrême rapidité, dans une maladie réputée ordinairement mortelle. Mais quelque surprenants et imprévus qu'aient été les succès de cette médication, il est aujourd'hui du devoir de tout clinicien de chercher à en éclairer les indications et dans l'intérêt même du malade, sinon pour le triomphe de la méthode nouvelle, de ne point aveuglément l'appliquer à tous les cas d'encéphalopathie rhumatismale ni la transformer, à l'exemple de Brand pour le traitement de la fièvre typhoïde, en une

véritable panacée, en un spécifique inévitable et
certain. Sous l'inspiration de Sidney Ringer et de
Wilson-Fox, la plupart des auteurs qui ont tracé les
règles de la balnéation froide dans le traitement du
rhumatisme cérébral, qualifié par eux d'hyperpyrétique, ont puisé dans l'hyperthermie même, la première et la seule indication thérapeutique de la méthode réfrigérante. Toutes les autres manifestations
morbides doivent, suivant eux, céder le pas à ce phénomène primordial, qui domine la scène pathologique
et doit dicter aussi au médecin son infaillible loi.

Or l'hyperpyrexie n'est point, à notre sens, la cause
des accidents cérébraux du rhumatisme aigu, pas
plus que celle des symptômes ataxo-adynamiques
dans la fièvre typhoïde et dans les autres pyrexies.

Là, comme ici, l'élévation de la température est la
conséquence des localisations vers l'encéphale de
l'action de la maladie originelle, au même titre que
le délire et les autres symptômes cérébraux et comme l'a si judicieusement fait remarquer M. Desnos,
dans son récent et remarquable article sur le délire
dans le rhumatisme articulaire aigu, l'hyperpyrexie
cesse d'être une cause pour devenir un effet; elle perd
son rang d'élément de pathogénie pour garder celui
non moins important d'élément de pronostic et de
thérapeutique : car bien que tous les rhumatisants
hyperpyrétiques ne soient pas fatalement voués
au délire, il n'en est pas moins certain que l'hyperthermie indique l'imminence de son explosion. Il
est également d'observation que les encéphalopathies
rhumatismales qui sont accompagnées d'élévations
considérables de la température, sont beaucoup plus
graves que celles dans lesquelles la température reste
à des degrés moyens.

L'accroissement de chaleur fébrile étant donc une

cause aggravante, on peut en s'adressant à elle, maîtriser les troubles fonctionnels secondaires et amoindrir ou supprimer même les effets consécutifs de l'hyperthermie et arracher à la mort les rhumatisants en délire dont la température excessive (43° par exemple dans l'une des observations de Wilson Fox) trahit une fin prochaine.

Mais laissons parler ici le savant médecin de la Pitié, dont l'opinion est si conforme à la nôtre, que nous ne trouverions pas un seul mot à modifier dans les lignes qui vont suivre et qui résument d'une façon à la fois magistrale et judicieuse cette importante question thérapeutique :

« Le but de la médication réfrigérante étant de soustraire efficacement et le plus rapidement possible un certain nombre de calories, dans les cas où l'hyperthermie constitue un péril imminent, on a été amené à employer des bains de températures, qu'il faut considérer comme fort basses, lorsqu'il s'agit de bains dont la durée doit se prolonger. C'est ainsi que M. Maurice Raynaud a débuté par des bains d'une température de 16°. Un tel refroidissement, outre les dangers du choc nerveux, dont les suites peuvent être funestes, expose les malades à des congestions, à des inflammations viscérales, parmi lesquelles figurent particulièrement celles du poumon et de la plève. Nous pouvons donc dire, avec Besnier, que mieux vaut recourir à des bains de 22° à 23° ou à 25°, dont on pourra ultérieurement abaisser la température d'un petit nombre de degrés, si on le juge nécessaire. Il ne faut pas oublier, d'ailleurs, que du moment que la température du bain est au-dessous de celle du malade, il résulte nécessairement pour celui-ci une déperdition du calorique. Ce n'est plus dès lors qu'une question de rapidité dans la réfrigération ; cette question nous semble secondaire. La durée des bains varie d'une demi-heure à une heure ou une heure et demie, selon que le malade les supporte plus ou moins bien. Il en est chez lesquels, au bout d'un quart d'heure, il survient des frissons violents, des tremblements, des claquements de dents, qui commandent d'abréger la durée du bain. Tel malade éprouve même ces accidents dès son entrée dans le bain. C'est une raison de plus pour ne pas prolonger la balnéation au delà d'un terme plus long que celui que nous venons d'indiquer. D'autres sujets peuvent être maintenus dans le bain pendant une heure ou une heure et demie sans en paraître dangereusement impressionnés. Lorsqu'on retire le malade du bain, après l'avoir enveloppé de linge chaud, lui avoir donné du bouillon, des boissons alcooliques chaudes, si la dépression paraît considérable, on trouve généralement que sa température s'est abaissée aux environs de 38°. Il peut être dangereux, comme l'a fait remarquer avec raison M. Féréol, de chercher à l'amener à 37°.

« Après un temps variable, souvent fort court, la température commence à s'élever de nouveau. Lorsqu'elle est arrivée au-dessus de 38°, 5, il y a indication de recourir de nouveau à la balnéation réfrigérante, qu'on peut être amené de la sorte à réitérer deux ou trois fois en vingt-quatre heures, en moyenne.

« Resterait à savoir s'il ne serait pas plus avantageux encore, moins pénible pour le malade, peut-être moins dangereux, de se servir de bains d'une température plus élevée encore que celle de 23° ou 25° d'une température de 32° par exemple, température toujours très-inférieure encore à celle du malade, et d'en augmenter beaucoup la durée. C'est ce que fit Türck, qui maintint avec un succès complet, pendant vingt-deux heures, un jeune homme rhumatisant, avec délire, coma, fièvre véhémente, dans un bain à 32° abaissé lentement à 28°.

« On a proposé de substituer aux bains froids, comme étant d'un maniement plus facile, l'enveloppement dans le drap mouillé, les affusions froides, les lotions froides avec l'éponge.

« Nous pensons, pour notre part, que si l'hyperthermie commande l'usage de la réfrigération générale, il vaut mieux recourir au bain froid qui assure plus certainement l'abaissement de la température du corps, et n'expose pas plus que les précédentes pratiques aux accidents de congestions cérébrales. Tout au plus admettrions-nous une exception en faveur des affusions froides. Elles ont l'avantage de permettre de garantir avec moins de difficulté le malade contre les refroidissements funestes, et encore ces difficultés existent-elles? Elles agissent, en outre, comme moyen sédatif du système nerveux. Enfin il n'est pas jusqu'à la température centrale qu'elles n'abaissent d'une manière positive, bien qu'imparfaitement et assez transitoirement. Dans maintes occasions, où nous avons eu recours aux affusions dans d'autres maladies aiguës (fièvres typhoïdes, ataxo-adynamiques, varioles graves, varioles hémorrhagiques), nous avons relevé un abaissement de la température centrale, variant de 2 ou 3 dixièmes de degré à un degré.

« Si nous considérons l'usage des bains froids comme destiné à diminuer le chiffre de l'effrayante mortalité du rhumatisme cérébral, il s'en faut que nous le regardions comme destiné à la faire disparaître. Jusqu'ici on n'a guère songé à publier que les succès. Le temps va venir où il faudra bien aussi compter avec les revers. Déjà, avec une franchise que sa loyauté donnait le droit d'attendre de lui, M. Féréol a rapporté à la Société médicale des hôpitaux, l'observation d'un malade atteint d'encéphalopathie rhumatismale, mort dans le coma, que je lui avais adressé sur son assentiment, après l'avoir mis au courant de la situation, pour être traité par les bains froids à la maison de santé.

« Peut-être, ainsi que l'a pensé notre collègue, l'hésitation qui, pour des raisons qu'il n'y a pas à rappeler ici, fut mise à user de la balnéation réfrigérante, eut-elle une part dans cet insuccès.

« D'ailleurs, qu'on ne l'ignore pas, la méthode des bains froids, malgré des dénégations insuffisamment fondées, porte en elle-même ses dangers. Elle peut provoquer des pneumonies, des pleurésies avec leurs conséquences. Cela a été très-évident dans une observation de M. Féréol. Les circonstances atténuantes qu'il a plaidées ne sauraient modifier ma conviction à cet égard.

« Dans un cas que M. Moutard-Martin rappelait dernièrement à la Société médicale des hôpitaux, une jeune fille qu'il voyait avec plusieurs de ses confrères présenta des symptômes d'encéphalopathie rhumatismale dont la gravité ne pouvait laisser de doute sur la nécessité d'une intervention active. Les bains froids triomphèrent des symptômes cérébraux, mais donnèrent lieu à l'éclosion d'accidents thoraciques qui depuis plus d'un an, n'ont pas cédé, et inspirent les plus vives craintes relativement au développement d'une phthisie pulmonaire.

« La syncope, une syncope mortelle, peut aussi, qu'on ne l'oublie pas, être provoquée par les bains froids, surtout lorsqu'ils se prolongent. On m'a communiqué les détails d'une observation où une malade fut aussi prise d'accidents syncopaux dans un bain administré contre le délire rhumatismal. On en avait déjà donné un grand nombre: Il m'a paru qu'elle n'avait dû la vie qu'à la sagacité et à la prudence des médecins qui lui donnaient des soins et qui, j'insiste sur ce point, étaient présents au moment de la syncope.

« Pour toutes les raisons que nous venons d'énumérer, on comprend que chaque fois que le médecin croit devoir recourir à l'application des bains froids, sa responsabilité est gravement engagée. Il doit le savoir, il doit, dans les limites du possible, prendre ses précautions pour la sauvegarder en même temps que l'honneur de l'art, en prévenant les intéressés de toute la gravité de la situation et en ne leur présentant cette médication que comme une suprême ressource contre un suprême péril. Il ne doit pas oublier non plus que ce traitement ne peut être institué qu'en sa présence, ou sous la surveillance incessante et personnelle d'aides dont le dévouement, l'assiduité auprès du malade et des connaissances médicales suffisantes, lui offrent toutes garanties. »

Le docteur Trier, ayant observé, dans son service de l'hôpital de Copenhague, 150 cas de rhumatisme articulaire aigu entrés depuis le 1er août 1874 jusqu'au 31 juillet 1876, n'a relevé que 11 cas d'accidents cérébraux accompagnés d'hyperthermie. La température la plus élevée, observée dans huit cas a été de 41° et au-dessus et dans les trois autres, elle oscillait entre 40° et 41°. — Sur ce nombre, l'auteur relève trois cas mortels et dans un seul cas seulement, il a constaté des dégénérescences parenchymateuses qu'il attribue à l'hyperpyrexie. Il insiste dans son travail sur l'opportunité des bains réfrigérants, en faisant observer que pour que ceux-ci puissent être administrés assez tôt et d'une manière efficace, il faut que les observations thermométriques soient faites avec la plus grande exactitude et aussitôt que l'état du malade éveille le moindre soupçon du danger. L'apparition simultanée du moin-

dre trouble des fonctions cérébrales et d'une température voisine de 41° ou dépassant même ce chiffre, constitue, suivant lui, l'indication primordiale des bains
réfrigérants. Dans huit cas il a obtenu un résultat satisfaisant en donnant aux malades des bains à 25° et d'une
durée de dix minutes. Quelquefois cependant la température du bain a été portée à 20°, sa durée n'excédant
jamais un quart d'heure.

Il résulte de ses observations thermométriques que
la réfrigération provoquée par les bains froids est bien
plus considérable dans les cas de rhumatisme hyperpyrétique que dans beaucoup d'autres maladies aiguës
fébriles, notamment dans la flèvre typhoïde. Plusieurs
fois la réduction thermique provoquée par un seul
bain a été de quatre degrés, et cependant jamais elle
n'a provoqué de collapsus. Les bains étaient répétés
toutes les trois heures, tant que la température se
maintenait à 40° au moins. Si l'on joint à ces cas les
faits récemment rapportés à la Société médicale des
hôpitaux, par MM. Féréol et Vallin, et, d'autre part,
les observations communiquées à la Société clinique
par MM. Langlebert, Dromain, et Boussi, l'on obtient
un total de trente cas, sur lesquels la mortalité est représentée par sept décès, c'est-à-dire par la proportion de 23 pour 100. Les résultats obtenus par la
médication réfrigérante sont donc encourageants, et
pour résumer la question du rhumatisme hyperpyrétique nous dirons, avec M. le professeur Peter, que
l'hyperthermie n'est pas la seule cause des accidents.

Dans ces cas, il se produit une fluxion nouvelle qui,
au lieu d'intéresser les articulations, c'est-à-dire, en
fait, des tissus largement organisés, se porte sur des
organes « nobles », comme on disait autrefois, et,
dans l'espèce, intéresse le cerveau ; de là le péril.

De ce qu'il y a réunis chez le même individu l'hyperthermie et le rhumatisme cérébral, cela ne prouve pas que c'est l'hyperthermie qui cause le rhumatisme cérébral ; à preuve, le fait que M. Dromain a récemment rapporté à la Société clinique, où l'on voit le malade succomber aux accidents du rhumatisme cérébral avec une température de 36° seulement. Non, il y a des fluxions qui se déplacent, qui se produisent rapidement dans différents organes dans le cours du rhumatisme comme de la goutte, et cela en raison des allures mobiles, changeantes et vagabondes de cette affection. Si le cerveau délire, c'est parce qu'il sent le coup d'une fluxion, mais non pas parce qu'il y a plus de calorique répandu dans les vaisseaux cérébraux.

Dans le cas de rhumatisme cérébral, le bain froid est un bon moyen, un moyen énergique, héroïque même, dont on ne saurait récuser les bons effets mais dont nous contestons le mode d'action accepté par la plupart des auteurs.

En résumé, les bienfaits du bain froid ne sont pas imputables à l'hypothermie mais à la révulsion réalisée.

Pneumonie

C'est Vogel, professeur à Berne, qui le premier, vers 1850, employa méthodiquement les bains froids dans le traitement de la pneumonie. Mais il n'a eu jusqu'ici que très-peu d'imitateurs. Pourtant Liebermeister affirme avoir traité plus de 200 cas de pneumonie fibrineuse par la médication réfrigérante. Selon lui, l'emploi des bains froids est indiqué surtout dans les formes graves de la pneumonie, dans celles qu'on est convenu de désigner sous le nom de bilieuse ou typhoïde. Il a dressé la statistique des cas de pneu-

monie traités à l'hôpital de Bâle depuis 1839, et
comparé la mortalité observée avant et depuis
l'emploi de la méthode réfrigérante. Voici les chiffres
qu'il a relevés :

I. *Médication expectante (Indifférente)*.

Années	Cas de pneumonie	Morts	Mortalité
1839-1848	233	55	24,7 0/0
1849-1857	197	49	24,9 0/0
1858 milieu de 1867	272	71	26,1 0/0
Total	692	175	25,3 0/0

II. *Médication antipyrétique*.

Seconde moitié de 1867-1871	230	38	16,5 0/0

Pour le professeur Lebert (de Breslau) la médication
par les bains froids *constitue le meilleur mode de traitement de la pneumonie fibrineuse* surtout dans les cas
graves (formes bilieuse et alcoolique). Il affirme que
les bains froids sont extrêmement bien supportés par
les pneumoniques, en particulier chez ceux qui sont
pris de délire alcoolique. Jamais Lebert n'a vu survenir d'accidents sous l'influence de cette médication.
Mais après avoir émis l'assertion qui précède, Lebert
ne tarde pas à se demander quel est le bénéfice réel
qu'on retire en somme de l'emploi des bains froids dans
le traitement de la pneumonie fibrineuse. Dans les
cinq cas, où il a eu occasion d'expérimenter la médication réfrigérante, la durée de la maladie n'a pas
été abrégée. Dans un de ces cas, la défervescence est
survenue le septième jour, une autre fois le huitième,
une fois le neuvième, une fois le dixième, et dans le
dernier cas, la défervescence lytique traîna en longueur.
Les cinq malades guérirent : deux étaient sous le

coup de l'alcoolisme, et chez ceux-là, le bain froid exerça une action sédative des plus manifestes sur le système nerveux. — A la suite de chaque bain, la température s'abaissait en moyenne de 2°, 5 à 3° ; *mais le plus souvent au bout d'une heure, de deux heures au plus, elle avait regagné sa hauteur primitive.* En somme, Lebert avoue que l'effet utile, au point de vue de l'apyrexie, fut nulle ; le bain froid n'a même pas hâté le moment de la défervescence.

Après avoir lu ce qui précède, on se demande sur quelle base s'appuie Lebert pour déclarer que la médication réfrigérante par les bains froids constitue le meilleur mode de traitement de la pneumonie, et pour placer le bain au-dessus de l'emploi du sulfate de quinine, de la digitale et de la vératrine. Nous ferons remarquer en particulier, en ce qui concerne la pneumonie alcoolique, que ce ne sont pas les résultats négatifs du médecin cosmopolite qui nous pousseront à abandonner le traitement bien connu par l'alcool à hautes doses, associé à la digitale et à l'opium, traitement dont l'efficacité est reconnue de la généralité des cliniciens.

Jürgensen, un des promoteurs de la méthode antipyrétique, a passé en revue les diverses objections qu'on pouvait adresser à l'emploi des bains froids dans le traitement de la pneumonie. Il avoue qu'on ne saurait nier *à priori* que la contraction des vaisseaux périphériques déterminée par le froid, occasionne pour le cœur une surcharge de travail assez notable, et qu'on est, dès lors, en droit de se demander, s'il ne peut pas en résulter, à un moment donné, une paralysie du muscle cardiaque surmené. Il ne doute pas, d'ailleurs, qu'il y ait eu des cas où la mort par collapsus a surpris des pneumoniques dans le bain froid, et que ce dernier soit justiciable de la terminaison fatale. Mais Jürgensen s'en console, en pensant que ni lui ni ses élèves n'ont à se reprocher de semblables accidents, et cela pour cause : en effet, Jürgensen est d'avis que pour juger de la valeur de la méthode, il ne faut pas l'expérimenter dans les cas de pneumonie graves, où la vie du malade est déjà sérieusement compromise.

On pourrait conclure de là que la médication réfrigérante n'est réellement efficace que dans la pneumonie bénigne, autrement dit dans celle qui guérit sans intervention active de la thérapeutique. Jürgensen, pour, convaincre le lecteur de la supériorité de la médication réfrigérante, et de son innocuité par rapport au cœur, invoque la statistique de Liebermeister que nous avons reproduite plus haut. D'ailleurs, il ajoute que l'ennemi par excellence du cœur, c'est la fièvre ; l'emploi des bains froids aura donc avant tout une signification prophylactique. La température et la durée du bain se régleront donc sur l'intensité de la fièvre et sur l'état des forces du malade. Une dernière recommandation sur laquelle le clinicien de Kiel croit devoir insister, c'est de faire prendre aux pneumoniques, avant et après le bain froid, une boisson stimulante (vin de Bordeaux, de Madère ou de Champagne), dont la quantité devra être proportionnée à la température et à la durée du bain.

Ajoutons qu'en doctrinaire convaincu, Jürgensen n'a pas hésité à traiter sa propre fille atteinte de pneumonie, par la médication réfrigérante. La température de la jeune malade qui dépassait 41°, subit, sous l'influence de bains à 16°, un abaissement si brusque que Jürgensen crut devoir porter la température de l'eau à 21°-22°. La jeune fille guérit sans avoir présenté le moindre signe de collapsus.

Leube a traité quatre malades atteints de pneumorie grave, en les couchant sur de petits matelas en caoutchouc, renfermant un mélange réfrigérant (glace et sel, temp. — 10°). Il a pu constater qu'au bout de une à deux heures, la température rectale s'abaisse de 1° à 2° pour se maintenir à ce niveau. Au contraire, la température axillaire s'abaissait au bout d'un temps très-court de 0°,5, pour s'arrêter ensuite à ce niveau.

A l'exemple de Jürgensen, le Dr Mayer (d'Aix-la-Chapelle) a employé dans le traitement de la pneumonie croupale, chez les enfants, des bains tièdes dont la température initiale de 32°,5 était abaissée progressivement à 30°, parfois même à 25°. Les bains avaient une durée de 10 à 14 minutes. Cette médication a été mise en usage entre autres chez deux enfants âgés l'un de sept, l'autre de huit mois. Chez un autre enfant âgé de dix-sept mois et atteint de pneumonie fibrineuse, Maier ne prescrivit pas moins de soixante bains à 23°75 dans l'espace de 11 jours. Cette observation est bien propre à faire voir que chez les enfants, la médication antipyrétique n'a pas plus que chez les adultes, d'influence sur la durée de la pneumonie franche. D'une façon générale, suivant cet auteur, elle a pour avantage non-seulement d'abaisser la température, mais aussi de procurer du calme aux petits malades, et de rendre leur sommeil meilleur. En admettant que des soustractions relativement considérables de chaleur soient inoffensives chez des enfants du premier âge affectés de pneumonie, il est permis de se demander, si les avantages en question compensent suffisamment les désagréments multiples résultant de l'administration d'un grand nombre de bains d'un quart d'heure de durée.

Mayer, qui n'a fait que mettre en pratique les préceptes de Jürgensen, prescrit, comme ce dernier, l'em-

ploi des bains froids dans le traitement de la pneumonie catarrhale. Dans quelques cas, les bains sont
remplacés par des applications de sachets de glace.

Méningite cérébro-spinale.

Dans la méningite cérébro-spinale, on a surtout
employé le froid en applications locales, sous forme
de vessies de glace. Ce traitement soulage beaucoup
les malades en proie à une céphalalgie violente et à
une agitation extrême. Toutefois, cet effet sédatif n'est
point en raison directe de l'intensité du froid employé.
Car, lorsqu'on a recours, par exemple, à des vessies
renfermant des mélanges frigorifiques, la réfrigération momentanée est suivie d'une réaction violente,
qui se traduit par une exacerbation des phénomènes
cérébraux. On évitera cet inconvénient, en ayant soin
de faire durer la réfrigération pendant un temps suffisamment long, de façon à abaisser notablement la
température des méninges et du cerveau.

On a également employé des irrigations et des ablutions froides sur la tête. Pour les mêmes raisons, que
celles qui viennent d'être mentionnées, il faut avoir
soin de faire ces irrigations d'une façon continue.

Les ablutions froides sur la tête ont été vantées par
un grand nombre d'auteurs : par Formey, Romberg,
Abercrombie. D'autres, au contraire, tels que Gœlis,
Charpentier, Bennett les rejettent comme un moyen
tout au plus propre à augmenter les souffrances des
malades. Emminghaus les considère comme le
meilleur moyen de combattre le coma dans la méningite.

Liebermeister a employé les bains froids dans la méningite cérébro-spinale épidémique. Mais il ne nous

renseigne pas sur les avantages qu'il en a retirés dans le traitement d'une maladie presque toujours fatale. Par contre, Emminghaus déclare qu'en pareil cas, les manipulations qu'exige ce mode de traitement sont incommodes et pénibles.

On a encore employé la médication réfrigérante pour combattre la fièvre dans les maladies telles que la pleurésie, la péricardite, l'érysipèle, la fièvre puerpérale. Mais jusqu'à présent on a publié plutôt des affirmations sans grande valeur que des faits démontrant l'efficacité d'une médication exclusivement dirigée contre l'élément thermique, qui dans les maladies en question, n'est qu'une manifestation symptomatique.

§ II. — TECHNIQUE DU TRAITEMENT ANTIPYRÉTIQUE PAR L'EAU FROIDE

1° BAINS FROIDS.

Les bains froids constituent le procédé de réfrigération le plus généralement employé par les médecins allemands : Liebermeister, Bartels, Jürgensen, Ziemssen, Brand, qui dans ces derniers temps se sont efforcés de remettre en honneur le traitement de la fièvre par le froid. A quelques variantes près, les auteurs en question sont entièrement d'accord sur les détails du *modus faciendi*.

C'est Bartels et Jürgensen (de Kiel) qui, les premiers, ont insisté sur la nécessité de recourir à des bains très-froids, lorsque l'on veut obtenir dans le traitement des fièvres des effets antipyrétiques appréciables.

La méthode des deux médecins de Kiel a eu pour principaux vulgarisateurs Liebermeister et Brand.

Pour Liebermeister, le bain froid est indiqué chaque

fois que, dans une maladie fébrile, la température se maintient, pendant quelque temps, à 39° dans le creux de l'aisselle, à 39°,5 dans le rectum, sans qu'il y ait lieu d'espérer qu'elle s'abaisse spontanément.

Quand on est à peu près certain que la défervescence ne sera pas longue à survenir, comme il arrive, par exemple, dans les cas de fièvre intermittente, il n'y a pas lieu de prescrire le bain froid, même quand la température s'élève momentanément à 40° et 41°.

D'une façon générale, Liebermeister recommande d'employer des bains dont la température ne dépasse pas 20°, et d'une durée moyenne de dix minutes. Chez les individus débiles, qui sont facilement pris de frisson, ou qui manifestent une tendance au collapsus, la durée du bain devra être abrégée (5 à 7 minutes). Par contre, chez les individus peu impressionnables et quand la fièvre est très-intense, on ne devra pas craindre de prolonger la durée du bain froid jusqu'à dix minutes.

A la fin de chaque bain, le malade devra être laissé au repos le plus complet; on l'enveloppe dans un drap, sans le frictionner, on le porte dans un lit garni seulement de légères couvertures, et l'on maintient une boule d'eau chaude à ses pieds. Quand l'impulsion cardiaque est devenue très-faible, et qu'il y a tendance à la syncope, on fera boire au malade un verre de vin généreux. Ce n'est que quelque temps après la sortie du bain que le malade sera revêtu de sa chemise, à moins qu'il n'y ait lieu d'administrer un nouveau bain.

Senator, partant de ce principe que l'action antipyrétique du froid est liée non pas exclusivement à la soustraction de chaleur subie par l'organisme, mais

encore et surtout à l'excitation des nerfs sensibles (1),
déterminée par cet agent physique, a eu l'idée de
combiner l'administration des bains froids avec les
irritations cutanées. De cette façon, dit Senator, on
doit arriver à produire un abaissement de température d'égale intensité avec des bains beaucoup moins
froids, d'autant plus que, en rubéfiant la peau, on fait
dilater les vaisseaux de la périphérie et que, par suite,
une grande quantité de sang viendra en contact avec
le milieu réfrigérant. Pour arriver à atteindre le but en
question, Senator a imaginé de couvrir la peau des
fiévreux de sinapismes occupant une aussi grande
étendue que possible. Une fois qu'on a obtenu un certain degré de rubéfaction, on met le malade dans un
bain froid, en maintenant les sinapismes en contact
avec la peau. Cette manière de procéder offre un autre
avantage, c'est que le bain, soulageant la sensation de
cuisson éprouvée par les malades, ceux-ci trouvent le
séjour dans l'eau froide relativement agréable.

On a encore employé dans le traitement de la fièvre
des bains frais, combinés avec des affusions froides,
procédé dont nous empruntons la description à Brand.
Le malade est mis dans un bain froid (dont la température n'est pas indiquée), de façon à ce que la tête
seule dépasse le niveau du liquide. Immédiatement
après, on verse sur la tête du *patient* quelques litres
d'eau glacée, de telle sorte que la sensation qu'il
éprouve en se mettant au bain lui paraisse moins
désagréable. Cette douche glacée sur la tête est renouvelée dans le cours et à la fin du bain. Dans l'intervalle, on a soin de faire frictionner la peau du

(1) Il est démontré aujourd'hui que toutes les excitations qui atteignent les nerfs sensibles de la périphérie déterminent un abaissement de la température interne en rapport avec l'intensité de
l'excitation.

malade. Puis on le fait transporter avec soin, et sans l'essuyer, dans un lit réchauffé; on enveloppe ses pieds dans une couverture de laine, et après avoir ouvert les fenêtres de l'appartement, on laisse le malade reposer tranquillement.

Ziemssen a vanté l'emploi des bains à température décroissante. Voici en quoi consiste cette méthode de traitement : le malade est mis dans un bain dont la température initiale est inférieure de 5° à 6° à celle du corps. Par conséquent, chez un fiévreux dont la température interne marque 40° à 41°, la température du bain devra, au début, être de 35°. Puis deux aides frictionnent avec la main et sans violence la peau du malade, tandis qu'on abaisse progressivement (dans l'espace de dix minutes) la température du bain à 20°, avec de l'eau froide amenée par un conduit qui débouche, à une assez grande distance de la surface libre de l'eau dans la baignoire. Le malade séjourne en tout 20 ou 30 minutes dans le bain, jusqu'à ce qu'il soit saisi par le frisson. On le transporte alors dans un lit bien chaud, en ayant soin de le recouvrir convenablement.

Ces bains ont l'avantage d'être très-peu désagréables aux malades; mais ils imposent des fatigues sans nombre au personnel des hôpitaux. Liebermeister vante leur emploi chez les malades très-sensibles au froid, et surtout chez ceux qui sont très-faibles et chez lesquels le cœur fonctionne d'une façon insuffisante.

En somme, le traitement rationnel par les bains froids, tel que le comprennent aujourd'hui les cliniciens les plus en renom de l'Allemagne, doit se formuler ainsi : chaque fois que dans une maladie fébrile, de quelque nature qu'elle soit, la température rectale se maintient d'une façon persistante au-dessus de 39°, 5, le patient sera mis dans un bain d'une durée

moyenne de dix à quinze minutes et dont la température sera portée, soit dès le début, soit progressivement, à 20°. Le nombre des bains est illimité et dépend
exclusivement de la tendance plus ou moins accusée
de la température fébrile à revenir à sa hauteur
primitive après chaque réfrigération.

2° AFFUSIONS FROIDES

Ce procédé de réfrigération est connu de tout le
monde, et ne nous semble pas mériter une description
spéciale.

Liebermeister a recherché l'action que les affusions
froides exercent sur la température interne chez les
fiévreux. Voici les résultats qu'il a obtenus :

Maladie	Température axillaire		Différence
	Avant l'affusion froide	Après l'affusion froide	
fièvre typhoïde	37°,4	37°,2	0°,2
Id.	40°,2	39°,8	0°,4
Id.	40°,2	39°,4	0°,8
Id.	39°,9	38°,6	1°,3
Id.	39°,75	38°,4	1°,35
Id.	40°,5	39°.9	0°,6
Id	40°,8	40°,5	0°,3
Id.	40°,5	40°,5	0°,45
Id.	40°,0	40°,1	0°,1
Id.	40°,7	40°,6	0°,1
Id.	40°,8	40°,	0°,8

La température de l'eau variait de 17°,3 à 23°,8.

On voit d'après ces chiffres que l'action antipyrétique d'une affusion froide est bien moins accusée que
celle d'un bain froid de même température et d'égale
durée. Or il est difficile de prolonger les affusions
froides au delà de 2 à 5 minutes ; elles impression-
nent les malades bien plus désagréablement que les
bains froids.

Les affusions froides semblent être indiquées surtout dans le cas où les mouvements respiratoires sont insuffisants ou quand les fonctions psychiques sont fortement déprimées, et que les fiévreux sont plongés dans un coma profond interrompu par des accès de délire furieux.

3° ENVELOPPEMENTS DANS LE DRAP MOUILLÉ.

Un grand drap plié en deux ou en quatre est imbibé d'eau froide, après quoi, on en exprime le liquide et on l'étend sur une couverture de laine. Le malade est entièrement dépouillé de ses vêtements. On aura soin de lui asperger préalablement la figure, le dos, la poitrine et la nuque avec de l'eau froide, afin de prévenir les accidents congestifs. On l'enveloppe alors dans le drap mouillé d'abord, dans la couverture de laine ensuite. Le drap mouillé devra être interposé entre toutes les surfaces tégumentaires qui se touchent, ainsi entre le bras et le tronc, entre les jambes, de façon à ce que le corps jusqu'au cou soit en contact avec le drap mouillé. Liebermeister, Winternitz et autres hydropathes, recommandent de laisser les pieds libres et de ne les envelopper que dans la couverture de laine.

Environ dix minutes après, on renouvelle ce premier enveloppement, et ainsi de suite cinq ou six fois par séance.

D'après Liebermeister, quatre ou cinq enveloppements successifs, avec des draps imbibés d'eau très-froide produisent un effet antipyrétique comparable à celui d'un bain à 22° et d'une durée de dix minutes. Cet effet est bien plus considérable que celui que l'on obtient avec des affusions froides. Ziemssen et Zimmermann sont arrivés à un résultat inverse ; il est vrai que, dans leurs expériences, les enveloppements dans le drap mouillé avaient une durée moindre.

Le procédé des enveloppements dans le drap mouillé est beaucoup moins désagréable pour les malades que celui des bains froids; mais il entraîne une grande perte de temps et exige des aides bien exercés. De plus, il expose les malades à des transports continuels, ce qui, chez les typhiques par exemple, peut présenter des inconvénients sérieux.

4° APPLICATION SUR LA PEAU DE VESSIES DE GLACE.

La vessie de glace a été employée surtout comme agent de réfrigération locale, et plutôt comme antiphlogistique que comme moyen antipyrétique. Toutefois Riegel, professeur à Würzbourg, a institué, chez les fiévreux, des expériences qui tendent à démontrer que l'application prolongée, sur une vaste étendue de la peau, de vessies de glace peut, non-seulement abaisser notablement la température fébrile, mais encore la maintenir à un niveau plus bas pendant un temps très-long, contrairement à ce qui a lieu pour les bains froids.

Dans le tableau suivant, se trouvent consignés les résultats comparatifs obtenus chez un malade atteint de fièvre typhoïde, le deuxième et le troisième jour du traitement. Le deuxième jour, Riegel mit en usage la médication par les bains froids, telle qu'elle a été formulée plus haut. Le troisième jour, les bains furent supprimés. On appliqua sur la poitrine et l'abdomen du malade deux vessies de glace, renouvelées de temps à autre.

II			III		

<table>
<tr><td colspan="3">IIe Jour. — Bains à 12°,5 toutes les deux heures, aussitôt que la température axillaire s'élève au-dessus de 39°5.</td><td colspan="3">IIIe Jour. — Deux vessies de glace, appliquées l'une sur la poitrine, l'autre sur l'abdomen, de 8 h. du matin à 8 h. du soir.</td></tr>
<tr><td>Heures.</td><td>Temp. rectale.</td><td>Temp. axillaire.</td><td>Heures.</td><td>Temp. rectale.</td><td>Temp. axillaire.</td></tr>
<tr><td>8</td><td>39°,6</td><td>39°</td><td>8</td><td>39°,4</td><td>38°,8</td></tr>
<tr><td>9</td><td>39°,9</td><td>39°</td><td>9</td><td>38°</td><td>37°.4</td></tr>
<tr><td>10</td><td>40°,3</td><td>39°,6</td><td>10</td><td>36°,6</td><td>37°,2</td></tr>
<tr><td>11</td><td>38°,5</td><td>38°.2</td><td>11</td><td>36°,93</td><td>37°,98</td></tr>
<tr><td>12</td><td>39°,5</td><td>38°,8</td><td>12</td><td>37°,9</td><td>38°,2</td></tr>
<tr><td>1</td><td>39°,95</td><td>39°,45</td><td>1</td><td>37°,95</td><td>38°,1</td></tr>
<tr><td>2</td><td>40°,16</td><td>39°,67</td><td>2</td><td>37°,3</td><td>37°,7</td></tr>
<tr><td>3</td><td>38°,32</td><td>38°,4</td><td>3</td><td>36°,9</td><td>37°,1</td></tr>
<tr><td>4</td><td>39°,75</td><td>39°,4</td><td>4</td><td>36°,6</td><td>37°</td></tr>
<tr><td>5</td><td>39°,9</td><td>39°,48</td><td>5</td><td>37°,2</td><td>37°,2</td></tr>
<tr><td>6</td><td>39°,85</td><td>39°,35</td><td>6</td><td>36°,9</td><td>36°,9</td></tr>
<tr><td>7</td><td>40°</td><td>39°,35</td><td>7</td><td>36°,85</td><td>37°</td></tr>
<tr><td>8</td><td>40°,3</td><td>39°,7</td><td>8</td><td>36°,9</td><td>36°,9</td></tr>
<tr><td colspan="3">Temp. moyenne : 39°,69 39°,18</td><td colspan="3">Temp. moyenne : 37°,34 37°,49</td></tr>
</table>

En faisant la moyenne des résultats obtenus dans les diverses expériences continuées par Riegel chez le même malade, on arrive aux chiffres suivants :

<table>
<tr><td colspan="3">Bains à 18°,75 toutes les deux heures, aussitôt que la température axillaire dépasse 39°,5.</td><td colspan="3">Deux vessies de glace, appliquées sur le thorax et sur l'abdomen pendant toute la durée de l'expérience.</td></tr>
<tr><td></td><td>Moyenne de la température rectale.</td><td>Moyenne de la température axillaire.</td><td></td><td>Moyenne de la température rectale.</td><td>Moyenne de la température axillaire.</td></tr>
<tr><td>Ire exp.</td><td>39°, 69</td><td>39°, 18</td><td>Ire exp.</td><td>37°, 34</td><td>37°, 49</td></tr>
<tr><td>IIe —</td><td>39°, 71</td><td>39°, 69</td><td>IIe —</td><td>37°, 81</td><td>37°, 65</td></tr>
<tr><td>IIIe —</td><td>39°, 93</td><td>39°, 55</td><td>IIIe —</td><td>37°, 97</td><td>37°, 62</td></tr>
<tr><td>IVe —</td><td>40°, 01</td><td>40°, 03</td><td>IVe —</td><td>39°, 27</td><td>38°, 83</td></tr>
<tr><td>V^e —</td><td>39°, 65</td><td>39°.51</td><td>V^e —</td><td>39°, 27</td><td>38°.97</td></tr>
<tr><td>VIe —</td><td>39°, 08</td><td>38°, 84</td><td>VIe —</td><td>37°, 75</td><td>37°, 47</td></tr>
<tr><td>VIIe —</td><td>40°, 21</td><td>40°, 09</td><td>VIIe —</td><td>40°, 05</td><td>39°, 95</td></tr>
<tr><td>IXe —</td><td>39°, 28</td><td>39°, 34</td><td>IXe —</td><td>38°, 40</td><td>38°, 12</td></tr>
</table>

Les résultats obtenus par Riegel, à l'aide de l'application prolongée de vessies de glace, méritent d'être contrôlés. Si l'efficacité de cette médication est telle que semblent l'établir les chiffres cités plus haut, le médecin aurait à sa disposition un moyen presque infaillible de ramener, chez les fiévreux, la température à son degré normal.

Disons, en passant, que Leube en se servant, comme moyen de réfrigération, de petits matelas en caoutchouc remplis d'un mélange réfrigérant, a obtenu, chez des fiévreux, un abaissement de 1° à 2° de la température rectale, tandis que la température axillaire ne s'abaissait que de 0°,5.

5° CLYSTÈRES FROIDS

L'emploi des lavements froids dans le traitement des fièvres a été tout particulièrement préconisé par Foltz (de Lyon). Ce médecin prétend avoir constaté sur lui-même et sur des malades de sa clientèle que des lavements d'eau glacée abaissent la température interne, ralentissent le pouls, et exercent sur le système nerveux une action sédative très-prononcée. D'après Foltz, sous l'influence de 8 lavements d'un litre chacun et avec de l'eau à 8°, administrés à des intervalles de 5 à 10 minutes, le pouls s'est ralenti une fois de 20 pulsations (de 65 à 46), une autre fois de près de 30 pulsations (de 80 à 52), en même temps que la température mesurée dans la bouche s'abaissait de 37°,3 à 35°,2. C'est sur ces faits observés chez l'homme sain que Foltz a fondé une nouvelle méthode de traitement de la fièvre typhoïde. Cette méthode consiste à administrer, toutes les deux ou quatre heures, un lavement avec de l'eau à 10° ou 15°. Quand l'intensité de la fièvre le réclame, les lavements sont même administrés coup sur coup. Foltz ne rejette pas d'ailleurs d'une façon absolue l'emploi des bains froids (20°-25°), des compresses froides, des manuluves, des médicaments antipyrétiques, tels que la digitale et le sulfate de quinine.

Chez 27 malades, atteints de fièvre typhoïde et traités par cette méthode, le nombre des lavements administrés à chacun a varié de 30 à 300. Sur ces 27 malades, un seul a succombé.

Brand a vérifié l'exactitude des assertions de Foltz en ce qui touche l'action antipyrétique des lavements froids; mais il a constaté, d'autre part, que cette action est faible (abaissement de température de 0°,2 à 0°,5) et de courte durée.

Au bout d'une heure environ, la température remonte à sa hauteur primitive. De plus, sous l'influence des lavements glacés, les malades sont souvent pris de frissons, et Brand se demande quelle influence cette médication exerce chez les typhiques sur la marche des ulcérations intestinales.

Selon Liebermeister, les lavements froids déterminent chez les fiévreux un abaissement de température proportionnel à la déperdition de chaleur qui en résulte pour l'organisme. En effet dans le cas présent, cette déperdition n'est pas accompagnée d'une augmentation correspondante de la calorification. Il y aurait donc lieu de faire prendre aux fiévreux le plus de lavements froids possible, en tant que cela ne les incommodera pas.

Dans une intéressante étude sur l'utilité comparée des bains et des lavements froids dans le traitement de la fièvre typhoïde, M. Prosper Boyer affirme, en se fondant sur les résultats obtenus dans le service du docteur Barrallier (de Toulon), que le lavement froid offre tous les avantages de la médication réfrigérante : diminution de la température, ralentissement du pouls,

guérison rapide, convalescence courte et sans complication. « Nous croyons, ajoute-t-il, que ce mode de
traitement doit être préféré aux bains froids, qui sans
être un procédé barbare, comme l'ont prétendu certains médecins, est une médication qui cause aux malades de l'horreur et de l'aversion et quelquefois amène
plus de complications que ne l'a prétendu M. Brand. »

§ III. — DU FROID COMME STIMULANT DE LA CALORIFICATION.

Hydrothérapie dans le choléra

.Le vieil adage : « *Ad extremos morbos, extrema re-
media* » peut être détourné de sa signification pour
justifier la médication que Burguières a, le premier,
si heureusement appliquée contre le choléra (1).

Autant il est peu physiologique d'essayer en quelque
sorte d'échauffer un cadavre, autant il est rationnel
de provoquer la réaction chez un cholérique par des
applications froides (Laveran).

Dépouillés de tout vêtement, les malades étaient
enveloppés dans un drap trempé dans l'eau de puits
et recouverts ensuite de couvertures en laine. Ils
étaient laissés ainsi deux heures, pendant lesquelles
on leur donnait à boire tous les quarts d'heure une
tasse d'eau fraîche. Dans tous les cas, quel que fût le
degré de l'état algide, à peine une demi-heure s'était-
elle écoulée, que la chaleur se rétablissait. On réappli-
quait alors le drap mouillé dont on répétait l'emploi
deux ou trois fois.

(1) Burguières, *Choléra-morbus observé à Smyrne*, Paris, 1849.

Statistique.

1849 (Burguières)	6 malades.	4 guérisons.	2 décès.
1866 (J. Bouley).	12 »	7 »	5 »
1866 (J. Besnier).	12 » chez tous, soulag.	12 » dim. de l'oppr. et de l'anxiété. »	»
Mortalité prop. 17,5 0/0	40 malades.	33 guérisons.	7 décès.

A côté des résultats fournis par l'hydrothérapie employée indistinctement dans toutes les formes de la période algide, M. A. Fournier a fait connaître ses effets dans les réactions irrégulières avec accidents cérébraux (forme cérébrale).

Voici quel était le mode d'application de ce moyen thérapeutique. Le malade était placé dans une baignoire vide: on lui versait sur tout le corps deux ou trois seaux d'eau froide, en l'arrosant en avant des pieds à la tête et en arrière spécialement au niveau du rachis. Puis il était rapidement essuyé, replacé dans son lit et entouré de linges chauds et de boules d'eau chaude.

Les phénomènes de réaction étaient immédiats et caractérisés par le retour de la chaleur et la disparition momentanée de la somnolence. Malheureusement l'amélioration était temporaire et il fallait répéter les douches pour soutenir l'effet obtenu. Bien que le moyen n'ait pas toujours réussi, il a paru à M. A. Fournier d'une efficacité évidente dans plusieurs cas désespérés.

Griesinger (*Traité des Maladies infectieuses*) mentionne parmi les moyens destinés à ranimer la circulation capillaire de la peau et à agir sur l'excitabilité nerveuse, les frictions avec des fragments de glace, avec des serviettes imbibées d'eau glacée, avec un mélange de glace concassée et de sel marin, les frictions avec l'éther, les affections froides dans un bain chaud ou dans une baignoire vide, suivies de frictions sèches et d'un enveloppement dans une couverture chaude. « Parmi ces procédés variés, dit-il, les bains généraux et les affusions ont l'inconvénient d'aggraver quelquefois l'état du malade en le sortant du lit ; au milieu d'un collapsus intense, l'on peut encore tenter les affusions froides ; elles agissent avec intensité sur la péau et aussi avec une grande puissance sur la respiration et peut-être par suite sur la circulation ; en général, les frictions avec de la glace et de l'eau froide, lorsque la peau est refroidie et recouverte de sueurs profuses (Leubuscher), constituent le meilleur remède ; au bout de 5 ou 6 minutes en général, elles produisent un réchauffement des parties qui deviennent rapidement le siége d'une chaleur sèche.

Griesinger recommande en outre les compresses froides contre la céphalée intense dont se plaignent parfois les malheureux cholériques et les fomentations avec de l'eau glacée sur l'épigastre pour calmer l'anxiété précordiale à laquelle ils sont le plus souvent en proie.

C'est pour obéir à une indication plus spéciale que M. le Dr Chapman a recours aux applications de glace, dès la période d'invasion. Il emprisonne de la glace pilée dans des sacs en caoutchouc, qu'il applique le long de la colonne vertébrale, afin d'obtenir une action directe sur le centre cérébro-spinal et consécutivement le resserrement des vaisseaux de l'intestin et la diminution de l'excrétion intestinale.

Nous ne pouvons quitter ce sujet sans rappeler la pratique de l'un de nos maîtres les plus vénérés, de J. Bouley, ce clinicien aussi érudit que modeste, qui savait si bien penser et dire et a malheureusement si peu écrit. Un de ses élèves, M. Robbe, a eu la bonne inspiration d'annexer à sa thèse inaugurale l'important mémoire de son maître sur la nature et le traitement du choléra. Ayant eu l'occasion d'observer nous-même, pendant l'épidémie de 1865, les résultats de la méthode hydrothérapique appliquée à l'hôpital Necker chez douze cholériques à la période algide, nous nous faisons un devoir de rapporter ici les judicieuses observations de notre maître regretté :

« L'emploi des affusions froides nous a paru indiqué, dit Bouley, dans un certain nombre de cas de choléra ; mais ici je commencerai par rappeler quelques principes de médecine générale que l'emploi fréquent que j'ai vu faire de cette méthode par Récamier dans les fièvres graves, dans certaines affections des méninges et de l'encéphale, et même dans le choléra, n'ont fait que confirmer dans mon esprit. Pour obtenir des affusions froides un résultat réel et utile, il faut en première ligne que la réaction, qu'on en espère, soit probable ou possible, il faut se rappeler la distinction juste et vraie de Barthez : qu'il y ait *oppressio* plutôt que *prostratio virium*. C'est assez dire que dans les cas de choléra foudroyant, dans ces cas que caractérise plus la *prostratio* que la *sedatio virium*, dans les cas de choléra suralgide et cyanique, à marche suraiguë, les affusions froides ne me paraissent pas indiquées, elles sont dans ces cas insuffisantes, inutiles et compromettantes pour l'art.

Ce n'est pas que l'algidité en soi constitue une contre-indication à l'emploi des affusions froides, si les autres symptômes le réclament ; et ici je fais cette réflexion, parce que, comme on peut se le rappeler, Currie, à qui l'on doit des préceptes précis sur l'emploi des affusions froides dans la scarlatine et autres fièvres éruptives, donnait comme condition de l'emploi de cette méthode que la température du malade fût supérieure à la température normale. Cette règle de Currie contre laquelle s'est élevé avec raison Giannini, dans son traité des fièvres, n'est point en effet une contre-indication à l'emploi des affusions froides et n'en empêche pas l'usage dans le choléra.

Une autre condition de l'efficacité des affusions froides, ajoute le savant médecin de l'hôpital Necker, c'est qu'elles sont employées contre des états ataxiques et nerveux, délirants ou convulsifs, en tant que ces états ne sont pas liés directement à de véritables désorganisations de tissu, à de véritables phlegmasies, par exemple. C'est ainsi que profondément inutiles dans les phlegmasies ordinaires ou diathésiques de l'encéphale et des méninges, elles sont quelquefois d'une utilité réelle dans les accidents délirants ou convulsifs des fièvres graves ou de la fièvre typhoïde.

L'état enfin, si fréquent dans les fièvres, que Giannini a si bien caractérisé comme un mélange d'excitement et de faiblesse, d'éréthisme et d'asthénie, et qu'il propose de désigner par le nom spécial de *névrosthénie*, cet état peut être une indication excellente à l'emploi des affusions froides et certains cas de choléra le présentent au plus haut degré.

Dans ces circonstances, les affusions froides nous paraissent parfaitement indiquées.

A l'appui de cette opinion, J. Bouley rapporte un cas que nous avons eu l'occasion d'observer durant notre externat, dans le service de ce maître regretté. Il s'agissait d'une jeune fille de 19 ans, d'un tempérament nerveux, atteinte depuis plusieurs jours, d'un choléra subalgide, avec prostration des forces et d'une marche réfractaire. La température du corps était à 36° centigrades, s'élevant un peu chaque matin et offrant chaque soir une récurrence algide pendant laquelle elle oscillait entre 35° et 36°. Ce qui caractérisait encore l'état de cette malade, c'était un éréthisme gastrique des plus intenses; les vomissements étaient continuels et douloureux, composés de matière liquide sans aucune trace de bile. Il y avait une intolérance absolue de l'estomac pour toutes les boissons ingérées, l'eau pure et froide était immédiatement rejetée.

Une affusion générale de deux minutes et demie fut suivie au bout de deux à trois heures d'une amélioration notable.

L'éréthisme gastrique diminua et l'ingestion des boissons, du vin et bientôt des aliments, devint possible; la température marquant 35° 3 seulement s'éleva le soir du même jour à 37° 1. Le déclin de la maladie commença et fut suivi en quelques jours d'une guérison complète.

Les développements que nous avons consacrés à cette étude, ne trouvent pas seulement leur raison dans le profond respect que nous inspire la parole d'un maître, dont nous aimons à évoquer le souvenir vénéré, mais ils sont motivés encore par les importantes déductions que l'on peut tirer de cette remarquable page de pathologie générale écrite par un clinicien éminent : Que l'on compare en effet ces larges vues sous lesquelles la médication hydrothérapique est embrassée par J. Bouley, avec les données étroites et mesquines de la thérapeutique étrangère qui ne cherche dans la fièvre qu'à abaisser la température et croit avoir guéri la maladie parce qu'elle a momentanément refroidi le malade; que l'on compare dis-je, ces deux doctrines rivales qui, depuis près d'un siècle, séparent et divisent le monde médical, et l'on verra bien vite où est la vérité, où est l'erreur. — D'un côté la médecine rationnelle et la saine clinique, de l'autre la thérapeutique, illusoire et rêveuse, doublée de l'iatro-mécanisme remis à neuf.

C'est en abaissant la température, disent les champions de cette dernière doctrine, que le bain froid calme les phénomènes nerveux et guérit la fièvre. L'hyperthermie fait seule le danger, c'est elle seule que l'on doit combattre. — L'hyperthermie engendre tous les désordres et enlève les malades; c'est contre elle que doivent être dirigés tous les efforts de la thérapeutique. La fièvre c'est le feu qui consume, c'est l'incendie qui brûle les malades; le froid, c'est l'eau qui l'éteint. Le remède est là, simple et d'exécution facile: jetez de l'eau froide sur les flammes, ou du moins plongez vos fébricitants dans des bains glacés; si leur corps reste trop chaud après cette première épreuve de l'eau, renouvelez encore l'immersion jusqu'à ce que la température s'abaisse, la fièvre s'éteindra et les fiévreux guériront.

A cette théorie que je serais tenté de qualifier de puérile et banale, si elle n'avait pour elle l'appui d'aussi grands noms, je n'adresserai ici qu'une objection, tirée de l'observation même que je viens de rapporter. — Comment expliquer le retour à la vie de cette jeune cholérique, froide et presque inanimée, qu'une seule affusion froide a rappelée à l'existence? Assurément ici la fièvre n'était point en cause et ce n'est pas en abaissant la température que l'eau froide a guéri la malade, puisque le soir du même jour, le thermomètre s'élevait de près de deux degrés au-dessus du taux thermique du matin. — Ici le froid rallume au lieu d'éteindre et les accidents morbides n'en disparaissent pas moins sous sa mirifique influence; ce n'est donc point son action réfrigérante qui doit être invoquée. Force est donc de faire intervenir un effet dynamique, non moins puissant mais plus complexe, exercé par cet agent sur l'innervation cérébro-spinale et vaso-motrice et par l'intermédiaire de celle-ci sur la circulation tout entière. — Ici, l'effet immédiat, c'est-à-dire la réfrigération, a été bientôt suivi de la réaction puissante et salutaire qui s'est traduite par la sédation de l'éréthisme nerveux et par l'activité circulatoire auparavant languissante.

CHAPITRE IV

ACTION THÉRAPEUTIQUE DU FROID

COMME

MODIFICATEUR DU SYSTÈME NERVO-MUSCULAIRE

Le froid est susceptible d'exercer sur le système nervo-moteur une action excitante ou sédative, suivant que son application sur les téguments est courte ou prolongée, suivant que la réfrigération locale est faible ou énergique.

§ I. — ACTION SÉDATIVE DU FROID SUR LE SYSTÈME NERVO-MOTEUR

Le froid *intense*, en application *prolongée* sur la peau est un puissant sédatif du système nerveux. Sur ce point, tous les médecins qui ont expérimenté le froid comme agent thérapeutique sont en parfait accord. Des hommes comme Broussais et Trousseau n'hésitent pas à proclamer le froid l'agent sédatif par excellence.

Cette action sédative peut s'exercer localement au point d'application ou s'étendre à tout l'organisme. Dans le premier cas, elle est surtout dirigée contre la sensibilité. Comme telle, on emploie le froid en thérapeutique pour combattre l'exaltation morbide des différents modes de la sensibilité, en particulier de la sensibilité à la douleur.

Quand l'action sédative du froid s'exerce à distance sur l'ensemble de l'économie, elle a surtout pour effet de déprimer le pouvoir excito-moteur des centres nerveux, et comme telle, on l'utilise pour combattre l'exagération de ce pouvoir, se traduisant par une tendance aux spasmes.

En vertu de la sédation qu'il exerce sur le système nerveux, le froid est donc à la fois un *anesthésique* et un *antispasmodique*.

A. — Du froid comme anesthésique.

En tant qu'anesthésique, le froid agit surtout localement au point d'application. Nous avons vu que sous l'influence d'une réfrigération énergique de la peau, les différents modes de la sensibilité ne disparaissent pas simultanément. C'est la sensibilité à la douleur qui est influencée en premier lieu par cet agent physique. Le froid est donc avant tout un analgésique. L'abolition de la sensibilité au lieu d'application est-elle due à l'anémie locale engendrée par le froid, ou à l'épuisement des centres de perception des impressions périphériques, épuisement succédant à l'irritation intense et prolongée des extrémités terminales des nerfs sensibles? C'est ce qu'il est difficile de décider. Il est probable que l'une et l'autre de ces influences interviennent dans le mécanisme de l'anesthésie par le froid.

En tant qu'analgésique local, le froid est utilisé par le chirurgien dans le but de prévenir la douleur qu'occasionnent certaines opérations trop légères pour justifier l'emploi du chloroforme en inhalations. Nous n'avons pas à entrer dans les détails de cet emploi, détails qui ressortissent à a pathologie externe.

Mais, à ce même titre, le froid est très-souvent employé par le médecin contre des douleurs spontanées survenant dans des circonstances pathologiques très-diverses.

Ainsi, les médecins allemands ne craignent pas de recourir à des applications de glace *loco dolenti*, pour combattre le point de côté si pénible qui accompagne d'ordinaire la pneumonie et la pleurésie. Et de fait, cette manière de procéder, qui n'est nullement dangereuse, est aussi efficace et plus expéditive que l'emploi des émissions sanguines locales. Mais, quant à nous, nous préférons à l'un et l'autre moyen la pratique des injections de morphine.

Le froid sous forme de vessie de glace a encore été employé pour combattre la céphalgie si pénible de la méningite, les douleurs violentes de la péritonite, surtout de la péritonite circonscrite.

Dans les cas de lésion du tube digestif, par exemple dans le cas d'ulcère rond, de lésions d'origine toxique, l'ingestion de boissons froides, et en particulier de fragments de glace procure un soulagement réel aux malades. De même encore dans les cas de gastralgie.

On a employé le froid comme *analgésique* pour combattre les douleurs occasionnées par les affections utérines, en particulier par le cancer (Arnott, Shaw, Tyler Smith).

On a encore utilisé le froid comme analgésique local dans le traitement des névralgies.

Déjà, en 1858, le docteur Lehmann avait publié une observation de névralgie d'origine centrale guérie par les enveloppements froids. Il s'agissait d'un homme de quarante-deux ans qui, depuis longtemps, se livrait à des excès vénériens ; il ressentait depuis quelques années de violentes douleurs à l'occiput ; à la suite d'une attaque apoplectique, il lui était resté une parésie du côté gauche. Plus tard, il s'y ajouta de violentes douleurs avec exacerbations et rémissions périodiques. Ces douleurs siégeaient à l'épaule, à la nuque, à la partie supérieure du thorax, au coude et surtout dans les doigts du côté paralysé. Le moindre mouvement passif ou spontané était extrêmement douloureux ; l'administration de la morphine ne procurait aucun soulagement au malade, qui maigrissait beaucoup et perdait ses forces. Des enveloppements dans le drap mouillé, répétés deux ou trois fois par jour, procurèrent un soulagement notable.

Winternitz a obtenu, avec l'emploi de la douche écossaise, la guérison d'une ischialgie rebelle qui avait résisté à un traitement par les courants continus. Le médecin viennois pense qu'en pareil cas, le froid modéré, en faisant contracter les vaisseaux, combat l'état congestif du nerf, et en accélérant la circulation, débarrasse plus promptement l'organe malade des produits de désassimilation qui exercent sur lui une action irritante.

Le Dr Suret a traité, par le froid, avec un succès complet. un soldat de quarante-huit ans, affecté d'une névralgie sciatique de vieille date. Le froid fut appliqué sous forme d'enveloppements humides, de bains de piscine à — 11°, et de douches en colonne. Au bout d'un mois environ de ce traitement, la guérison était complète.

Le même auteur a publié l'observation d'un artilleur qui entra à l'hôpital de Metz pour une névralgie datant de dix jours. Les accès revenaient régulièrement tous les jours et duraient de six heures du matin jusque vers midi, affectant une violence extrême. Pendant les huit premiers jours, M. Suret eut recours à l'emploi du chlorhydrate de morphine, du sulfate de quinine, du quinquina administré suivant la méthode de Bretonneau et de Trousseau, sans que le malade en retirât le moindre soulagement. Il se décida alors à instituer le traitement formulé plus haut (enveloppements dans le drap humide, suivi d'un bain froid avec douche froide le soir. La violence des accès alla aussitôt en diminuant, et, neuf jours après, le malade sortait de l'hôpital entièrement guéri.

Suret affirme avoir souvent employé avec succès l'hydrothérapie dans le traitement de névralgies à siége divers. La plupart des médecins hydropathes, Fleury, Vidart, Baldou, Bottentuit père, Delmas et Tartivel, ont signalé des faits analogues. En 1869, le docteur Lagrelette a publié, dans sa thèse inaugurale, 57 cas de névralgie sciatique traités avec succès par l'hydrothérapie.

MM. Dieulafoy, Pasquet-Labroue, Heckimian et L. Lafitte ont vanté l'emploi de l'eau froide, sous forme d'injections hypodermiques, pour combattre les névralgies et les douleurs rhumatismales.

Le professeur Brown-Sequard a souvent eu occasion de constater que des applications alternatives de glace et de cataplasmes chauds étaient très-utiles pour combattre les névralgies.

La glace en application locale a encore été employée avec succès pour combattre certaines crises viscérales telles que crises gastralgiquss, cystalgiques, entéralgiques, compliquant les affections organiques des centres nerveux, telles que l'ataxie locomotrice et la paralysie générale. En pareil cas, les applications de glace sont faites sur la colonne vertébrale avec des sacs de caoutchouc, en forme de boudin construits sur le modèle des sacs de Chapmann. Le Dr Magnan nous a affirmé que chez un de ses malades ataxique en proie à de violentes douleurs fulgurantes qui avaient résisté aux courants continus, l'application de la glace sur la colonne vertébrale procura du soulagement.

Nous avons nous-même observé un fait à peu près analogue chez un tabétique en proie à des crises gas-triques d'une violence extrême, qui après avoir vaine-ment tenté l'emploi des injections hypodermiques de morphine pour calmer ses souffrances, parvint à les dissiper à l'aide de pulvérisations d'eau de Cologne sur la région épigastrique.

B. — Du froid comme antispasmodique.

Le froid n'est pas seulement un puissant sédatif local, c'est aussi un des moyens les plus sûrs que nous possé-dions pour déprimer le pouvoir excito-moteur du nevraxe rachidien. Aussi, il n'est presque plus de médecin éclairé qui n'ait aujourd'hui recours à l'hy-drothérapie, quand il se trouve en présence d'une de ces névropathies à symptomatologie essentiellement variable, mais qui ont pour caractère commun une exagération du pouvoir réflexe.

Malheureusement, le mécanisme de cette action sédative généralisée, autrement dit antispasmodique, ne nous est pas plus connue que la nature de ces *com-plexus* morbides qu'on est convenu de désigner sous les noms d'*état nerveux*, de *névrosisme*, de *spasmophi-lie*, d'*hystérie* chez la femme, et contre lesquels on a surtout dirigé l'action antispasmodique du froid. Il est certain toutefois que, sous l'influence d'une réfrigération intense de l'organisme, les actes réflexes perdent de leur énergie. Les expériences de Tarcha-noff, dont il a été question dans la première partie de ce travail, ne sauraient infirmer ce fait posé en prin-cipe par presque tous les physiologistes modernes. Mais nous ne savons rien de plus. Nous ignorons si la dépression du pouvoir excito-moteur, engendrée par le froid, est le résultat d'une action directe de cet agent sur les cellules ganglionnaires de la substance grise, ou si le froid agit sur le fonctionnement de ces cellules par l'intermédiaire de la circulation. Nous ne pouvons que constater un fait : le froid qui, chez l'homme bien portant, déprime le pouvoir réflexe, modifie favorablement des états morbides qui résident essentiellement dans un trouble d'équilibre entre l'action représentée par les impressions sensitives conscientes ou non, et la réaction représentée par les divers mouvements réflexes qui ont pour théâtre l'économie.

Il est évident que le froid, en tant que moyen antispasmodique, ne sera réellement héroïque que lorsque l'on connaîtra à fond le mécanisme intime de son action à distance sur les centres nerveux, et qu'on pourra, dès lors, instituer un traitement rationnel fondé sur des indications bien comprises. Dans l'état actuel de la science, nous ne pouvons que passer en revue les névropathies où l'action du froid comme antispasmodique, c'est-à-dire comme sédatif général, a été empiriquement employé avec un succès plus ou moins certain.

Névroses en général. — Le froid est un des plus puissants moyens que nous possédions de modifier la circulation des centres nerveux, c'est à cette propriété qu'il faut attribuer sans doute les bons résultats obtenus par certains médecins, en particulier par le docteur Chapman, dans le traitement des névroses par les applications du froid sur la colonne vertébrale.

D'après M. Brown-Sequard, l'application de la glace à la partie supérieure de la colonne vertébrale agit comme toute autre irritation de la peau, mais avec un pouvoir plus grand. Elle modifie, en l'améliorant, la

nutrition des centres nerveux et particulièrement celle
de la base de l'encéphale. L'illustre physiologiste a
utilisé cette propriété du froid, non-seulement pour
combattre la congestion ou les lésions inflammatoires
des centres, dans la paralysie spinale infantile, dans
la paralysie saturnine, mais encore dans les névroses
en général. Contre l'épilepsie, entre autres, les applications de glace sur la colonne vertébrale ont été employées
avec succès par le Dr Hart dans un cas compliqué d'a-
trophie progressive du nerf optique. Chez cette même
malade, M. Brown-Sequard avait eu recours, sans
grand succès, au valérianate d'ammoniaque.

Hystérie. — Déjà Zacutus, Valerius de Tarente,
Hoffmann, Baglivi, avaient reconnu l'efficacité de l'eau
froide dans le traitement de l'hystérie.

Pomme, qui à la fin du siècle dernier a écrit un
traité bien connu sur les affections vaporeuses des
deux sexes, reconnaît parfaitement l'inutilité de la
plupart des médicaments réputés antihystériques, et
vante l'eau froide comme le seul moyen efficace de
combattre les manifestations si multiples de l'hystérie.
Contre les paroxysmes convulsifs il recommande l'emploi des lavements froids. Contre la suffocation violente succédant à une suppression brusque du flux
menstruel, les pédiluves à l'eau froide et au besoin
les bains froids. Pomme raconte que, dans les Indes
orientales, ce moyen est considéré comme un spécifique, et qu'à l'époque où il écrivait, le traitement
de l'hystérie et de l'hypochondrie par l'eau froide était
fort en honneur en Angleterre, en Écosse et
en Irlande. Quant à lui, il ne craignait pas de
maintenir ses hystériques au bain pendant trois et
quatre heures consécutives, parfois six heures et
davantage, « suivant le degré de racornissement des
nerfs. » L'auteur ajoute : « A quelque degré que soit

porté le racornissement des nerfs, on conçoit bien qu'il ne résistera pas longtemps à de telles puissances; trois ou quatre périodes, quelquefois, mais bien rarement six, amènent une cure radicale; à moins que l'on ne rencontre, dans le commencement de la maladie (ce qui est assez ordinaire) des difficultés dans le régime et de la désobéissance de la part des malades. »

Le clou hystérique ne connaît, selon Pomme, d'autre spécifique que l'eau froide appliquée sur la tête, et ensuite le bain tiède « qui suppléera aux narcotiques auxquels on a ordinairement recours et qui sont très-suspects. » Un peu plus loin il ajoute que « dans la syncope on devra préférer le lavement froid à tous les irritants. »

Le phénomène de la fausse tumeur du sein, si fréquent chez les femmes hystériques, et qui leur cause souvent de vives inquiétudes, a été parfaitement signalé par Pomme, qui déclare en outre que l'application d'un linge trempé dans de l'eau froide dissipe ordinairement le mal.

Becquerel est d'avis que l'hydrothérapie est appelée à remplacer les nombreux médicaments internes depuis le bromure de potassium jusqu'à la valériane et autres substances remarquables par leur odeur désagréable. D'après cet auteur, l'hystérie serait une des maladies où l'eau froide a le plus de chances de réussir d'une manière complète et constante.

M. Briquet, dont personne ne récusera la compétence en pareille matière, a beaucoup employé le froid dans le traitement de l'hystérie. Il considère cet agent « comme l'un des plus puissants moyens que possède la thérapeutique pour combattre les accidents hystériques aigus: tels que la fièvre hystérique, le délire, l'insomnie, l'agitation excessive, les convulsions, l'éréthisme et l'état de surexcitation générale de l'économie.»

Tous les auteurs qui se sont occupés d'hydrothérapie rangent le froid en tête des hyposthénisants du système nerveux à mettre en usage contre l'hystérie. Toutefois, l'emploi de l'hydrothérapie dans le traitement de cette névrose, suppose de la part du médecin une grande expérience et une connaissance sérieuse des effets obtenus avec les différents procédés techniques dont disposent aujourd'hui les hydropathes. En effet, les manifestations de l'hystérie sont extrêmement variables et réclament des modes d'application absolument différents suivant les cas.

Comme exemple de l'efficacité de l'eau froide dans le traitement de la maladie en question, nous citerons une observation d'hystérie grave guérie par l'hydrothérapie, et publiée dans l'*Union médicale*, en 1874, par le Dr Marchal. Il s'agit d'une jeune fille de dix-neuf ans, réglée à l'âge de dix ans. La menstruation normale pendant les deux premières années, était ensuite devenue d'une grande irrégularité, mais sans qu'il en résultât la moindre altération de la santé générale.

Cinq mois avant l'époque où fut publiée cette observation, la jeune fille, sous l'influence d'une émotion très-vive, vit l'écoulement menstruel se supprimer immédiatement, après survint un accès d'hystérie convulsive d'une violence extrême. La malade tomba dans un véritable état de mal, car pendant huit jours les attaques se succédèrent presque sans interruption.

Depuis cette époque, elle eut invariablement tous les jours une attaque convulsive débutant à sept heures du soir pour se prolonger jusqu'à dix : chacune de ces attaques était précédée d'une véritable aura caractérisée par une douleur qui, partie du pied droit irradiait dans tous les membres correspondants. L'appétit, considérablement diminué, était devenu fantasque, capricieux et ne se révélait que pour les choses acides. La digestion était laborieuse et s'accompagnait de flatulence, avec renvois abondants de gaz inodores, et souvent aussi des vomissements alimentaires.

La jeune malade avait été traitée par différents médecins, qui lui avaient prescrit sans le moindre succès : le sulfate de quinine, le fer, le valérianate de zinc, les pilules de Meglin, le bromure de potassium, etc. Lorsqu'elle vint réclamer les soins du Dr Marchal, celui-ci constata tous les signes d'une chlorose très-prononcée. Du côté droit, les membres supérieurs et inférieurs étaient le siége d'une anesthésie incomplète. A la face et aux muqueuses buccale, nasale, oculaire, pharyngienne, la sensibilité était intacte. Au sommet de la tête existait un point douloureux très-circonscrit, s'exaspérant par la pression (clou hystérique.) Ce même côté droit était le siége d'une paralysie incomplète du mouvement, en même temps que les muscles pelvi-trochantériens étaient contracturés. Aussi la marche était-elle extrêmement pénible, et l'attitude de la patiente était absolument celle d'une personne atteinte de coxalgie. Le muscle orbiculaire du côté droit était également le siége d'une contracture très-violente, de telle sorte qu'on apercevait à peine la fente palbébrale. On constatait en outre une photophobie très-intense.

Le Dr Marchal institua un traitement hydrothérapique par l'eau froide, qui amena une amélioration immédiate. Quatre jours après les règles reparurent. Au bout d'un mois la guérison était complète sous tous les rapports. Pas le moindre symptôme nevropathique ne subsistait.

Nymphomanie. — En tant que modificateur du pouvoir réflexe de la moelle, le froid agit également comme dépresseur de l'éréthisme génital.

Récamier a proposé autrefois et mis en pratique une méthode réfrigérante destinée à produire chez les jeunes filles des effets anaphrodisiaques. Cette méthode était fondée sur l'emploi simultané des bains froids, des affusions hypogastriques, des injections vaginales et des lavements froids. Il rapporte deux cas de nymphomanie : l'un chez une fille de 32 ans, l'autre chez une enfant de 13 ans, dans lesquels l'emploi de cette médication a donné de bons résultats. Voici comment procédait Récamier :

Au début, la malade était mise dans un bain de siége dont la température était progressivement abaissée de 30° cent. à 12°,5, suivant la tolérance du malade. La durée de ce bain était de 10 à 20 minutes. Dans l'intervalle on pratiquait des affusions froides sur le ventre avec de l'eau à la température de 22° à 12°,5, et la malade prenait des injections vaginales et rectales avec de l'eau fraîche. Enfin le traitement préparatoire aboutissait à l'usage des bains froids, à une température de 19° à 32°, suivant la saison.

Hypochondrie. — L'eau froide a été également vantée comme le moyen par excellence de guérir l'hypochondrie, cet état morbide que Romberg a qualifié d'hyperesthesie psychique, et qui, selon M. le professeur Lasègue, est constituée par une suractivité morbide de l'observation.

Hippocrate connaissait parfaitement l'efficacité du bain froid dans le traitement de l'hypochondrie. Sanctorius l'a recommandé comme un moyen sûr de guérir cette névrose : « *Hypocondriaci, si frequentibus balneis eorum corpora reddantur perspirabilia, et victo humido utantur, sani fiunt.* »

Celse prescrivait aux malades hypochondriaques de boire beaucoup d'eau froide et de se baigner dans l'eau tiède.

Galien, Aretée, Cœlius Aurelianus, Alexandre de Tralles ont tour à tour recommandé l'emploi des fomentations et des bains froids dans le traitement de l'hypochondrie. Hoffmann cite des cures merveilleuses obtenues par divers auteurs dans le traitement de l'hypochondrie par les bains froids. Baglivi déclare que, sans l'eau froide, tous les autres remèdes sont insuffisants.

Pomme, à qui nous empruntons ces citations, ajoute à son tour : « Si après cela les médecins se plaignent des difficultés qu'ils rencontrent dans le traitement de cette maladie, doivent-ils accuser l'opiniâtreté et la bizarrerie? Et ne doivent-ils pas au contraire s'imputer à eux-mêmes son incurabilité. » Il conclut en insistant sur l'utilité du froid, sous forme de bains et de lavements, mais aussi sur la nécessité de tenir un compte suffisant des autres maladies qui compliquent si souvent l'hypochondrie et qui peuvent en être la cause.

De nos jours, l'hypochondrie est citée, dans tous les traités d'hydrothérapie, comme une des névroses contre laquelle le froid, en application extérieure, se montre d'une grande efficacité, en tant que les troubles morbides ne dépendent pas d'une lésion organique des centres nerveux.

La sédation produite par les manœuvres hydrothérapiques sur le système nerveux des hypochondriaques peut aussi porter indirectement ses effets sur la circulation et sur la pression artérielle, ainsi qu'il est aisé de le constater sur les tracés sphygmographiques suivants recueillis à l'hospice de la Salpêtrière par notre ami le Dr Bottentuit, pendant son internat dans le service de M. le Dr A. Voisin qui les a mis à notre disposition avec tant d'obligeance et d'empressement. (Voyez fig. 12 et 13.)

Névropathie cérébro-cardiaque. — Dans la description

qu'il a donnée de cette forme particulière de névropathie, le Dr Krishaber déclare que l'emploi de l'eau froide est d'une utilité incontestable. Il faut en pareil cas abaisser graduellement la température de 18°-20° jusqu'à 6° et 4°. On devra employer de préférence, comme mode d'application, la piscine et le drap mouillé. La douche en colonne et surtout la douche en cercle ne doivent être employées qu'au déclin de la maladie, parce que ce sont là des procédés trop exci-

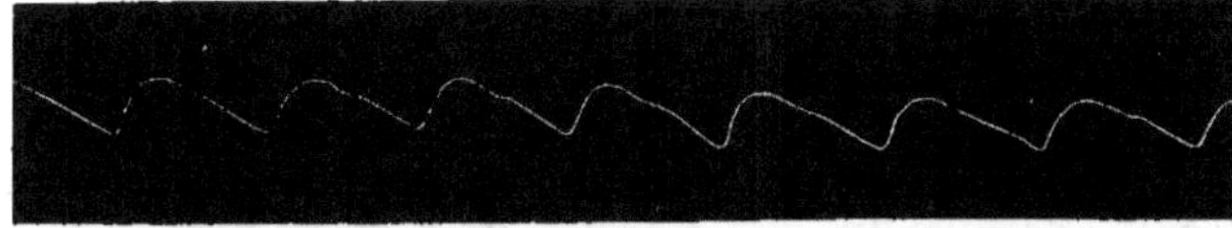

Fig. 12. — (Avant l'enveloppement dans le drap mouillé.)

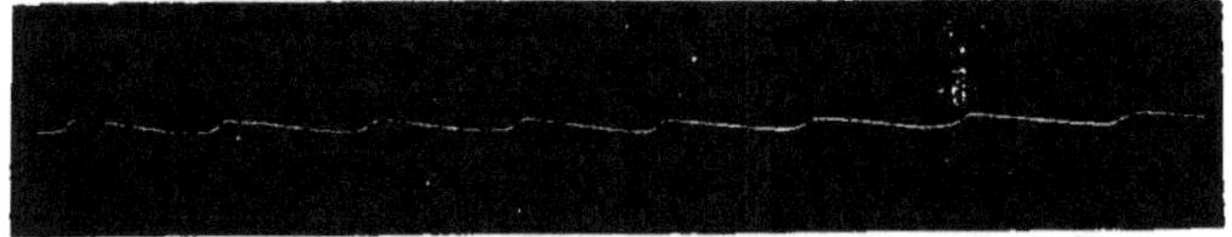

Fig. 13. — (Une heure après l'enveloppement.)

Tracé sphygmographique de l'artère radiale gauche pris chez un hypocondriaque avant et après l'enveloppement dans le drap mouillé.

tants. Dans le traitement de cette affection que nous considérons avec notre savant maître, M. le professeur Jaccoud comme une anémie cérébro-spinale, M. Krishaber vante l'usage des bains de rivière à température très-basse.

Asthme

Tous les auteurs sont d'accord pour reconnaître l'efficacité de l'eau froide dans le traitement de l'asthme essentiel, c'est-à-dire de l'asthme, en tant que névrose, non symptomatique d'une affection cardiaque ou pulmonaire. Lœffler recommandait, en pareil cas, l'emploi des affusions froides et des lavements froids. Thery a insisté sur l'utilité des lotions froides et de la douche en pluie dans le traitement de l'asthme essentiel. Schedel dit avoir vu à l'établissement de Priessnitz à Græfenberg « un malade atteint d'une lésion organique du cœur accompagnée de catarrhe pulmonaire chronique et d'asthme, qui forcé de garder le lit pendant quinze jours par suite de l'augmentation momentanée des accidents catarrhaux et asthmatiques, quittait la chambre, à l'expiration de ce temps, grâce à l'hydrothérapie, aussi frais que s'il n'avait passé que vingt-quatre heures au lit. » Il s'agit évidemment d'une dyspnée de forme asthmatique symptomatique d'une lésion cardiaque, et cette observation ne saurait être invoquée en faveur de l'efficacité de l'eau froide dans le traitement de l'asthme.

M. le professeur G. Sée considère l'hydrothérapie comme indiquée dans le traitement de l'asthme quand on a affaire à une névrose simple sans sécrétion bronchique. On emploiera avec avantage cette puissante médiation dans l'intervalle des accès dans le but de soutenir les forces des malades, « mais, ajoute le savant clinicien de l'Hôtel-Dieu, à une double condition, c'est qu'il ne reste aucune trace de l'état catarrhal, et que l'emphysème n'ait pas pris le caractère atrophique ; ce serait exposer le malade placé dans ces conditions aux congestions pulmonaires, et peut-être même au collapsus du poumon. »

M. le professeur Parrot est d'avis qu'il y a lieu d'employer l'hydrothérapie au début de l'asthme, quand il n'existe encore aucune complication, surtout chez les sujets nerveux et débilités. Mais il recommande de proscrire cette médiation chaque fois qu'il existe une lésion notable du côté du cœur ou des poumons.

Pour Fleury, l'hydrothérapie est indiquée même quand l'asthme est compliqué de lésion graves de l'appareil cardio-pulmonaire. Toujours on arriverait, suivant lui, à combattre avantageusement les éléments congestif, catarrhal et spasmodique. Quand l'asthme est essentiel, l'emploi rationnel de l'eau froide procurera une guérison complète.

Selon M. Beni-Barde, « les applications de l'hydrothérapie conviennent parfaitement aux asthmatiques. Dirigées sur les parties inférieures du corps, elles produisent une révulsion salutaire ; appliquées sur toute la surface cutanée, elles exercent une dérivation manifeste et dégagent l'appareil pulmonaire ; continuées pendant un certain temps, elles régularisent la circulation, apaisent l'irritabilité nerveuse et rétablissent l'équilibre dans les mouvements organiques.

Ajoutons ici que Fleury et M. Beni-Barde, l'un et l'autre, vantent hautement l'efficacité de l'hydrothérapie dans le traitement de l'*asthme de foin*, si bien décrit par notre excellent maître, M. Gueneau de Mussy, et par son digne élève, le Dr Herbert.

Vaginisme. — Le Dr Bouchard de (Saumur) a employé le froid avec succès dans un cas de contraction spasmodique du vagin chez une jeune femme de trente-six ans qui, depuis longtemps, était affectée d'un eczéma avec prurit à la vulve. Le traitement consista dans l'administration quotidienne de demi-bains, pris matin et soir, et combinés avec des lavements glacés. En outre, de petits sachets remplis de glace étaient appliqués sur la vulve entre les grandes lèvres. Ce traitement fut continué pendant vingt-deux jours et amena une guérison complète.

Tics douloureux. — Le Dr Beni-Barde rapporte, dans son traité d'hydrothérapie, un cas de guérison d'un tic douloureux de la face, obtenue à l'aide de l'administration des douches froides. Cette observation infirme en partie le pronostic si désespérant porté par des cliniciens de premier ordre, entre autres par Trousseau, pour ne citer que le plus illustre.

Dans l'observation de M. Beni-Barde, il est question d'une jeune fille de vingt ans, chez 'qui la menstruation s'était établie à l'âge de treize ans. Depuis cette époque, la jeune fille était sujette à la dysménorrhée et aux crises gastralgiques. Elle était, en outre, d'une assez grande impressionnabilité nerveuse, mais elle ne présentait pas les signes de la chlorose. A la suite d'une promenade, faite un soir d'été, elle fut prise de douleurs à la tempe et à la face, du côté droit. Ces douleurs s'exaspérèrent durant la nuit, mais furent calmées le lendemain, à la suite de l'administration de deux pilules de Crosnier. La nuit suivante, les douleurs reviennent plus violentes. On pratique une injection sous-cutanée d'un mélange d'atropine et de morphine, suivie de vomissements qui durent deux heures. Puis la malade est alors en proie à une surexcitation nerveuse extrême, avec accès convulsifs, pendant six heures consécutives. Bientôt, le tic douloureux de la face reparaît des deux côtés.

La malade se refusant à prendre tout médicament à l'intérieur, on eut recours à l'hydrothérapie, trois semaines après l'apparition du tic douloureux. A cette époque, le Dr Beni-Barde constatait l'existence d'une grande irritabilité nerveuse qui était souvent remplacée par une mélancolie profonde. A la face, les douleurs n'avaient pas de siége fixe, et presque tous les muscles étaient envahis par les convulsions. La malade faisait des grimaces atroces. M. Beni-Barde eut recours à la douche en jet, froide et très-courte, combinée avec la sudation. Au bout de quinze jours, il ne resta que quelques phénomènes convulsifs du côté droit de la face. Au bout d'un mois, la malade était entièrement guérie.

M. Beni-Barde ajoute qu'il a eu occasion de soigner d'autres tics douloureux par le même procédé, sans obtenir d'aussi heureux effets. Il mentionne toutefois un autre exemple, qui a trait à une jeune fille anémique, qui lui avait été adressée par Axenfeld, pour un tic douloureux de la face; la guérison, obtenue avec la seule douche froide, se maintint d'une façon définitive.

En revanche, le traitement par l'eau froide du tic non douloureux s'est montré à peu près entièrement inefficace.

Spasmes professionnels. — Les spasmes professionnels qui reconnaissent d'ordinaire pour cause l'abus de certains mouvements, mais qui sont souvent entés sur une excitabilité nerveuse générale, sont souvent graves parce qu'ils obligent les malades à abandonner la carrière qu'ils ont suivie pendant des années.

Parmi les moyens qu'on a employés contre ce mal si terrible à ce point de vue social, figure l'hydrothérapie. On a bien publié çà et là des observations de crampes professionnelles où l'emploi du froid extérieur, sous une forme ou sous une autre, a procuré de l'amélioration, mais jamais de guérison complète.

Chorée. — On a encore vanté l'emploi du froid sous forme de douches ou de pulvérisation d'éther sur la colonne vertébrale dans le traitement de la chorée (Lubelski, Zimberlin, Perroud). Mais on sait aujourd'hui que la chorée est une névrose à marche typique dont la durée est rarement inférieure à six semaines, quels que soient les moyens qu'on dirige contre elle. De plus, bien des auteurs nient qu'il y ait une exagération réelle du pouvoir excito-moteur chez les choréiques ; telle est en particulier l'opinion de M. le professeur G. Sée. Il est inutile par conséquent de faire intervenir l'action antispasmodique du froid, dans le traitement d'une maladie, dont la nature nous est à peu près entièrement inconnue. Le froid pourra, par

contre, rendre de bons services, à titre de reconstituant et à l'époque de la convalescence.

§ II. — ACTION EXCITANTE DU FROID SUR LE SYSTÈME NERVO-MOTEUR

L'application passagère sur les téguments, d'un
froid modéré, produit sur le système nerveux une
action excitante qui se traduit à la fois par une activité plus grande sur la sensibilité et la motilité.

A. — Action excitante du froid sur la sensibilité.

Cette action est manifeste chez les individus affectés
d'une anesthésie plus ou moins prononcée. On peut, en
pareil cas, avec de l'eau modérément froide et appliquée sous forme d'une douche puissante, réveiller la
sensibilité pendant un temps plus ou moins long. Cet
effet s'obtient encore plus sûrement, quand on fait
alternativement sur la peau des applications chaudes
suivies d'applications froides. Il est dù, sans aucun
doute, à ce que la contraction vasculaire, déterminée
par un froid intense, fait place très-rapidement à
une dilatation des vaisseaux avec congestion locale de
la zone refroidie. Or, on sait que , d'une façon générale, la sensibilité d'un organe est d'autant plus
exquise que la circulation y est plus active.

Winternitz rapporte l'histoire d'un jeune homme de
vingt-quatre ans, marié, et affecté d'une anesthésie
complète du gland, avec abaissement de la température locale de cet organe. C'est à cette anesthésie que
Winternitz attribue l'absence du *libido coeundi*, accusée
par le malade et dont sa jeune épouse ne s'accom o-
dait que fort mal.

Pour combattre le trouble local de la sensibilité, Winternitz institua le traitement qui suit : Des compresses trempées dans de l'eau à 38°-40° étaient successivement appliquées sur le pénis, chacune pendant dix minutes. Au bout de dix minutes, un jet puissant d'eau à la température de 8° était, pendant deux à huit secondes, dirigé sur l'organe insensible, à l'aide d'un appareil pulvérisateur. Au bout de chaque séance, on constatait un retour passager de la sensibilité, et Winternitz considère comme chose certaine la guérison complète du malade dans un avenir peu éloigné.

Le même auteur a vu chez une jeune fille chlorotique, dont toute la moitié antérieure gauche du thorax était analgésiée, ce trouble partiel de la sensibilité disparaître, lorsqu'on appliquait *loco dolenti* des compresses trempées dans de l'eau à 38° d'abord, puis d'autres imprégnées d'eau à 8°. La sensibilité à la douleur persistait encore plusieurs heures après cette manipulation.

B. — Action excitante du froid sur la motilité.

On connaît depuis longtemps l'action excitante que les applications extérieures du froid modéré exercent sur le système musculaire. Ce n'est point là une action directe sur les muscles ; elle se produit, comme nous avons eu assez souvent occasion de le faire remarquer dans le cours de ce travail, par le mécanisme des actions réflexes.

Cette action stimulante du froid sur le système musculaire est utilisée depuis longtemps en thérapeutique pour combattre l'atonie de certains organes contractiles. On peut en citer, comme exemple, les lavements froids administrés pour combattre la constipation, l'emploi des demi-bains à l'eau courante pour mettre en jeu la contractibilité de la vessie, l'emploi des douches froides sur le thorax pour exciter les contractions des muscles respirateurs.

Le froid en application extérieure sur la peau jouit également du pouvoir de solliciter par action réflexe le réveil des contractions cardiaques. Fonssagrives a souvent constaté cet effet chez des animaux mis en état de mort apparente par des inhalations de chloroforme ou sidérés par des poisons cyaniques. C'est de la sorte qu'agit l'eau froide en affusion sur la tête ou sur le tronc, dans le traitement de la syncope.

En Angleterre, une pratique très-répandue pour opérer la rentrée des hernies difficilement réductibles consiste précisément à stimuler les contractions du scrotum, en dirigeant sur les bourses un jet d'éther à l'aide de l'appareil de Richardson. Le Dr Chavernac (d'Aix) a démontré l'efficacité de ce mode de traitement. Il a publié en 1869 sept observations, dans lesquelles les pulvérisations d'éther ajoutées au taxis ont permis de réduire des hernies qui avaient résisté à tous les autres moyens mis en usage.

Déjà Priessnitz avait l'habitude de faire appliquer sur le ventre de sa femme, pendant la durée des couches, des compresses d'eau froide, destinées à favoriser les contractions utérines.

Plus récemment, Pingler propose l'emploi des bains de siége pendant le travail, immédiatement après l'expulsion des fœtus. A l'aide de ce moyen, on arrive dit-il, à provoquer des contractions utérines au bout de cinq minutes au plus tard, et cela chez les personnes les plus indolentes. Cette action excitante exercée par l'eau froide persiste d'ailleurs pendant un temps assez long, de telle sorte qu'elle favorise notablement l'expulsion du délivre. Il n'est pas rare, au dire de Pingler, de trouver le placenta dans l'eau du bain, ou dans le vagin de la femme au moment où celle-ci a été remise dans son lit. Aussi depuis de longues années, Pingler a l'habitude de recourir aux bains de siége, chaque fois qu'après un accouchement, le délivre n'est pas encore expulsé après qu'on a donné les premiers soins au nouveau-né. Il est rare qu'au bout du deuxième bain, le placenta ne soit pas détaché. Au besoin, Pingler prescrit un troisième bain. Une fois l'expulsion du délivre obtenu, le médecin pourra quitter l'accouchée en toute tranquillité, sans crainte qu'une métrorrhagie survienne en son absence. Pour affirmer avec tant d'assurance les heureux effets de l'eau froide sur la marche de la délivrance, Pingler l'appuie non-seulement sur son expérience personnelle, mais encore sur celle des nombreuses sages-femmes de son district, auxquelles il a fait adopter sans réserve cette pratique hydrothérapique.

Non-seulement les hémorrhagies utérines ne contre-indiquent pas l'emploi du bain de siége ou de la douche froide, d'après l'accoucheur allemand mais ils la réclament plus impérieusement, même quand on a affaire à une femme en proie à une faiblesse extrême. D'ailleurs on évite avec certitude les accidents en question, quand on a soin d'employer méthodiquement, durant le travail, l'eau froide, qui constitue le meilleur prophylactique des métrorrhagies et de l'épuisement physique. Comme tel, le bain de siège froid devra être plus particulièrement administré aux femmes nerveuses, chloro-anémiques, hydrémiques, chez celles qui sont très-grasses et qui ont le pouls faible ou qui sont épuisées par le travail et par les hémorrhagies, dont l'utérus a été distendu outre mesure par suite de la présence de deux fœtus ou d'une quantité excessive de liquide amniotique.

On a encore utilisé l'action excitante de l'eau froide

dans la stupeur et la mélancolie chez les déments et les hystériques. Dans ce cas on à recours à l'immersion dans la piscine préférablement au bain froid dans la baignoire. Car dans la piscine le malade peut se livrer à différents exercices qui favorisent d'autant la réaction. La durée du séjour dans l'eau froide ne devra pas dépasser quatre à cinq minutes. Pourtant le Dr Finckelburg à Godesberg, ne craignait pas de maintenir pendant dix minutes des mélancoliques dans une piscine d'eau froide à 12°; ce mode de traitement combiné avec des enveloppements dans le drap mouillé lui a donné des résultats excellents.

M. Brown-Sequard recommande l'emploi du froid dans le traitement des paraplégies d'origine réflexe, le froid étant de toutes les causes celle qui produit le plus facilement la contraction des vaisseaux par action réflexe. Aux malades qui peuvent supporter l'application d'eau très-froide sur la colonne vertébrale, il prescrit une douche lancée avec grande force sur la région dorsale et lombaire. Cette douche doit durer de une minute à une minute et demie, avoir un jet très-mince et une température de 4° à 10° centigrades. Immédiatement après, on devra frictionner fortement la colonne vertébrale avec de la flanelle chaude.

Un moyen plus sûr encore d'obtenir des résultats heureux dans le traitement de ces paralysies qui ne reconnaissent point pour cause une lésion organique des centres nerveux, consiste à appliquer alternativement l'eau chaude et l'eau froide sur la colonne vertébrale. M. Brown-Sequard a traité avec succès par ce moyen des cas de paraplégie hystérique. Un médecin très-distingué de Londres, le Dr J.-S. Ramskill a obtenu quelque avantage de l'immersion d'un membre paralysé dans des bains alternativement très-chauds et très-froids.

CHAPITRE V

DU FROID COMME TONIQUE ET RECONSTITUANT

Le froid, quand il est appliqué convenablement à l'organisme, est doué d'une action reconstituante des plus manifestes. Cette action est de nature très-complexe, car elle n'est que le résultat indirect des effets multiples du froid sur les fonctions des différents systèmes de l'organisme.

En soumettant ces effets à une analyse rigoureuse, on est amené à les réunir sous deux chefs principaux :

1° Le froid augmente l'apport des éléments nécessaires à la réparation des pertes de l'organisme et à la régénération des tissus ;

2° Il facilite, en outre, l'absorption et l'assimilation de ces matériaux de réparation.

Nous avons vu, en effet, dans la première partie de ce travail, que sous l'influence du froid extérieur, les animaux à sang chaud introduisent, dans un même espace de temps, des quantités plus considérables d'oxygène dans leurs poumons, de même qu'ils exhalent des quantités plus notables d'acide carbonique. En même temps, la faim est stimulée, parfois à un degré extraordinaire.

D'un autre côté, le froid extérieur, par ce fait qu'il imprime à la circulation des organes profonds une activité plus grande, développe dans ces organes un surcroît d'énergie fonctionnelle. Il en résulte que les organes digestifs s'accommoderont fort bien de cette augmentation de travail, qui leur est imposée par une alimentation plus copieuse, que la muqueuse intestinale, traversée par une plus grande masse de sang, absorbera avec plus d'avidité les produits de la digestion. De la sorte, les organes hématopoïétiques reçoivent en plus grande abondance un sang riche en oxygène et en matériaux assimilables, la sanguification en est, par là même, activée. Il circulera donc dans les différents organes de l'économie un sang meilleur et plus riche en oxygène. Les fonctions et la régénération des tissus deviennent par suite plus actives, comme le prouve l'excès d'acide carbonique exhalé dans un temps déterminé, sous l'influence d'un refroidissement extérieur qui ne dépasse pas certaines limites.

On comprend dès lors qu'un agent qui possède à la fois ces propriétés salutaires d'améliorer l'hématopoièse, de relever la nutrition des différents organes de l'économie et de leur imprimer un surcroît d'énergie fonctionnelle, d'activer la régénération des éléments anatomiques qui sont sous le coup d'une nutrition vicieuse, doit occuper un rang des plus honorables dans la médication reconstituante. Et, en effet, il est peu de maladies, caractérisées par un trouble grave de la nutrition, où le froid, sous le nom d'hydrothérapie, n'ait été employé avec avantage par des médecins du plus grand mérite et absolument dignes de foi, comme le démontre l'exposé qui va suivre.

Anémie. — L'anémie est certainement un des états morbides où l'efficacité de la médication reconstituante par le froid est la moins contestable. Pourtant, ce n'est que depuis peu d'années que le froid a été employé pour combattre l'appauvrissement du sang, qui peut reconnaître des causes si diverses.

Fleury, l'un des premiers, a appliqué l'hydrothérapie au traitement de l'anémie. Il conseille de se servir, en pareils cas, de procédés excitants, ce qui revient à recourir à l'emploi des douches très-froides avec un jet assez violent.

(Voyez : *Procédés hydrothérapiques.*)

Parmi les observations d'anémies guéries par ce mode de traitement qu'il a consignées dans son livre, il s'en trouve une très-intéressante, en ce sens qu'il s'agissait d'une anémie consécutive à un rhumatisme articulaire aigu, compliqué de pleurésie et de péricardite. Cette observation est bien propre à faire voir que l'hydrothérapie convient à tous les anémiques, quelle que soit la cause de l'appauvrisement du sang.

Telle est aussi l'opinion soutenue par M. Beni-Barde; l'hydrothérapie est, à ses yeux, le meilleur moyen de combattre l'anémie, que cet état morbide succède à une hémorrhagie ou qu'il se développe sous l'influence de chagrins violents, de grandes fatigues, d'un trouble du système nerveux, d'une alimentation insuffisante ou même encore qu'il soit symptomatique d'une diathèse ou d'une intoxication. Cet hydropathe distingué recommande également de recourir à des procédés excitants. Toutefois, il est des cas où selon lui il faut procéder avec beaucoup de ménagements. « On devra tenir compte de cette recommandation dans les anémies qui résultent d'une lésion organique dont l'évolution peut être accélérée par les applications excitantes de l'hydrothérapie. » Ce précepte trouvera son application lorsque nous parlerons de l'emploi du froid dans le traitement des affections cardiaques.

Chlorose. — Ce que nous avons dit de l'efficacité du froid, dans le traitement de l'anémie s'applique tout particulièrement à la chlorose. Pour Becquerel, la chlorose est une des maladies qui guérissent

le plus rapidement et le plus complétement sous l'influence de l'hydrothérapie. Cet auteur mentionne dans
ses conférences cliniques sur l'hydrothérapie, faites à la
Pitié, dix-neuf cas de chloroses, toutes très-intenses,
anciennes, rebelles pour la plupart à l'emploi du fer,
qui ont guéri en moins de quarante-cinq jours par
un traitement hydrothérapique approprié.

Fleury a obtenu des résultats tout aussi remarquables. « Un grand nombre de chloroses confirmées,
anciennes, rebelles, ont été traitées par lui au
moyen des douches froides. Chez toutes les malades
âgées de douze à vingt-deux ans, il existait un bruit
de souffle intense dans les vaisseaux du cou, de
l'éclat métallique au premier temps, des palpitations
violentes, exaspérées par le plus léger exercice musculaire, par la marche, par l'ascension d'un escalier,
des troubles graves de la menstruation ; l'écoulement
cataménial était irrégulier, peu abondant, accompa-
gné de douleurs très-vives ; de la gastralgie ; des
douleurs névralgiques irrégulières erratiques, des
céphalalgies fréquentes, une grande faiblesse musculaire, de la constipation, de l'anorexie, un appétit
capricieux, des digestions laborieuses; chez toutes on
observait le teint et l'habitude extérieure caractéris-
tique de la chlorose confirmée. Chez toutes ces malades encore la chlorose avait plusieurs années d'existence et avait résisté à tous les moyens ordinaires de
la médecine : fer sous toutes les formes, bains de
mer, exercice, séjour à la campagne, régime, eaux
minérales etc...

« Toutes les malades, ajoute Fleury, ont guéri ; la
durée du traitement ayant été de sept mois au maximum, de deux mois au minimum, de quatre mois et
demi en moyenne et ayant exclusivement consisté en

douches froides générales administrées deux ou trois fois par jour pendant une minute. »

M. Noël Guéneau de Mussy considère l'hydrothérapie comme la médication la plus efficace et la plus puissante après l'hygiène. Toutefois, pour l'éminent médecin de l'Hôtel-Dieu, l'eau froide n'est pas un moyen curatif, mais un simple adjuvant, destiné à agir sur la composition du sang par voie indirecte. « Je ne demande pas à l'hydrothérapie, écrit notre excellent maître, ce que je ne demande pas aux autres méthodes du traitement : la guérison radicale de la chlorose; mais pour relever le travail nutritif, pour apaiser les troubles nerveux, pour combattre la dyspepsie, je ne connais pas de modificateur plus puissant que l'hydrothérapie : par cela même que l'air pur, le soleil, l'exercice musculaire, doivent être la base du traitement, l'hydrothérapie faite à la campagne sera préférable à l'hydrothérapie faite à la ville. »

Disons en passant que l'hydrothérapie ne semble pas avoir donné de bien brillants résultats dans le traitement de la chlorose, à l'inventeur inconscient de l'hydrothérapie moderne. En effet, la fille aînée de Priessnitz, atteinte de chlorose au plus haut degré, paraissait loin d'être bien rétablie lorsque Schedel visita l'établissement de Græfenberg. Il ajoute : « Priessnitz lui-même me paraît pour ainsi dire affecté de chlorose; son teint blème habituel est quelquefois d'une pâleur remarquable, et je crois qu'il se trouverait bien ainsi que plusieurs de ses enfants de passer quelques mois auprès de l'une des nombreuses sources et eau ferrugineuse que l'on trouve en Bohême. »

M. Beni-Barde recommande d'employer des douches à températures variées, chez les chlorotiques qui sont sujettes aux phénomènes convulsifs, pour ne pas exagérer la susceptibilité nerveuse des malades.

Affections cardiaques. — Les affections cardiaques ont figuré pendant longtemps avec les affections pulmonaires au premier rang des contre-indications à l'emploi de l'eau froide. Aujourd'hui des médecins de grande valeur ne craignent pas de combattre les accidents consécutifs aux lésions organiques du cœur à l'aide de cette médication qui semble à prime-abord toujours hardie, et quelquefois même dangereuse.

Schédel avait eu l'occasion de voir à l'établissement de Priessnitz un malade affecté d'une lésion organique grave du cœur, accompagnée de catarrhe pulmonaire et d'asthme, et qui était soumis, tous les matins, aux frictions avec le drap mouillé; parfois même il était frictionné dans un bain partiel à 12° R. Au bout de quinze jours de ce traitement, le malade qui, jusque-là, s'était vu forcé de garder le lit, pouvait quitter la chambre et marchait sans peine.

En France, L. Fleury, encouragé par M. le professeur Bouillaud, a employé la douche froide contre ce qu'il appelle la congestion du cœur et qui ne semble être autre chose que l'hypertrophie du muscle cardiaque. Cet hydropathe distingué prétend être parvenu à faire disparaître les accidents qui se rattachent à la lésion de l'organe central de la circulation.

Un des maîtres les plus distingués de notre Faculté, M. le professeur Peter s'est entièrement rallié à la pratique de Fleury. C'est contre les accidents de la troisième période des affections cardiaques que l'hydrothérapie doit être dirigée. L'eau froide agit surtout en pareil cas en qualité de reconstituant. « Son action n'est pas seulement circulatoire, elle est générale; elle réveille l'appétit, active les combustions et relève les forces. » — Toutefois, M. Peter ne méconnaît pas les dangers de cette médication audacieuse. Il la proscrit absolument dans les cas de lésions aortiques, où l'on a toujours à redouter la mort subite. *On a vu en effet des cardiaques succomber sous la douche;* or, un seul fait de ce genre nous semble bien propre à décourager les moins prévenus contre la médication par l'eau froide en général.

M. Peter se contente d'ailleurs de recourir aux lotions froides faites d'abord avec l'éponge simplement imbibée et non ruisselante sur la partie antérieure du corps, les premières fois, et non sur la partie postérieure, qui est beaucoup plus vivement impressionnée par l'eau froide, particulièrement le dos. Ce n'est qu'au bout de quelques jours « quand la peau du malade est suffisamment apprivoisée et le malade aussi, que les lotions sont faites sur tout le corps. »

Un médecin très-distingué de Vienne, le Dr Winternitz, que nous avons plusieurs fois eu l'occasion de citer dans le cours de ce travail, a également eu recours à l'hydrothérapie dans le traitement des affections cardiaques. Partant de ce point que les applications réfrigérantes à la surface du corps ont pour effet d'élever la pression intra artérielle, il explique ainsi la diurèse, la disparition des hydropisies et de l'albuminurie, obtenues chez les cardiaques à l'aide des applications extérieures du froid. Pour démontrer l'efficacité et l'innocuité de ce moyen, Winternitz invoque l'observation suivante :

Charles S..., dix-neuf ans, employé de commerce, habite depuis plusieurs semaines un logement humide, au rez-de-chaussée. Il éprouve au début de légères douleurs dans les muscles et les articulations; mais il n'y prête pas grande attention; peu de temps après, survient une attaque de rhumatisme articulaire aigu, pour lequel il passe un assez long temps à l'hôpital. Le rhumatisme laissa comme suites un certain degré de dyspnée qui fut attribuée à l'anémie concomitante.

Environ six mois plus tard, la dyspnée augmente notablement; il y a des palpitations, avec enflure aux pieds tous les soirs. L'œdème va en augmentant et finit par ne plus disparaître. Ce n'est qu'à ce moment qu'on découvre l'existence d'un rétrécissement avec insuffisance mitrale. Outre l'œdème des membres inférieurs, il y avait un certain degré d'anasarque et d'ascite. La quantité d'urine rendue dans les vingt-quatre heures est de 500 C.C.; on y trouve, outre de l'albumine, des cylindres hyalins.

La digitale, la quinine, le fer sont administrés sans aucun succès. L'hydropisie et la dyspnée vont en augmentant. Le malade se voit forcé de passer ses nuits dans un fauteuil.

C'est alors que Winternitz jugea utile de soumettre le malade au traitement par l'eau froide, qui consistait en une douche quotidienne de trois secondes de durée, en même temps *que le régime lacté* était institué. A partir de ce moment, la quantité d'urine rendue dans les vingt-quatre heures décroît rapidement. Le malade s'habitue très-rapidement à la douche en pluie. La durée de celle-ci est portée à quatre secondes. Au bout de huit jours, le malade peut passer de nouveau la nuit dans son lit. Les manifestations hydropiques diminuent rapidement. On constate à peine des traces d'albumine dans l'urine. Après chaque douche le malade se réchauffe pendant trois à quatre minutes dans un bain de vapeur. L'état général s'améliore rapidement. *Le malade boit chaque jour trois litres et demi de lait.*

Au bout de quinze jours, il peut se promener sans être essoufflé. Au bout de six semaines, la compensation était complétement rétablie.

L'observation qui précède ne prouve absolument rien en faveur de l'efficacité des douches froides dans le traitement des accidents symptomatiques d'une lésion cardiaque. Nous croyons en effet qu'un puissant diurétique, comme le lait, administré aux doses indiquées plus haut (trois litres et demi par jour), rend suffisamment compte de la disparition de ces accidents. Or, il est à remarquer que Winternitz cite cette observation comme une des plus probantes ; dans les réflexions dont il la fait suivre, il exprime cependant le regret que l'emploi des douches se montre maintes fois impuissant en pareils cas.

De tout ce qui précède, nous croyons devoir conclure que l'efficacité de l'hydrothérapie dans le traitement des troubles morbides symptomatiques des affections organiques du cœur n'est nullement démontrée. Comme d'ailleurs les partisans de cette méthode ne nient pas qu'elle puisse occasionner des accidents de la plus haute gravité ; comme il est avéré, d'autre part, qu'on a vu des cardiaques succomber sous la douche froide, nous ne pouvons que nous élever contre l'emploi de ces pratiques hardies et périlleuses.

Goître exophthalmique. — Le goître exophthalmique est certainement une des maladies dans lesquelles l'efficacité de l'hydrothérapie est la moins contestée. Les observations publiées par les hydrothérapistes en font foi. Trousseau recommande de ne jamais négliger ce moyen de traitement, et nous avons vu dans le service et à la consultation de M. le professeur G. Sée, trois malades atteints de cachexie ophthalmique, qui ont été guéris par l'eau froide combinée avec l'administration à l'intérieur de la teinture alcoolique de veratrum viride. L'hydrothérapie, en pareil cas, est à la fois un puissant sédatif du système nerveux (et on sait à quelle agitation sont en proie les individus affectés de cette pénible maladie), un modificateur des circulations locales, enfin un tonique reconstituant. C'est sans doute en agissant sur les centres d'innervation du cœur que l'hydrothérapie arrive à modérer la fréquence et l'énergie des contractions de cet organe. Ici donc comme dans la plupart de ses applications thérapeutiques, la médication par le froid est complexe et d'interprétation difficile.

Phthisie pulmonaire. — La tuberculose pulmonaire est une des rares maladies qui aient été pendant longtemps regardées par les hydropathes eux-mêmes comme un véritable *noli me tangere.*

Priessnitz avait bien, il est vrai, soumis à ses pratiques audacieuses un certain nombre de malades atteints d'affections chroniques des voies respiratoires ; mais il eut le malheur de voir succomber, entre ses mains, un certain nombre de phthisiques ; à dater de ce moment, il repoussa systématiquement de son établissement de Græfenberg, tous les malades qui toussaient.

En France, les procédés de Priessnitz appliqués au traitement de la phthisie pulmonaire ont été qualifiés « de pratique barbare » par Valleix, dans un article sur l'hydrothérapie, publié il y a trente ans environ. Ce jugement a été ratifié par la majorité de ses contemporains, ce qui n'a pas empêché Fleury d'ériger plus tard l'hydrothérapie à la hauteur d'un traitement curatif de cette maladie néfaste. Après avoir rapporté un certain nombre de cas de prétendue guérison par l'eau froide, de la tuberculose pulmonaire à la seconde période, Fleury concluait que « les douches froides, d'une durée de dix secondes à une minute, exercent sur les phthisiques une *action locale* et une *action générale*, se traduisant par les phénomènes suivants :

« 1° *Action locale.* — Elle prévient, ralentit ou interrompt le travail de ramollissement des tubercules pulmonaires ; elle diminue ou tarit même complétement la sécrétion des cavernes ; elle diminue par conséquent la toux et l'expectoration, ou les supprime même entièrement ; elle rend les hémoptysies, lorsqu'il en existe, moins fréquentes et moins abondantes, ou les fait cesser complétement.

« 2° *Action générale.* — Elle prévient, diminue ou supprime la diarrhée, les sueurs, la fièvre symptomatique ou hectique, elle maintient, améliore ou rétablit l'exercice des fonctions de digestion et d'assimilation.

« La physiologie normale et la physiologie pathologique expliquent parfaitement ces effets si favorables par l'action révulsive et reconstituante qu'exercent les applications extérieures d'eau froide, applications auxquelles l'hydrothérapie rationnelle associe d'ailleurs tous les agents hygiéniques et pharmaceutiques indiqués par les circonstances individuelles et morbides.

« Jamais, entre nos mains, le traitement hydrothérapique appliqué aux phthisiques n'a produit le plus léger accident ; toujours il a produit une amélioration plus ou moins notable et plus ou moins prolongée.

« Des phthisiques qui n'avaient plus que quelques jours à vivre ont vécu quelques semaines ; d'autres dont l'existence paraissait ne pas devoir se prolonger au delà de quelques semaines, ont vécu plusieurs mois, le traitement ayant transformé une phthisie aiguë fébrile en phthisie chronique et apyrétique, ou ayant singulièrement ralenti la marche d'une phthisie chronique et amélioré l'état général des sujets.

« Dans d'autres cas, malheureusement trop rares et néanmoins relativement fréquents, nous avons rétabli la santé fonctionnelle, sinon la santé organique, et nous avons obtenu une amélioration équivalente à une véritable guérison, les sujets ayant continué à se bien porter pendant trois, quatre, six, dix et même douze ans. Ce résultat a été obtenu, soit sur des phthisiques au début du deuxième degré, chez lesquels le travail de ramollissement a été arrêté, soit sur des phthisiques au troisième degré, chez lesquels une ou plusieurs excavations tuberculeuses ont été taries ou cicatrisées. »

Brehmer et Sokolowsky ont également vanté l'emploi des douches froides dans le traitement de la phthisie.

Pogragnik préfère l'emploi des lotions froides à celui des douches. Il prescrit à ses malades, le matin, au lever, une lotion sur tout le corps avec une éponge imbibée d'eau à 10° ou 20° R. Cette lotion est suivie d'une friction énergique pratiquée avec un gant, durant cinq minutes. Après quoi, le malade s'enveloppe dans un drap de lit et se recouche, en se couvrant bien, jusqu'à ce que survienne une abondante transpiration ; il est nécessaire pendant ce temps, que les mouvements respiratoires soient réduits à leur minimum. Ce traitement a pour but de stimuler les fonctions de la peau et de rendre le malade moins susceptible aux variations atmosphériques ; à moins que la lésion ne soit déjà fort avancée, on voit les forces et l'appétit se relever. L'hémoptysie n'est pas une contre-indication.

Les lotions vinaigrées pratiquées sur tout le corps, constituent un bon moyen de diminuer les sueurs des tuberculeux. Elles ont été conseillées par Walshe et par Graves. Scudamore se servait dans ce même but d'un mélange d'eau de Cologne, de vinaigre et d'eau.

M. Noël Gueneau de Mussy se contente de recourir aux lotions froides pour diminuer la sensibilité de la peau à l'impression du froid et la disposition aux affections catarrhales chez les malades *dont la poitrine n'offre encore aucune lésion appréciable, et alors qu'ils n'ont plus de toux*. Voici comment notre excellent maître décrit les détails du procédé, détails qu'il ne faut pas négliger lorsqu'on veut être sûr de la réussite.

« Je fais précéder les lotions froides de frictions sèches qu'on fait soi-même, à l'aide d'un linge grossier, de gants de flanelle épaisse ou de gants de crin anglais ; pour éviter l'impression de l'air froid, on fait les frictions sous la chemise, dont on s'est contenté de dépasser les manches ; la peau s'habitue au bout de quelques jours au contact de ces espèces d'étrilles qu'on promène tout d'abord avec ménagement. Ces frictions ont le double avantage de préparer la réaction et d'essuyer la moiteur du lit. Ensuite on se place au centre d'un large bassin de zinc ou de caoutchouc, ou simplement d'une toile cirée relevée sur les bords, alors avec une grosse éponge imbibée d'eau froide ou d'eau salée qui a passé la nuit dans la chambre pour en prendre la température, on parcourt très-rapidement toute la surface du corps, et on l'exprime sur la nuque pour mouiller la partie supérieure du dos ; cela fait, on s'enveloppe dans un peignoir de toile, ou mieux, d'étoffe pelucheuse à manches, afin de pouvoir se frotter soi-même ; les mouvements provoquent plus facilement la réaction. Chez les enfants et les personnes très-délicates, le concours d'un aide est très-utile et rend l'opération plus rapide. Après s'être essuyé, on s'enveloppe d'un peignoir en gros molleton de flanelle et l'on recommence les frictions sèches.

« Toute cette manœuvre, si longue à décrire, ne dure pas plus de trois à six minutes, puis on s'habille prestement et l'on marche pendant quelques minutes pour soutenir le mouvement réactionnel. »

M. Gueneau de Mussy ajoute que chez les sujets anémiques et dyspeptiques, une hydrothérapie plus complète, plus énergique, peut être nécessaire. Mais les observations publiées jusqu'à ce jour, ne lui paraissent pas justifier cette pratique, et il s'abstient de l'imiter. Nous nous rallions absolument à cette manière de voir, conforme d'ailleurs à l'opinion exprimée par tous ceux qui, en France, ont écrit sur le traitement de la tuberculisation pulmonaire.

Citons encore Liebermeister qui, dans son Traité sur la Fièvre, s'accuse d'avoir eu recours quelquefois à des réfrigérations énergiques dans le cours de la phthisie pulmonaire, lorsque la fièvre était intense et sensiblement continue ; plus souvent, il lui est arrivé de recourir à l'eau froide, lorsque la fièvre affectait une intensité moindre, au moment des exacerbations : « Les résultats, dit Liebermeister, *semblaient* être favorables, quoique les observations ne soient pas jusqu'ici assez nombreuses pour autoriser un jugement définitif. Nous ajouterons que de telles pratiques sont non-seulement barbares, mais coupables au plus haut degré, Liebermeister avoue d'ailleurs, dans un élan de contrition, que *d'une façon générale* la fièvre, chez les phthisiques, devra être combattue par d'autres moyens que par les bains froids.

Scrofule. — Appliquée au traitement de la scrofule, l'hydrothérapie a été surtout dirigée contre les manifestations extérieures de la peau et des muqueuses visibles. M. Bazin a insisté sur ce point, qu'on ne saurait trouver dans l'eau froide un moyen curatif de la scrofule. « L'hydrothérapie, bien maniée, peut amener la résorption des exsudats de quelque nature qu'ils soient et des observations le prouvent, la constitution elle-même est améliorée ; mais de là, à croire à une action spécifique, il y a loin. L'eau douce ne remplacera jamais dans la scrofule maligne les eaux chlorurées sodiques et l'huile de foie de morue.

Ceci dit sur les indications que l'eau froide peut remplir dans le traitement de la scrofule, nous ferons observer, avec Fleury, que ce moyen abandonné de nos jours, lorsqu'il s'agit de modifier les manifestations extérieures de la scrofule, était déjà employé au temps de Cullen, de Tissot, de Bordeu, de Pujol, et de Leid. Pour Fleury, l'hydrothérapie dans la scrofule agit à la fois en tonifiant l'organisme et à titre de modificateur énergique des manifestations locales. Comme d'ailleurs l'hydrothérapie n'exclut nullement l'administration des médicaments spécifiques, tels que l'iode, l'huile de foie de morue, etc., il s'ensuit qu'on pourra avoir recours à ce puissant et inoffensif adjuvant, à défaut de l'hydriatique marine dont les effets sont autrement actifs et salutaires.

Fleury rapporte deux observations de tumeurs blanches, l'une de la hanche, l'autre du genou qui furent guéries par l'hydrothérapie, après avoir résisté à tout autre traitement. En pareil cas, il faut nécessairement associer à la douche froide générale, qui agit à titre de reconstituant, les applications locales destinées à résoudre les engorgements et les manifestations extérieures de la scrofule.

En tant que médication reconstituante, l'hydrothérapie est encore un excellent moyen prophylactique de la scrofule qui devra être mis en usage chez les individus qui sont prédisposés à contracter cette diathèse, c'est-à-dire chez ceux qui présentent les attributs de ce qu'on est convenu d'appeler le tempérament lymphatique.

Syphilis. — La syphilis n'est pas seulement grave par elle-même comme maladie, mais comme cause morbifique, ainsi que le dit excellemment M. Fournier, en provoquant la mise en évolution des manifestations diathésiques : scrofule, tuberculose, dartre, névrose. Si elle réclame l'emploi de la médication spéciale, demande-t-elle souvent l'association de médications auxiliaires, qui chez la femme, comme chez certains tempérameuts que la syphilis influence profondément, peuvent devenir principales. A ce compte, les douches froides et l'hydrothérapie doivent-elles être prescrites comme agents de la médication tonique et reconstituante, au même titre que le fer, le quinquina, l'huile de foie de morue, les eaux sulfureuses, etc., contre l'anémie, la chloro-anémie générale et aussi contre certains troubles particuliers comme ceux des fonctions digestives.

Mais c'est surtout dans la syphilis cérébrale (accidents tertiaires) que l'hydrothérapie prend place à titre de médication auxiliaire. Nous devons à l'obligeance de M. le Dr A. Fournier, si compétent en pareille matière, communication de son travail encore inédit sur la syphilis cérébrale, et dont nous donnons un résumé.

L'hydrothérapie, comme le bromure de potassium, calme parfois d'une façon remarquable quelques-unes des manifestations des encéphalopathies syphilitiques, telles notamment que les troubles congestifs, les symptômes d'excitation, voire même l'épilepsie.

M. Fournier a vu plusieurs fois (et il en cite un exemple remarquable), telle ou telle de ces médications d'ordre vulgaire comme il les nomme, modifier les phénomènes morbides de la syphilis cérébrale, d'une façon assez heureuse, pour faire dévier le diagnostic et conduire à exclure la syphilis, alors que l'influence syphilitique était des plus probables et devait être démontrée plus tard par l'autopsie. Aussi l'éminent praticien avance-t-il que peu à peu, par la force des choses, il a été conduit à l'associer le plus souvent aux frictions mercurielles et à l'iodure de potassium chez la plupart de ses malades.

C'est sous la forme de douche simple, en pluie, donnée une à deux fois par jour, d'une demi-minute à une minute, que l'auteur prescrit l'hydrothérapie et c'est sous cette forme qu'il a obtenu les résultats les plus inespérés.

Mais l'hydrothérapie a encore un autre avantage, c'est celui d'agir comme tonique dans une phase de la maladie qui a amené l'anémie générale, voisine parfois de la cachexie et un allanguissement des fonctions digestives, qu'elle combat souvent de la façon la plus favorable.

Depuis longtemps d'ailleurs, Schedel, et après lui, Fleury, avaient vanté l'hydrothérapie dans le traitement de la syphilis. Mais ces deux auteurs, partant d'un point de vue absolument erroné, ont fait de l'eau froide non plus un moyen adjuvant ou tonique, mais bien un moyen curatif, capable d'éliminer de l'organisme la cause morbifique. « Pour guérir les affections vénériennes primitives, dit Schedel, on doit préférer le traitement qui paraît le plus capable de chasser de l'économie la cause mystérieuse du mal, et qui offre en même temps la certitude de ne pouvoir exercer sur la constitution aucune influence fâcheuse. De tous les traitements proposés contre la syphilis, l'hydrothérapie seule présente ces garanties, et je la crois le seul moyen capable d'expulser de l'économie cet agent morbide venant du dehors. »

L. Fleury voit également dans l'hydrothérapie un moyen dépuratif, favorisant l'élimination hors de l'organisme du virus qui est la cause de l'*intoxication* syphilitique. Pour lui l'hydrothérapie est un moyen qui présente les avantages des sudorifiques sans en avoir les inconvénients. Ce moyen favorise en effet la respiration cutanée et loin d'affaiblir les malades, il les tonifie. Fleury doute d'ailleurs que l'hydrothérapie, employée au début de la syphilis, puisse prévenir l'éclosion des accidents consécutifs. Sur ce point, nous sommes parfaitement d'accord avec le savant hydrothérapiste, mais nous nions également les propriétés dépuratives de l'eau froide dans la syphilis. Nous croyons, avec M. Fournier, qu'en dehors de son action reconstituante, l'hydrothérapie peut encore agir favorablement sur certaines manifestations, en modifiant la nutrition des organes qui en sont le siége.

Dans un article récent, publié par un médecin danois. le Dr Lewin, l'eau froide dans le traitement de la syphilis agirait surtout en favorisant les fonctions de la peau. A ce titre, l'hydrothérapie serait un excellent adjuvant des frictions mercurielles. Lewin a constaté que chez les individus soumis au traitement par l'eau froide, les symptômes d'intoxication consécutifs à l'administration du mercure sous forme de frictions étaient bien plus prompts à apparaître que dans les circonstances ordinaires. Lewin réserve d'ailleurs l'emploi des douches et des bains froids aux syphilitiques jeunes et robustes. Il faudra s'en abstenir chez les vieillards et surtout chez ceux qui sont tombés dans le marasme.

Diabète.—On a vanté l'emploi de l'eau froide dans le traitement du diabète pour activer les fonctions de la peau. Mais jusqu'ici ce moyen n'a pas suffisamment expérimenté, pour qu'il soit permis d'émettre une opinion positive sur sa valeur. M. Durand Fardel, en parlant du traitement de cette cruelle maladie, se contente de dire:

« Je suis convaincu que l'hydrothérapie n'a pas encore pris dans le traitement du diabète la place qu'elle mérite, » et il fait remarquer qu'on n'a guère eu jusqu'ici recours à l'hydrothérapie chez les diabétiques qu'à la période de cachexie, alors qu'on doit s'attendre à en retirer plus d'inconvénients que d'avantages.

Affections mentales. — Le professeur Leidesdorf recommande l'emploi de l'eau froide chez les déments, à titre de reconstituant et de sédatif.

Notre excellent ami le docteur Magnan emploie également les douches froides ou l'immersion dans une piscine précédée d'un bain d'air chaud, dans les formes dépressives de la folie et des affections nerveuses sans lésions organiques appréciables. Chez les sujets très-affaiblis, l'emploi des enveloppements dans le drap mouillé devra être préféré.

Il faut d'ailleurs être d'une grande prudence dans l'emploi de l'eau froide chez les déments. On doit surtout éviter de diriger le jet sur la tête. M. Magnan s'élève avec juste raison contre la pratique barbare, en usage autrefois dans les établissements d'aliénés, mais presque généralement abandonnée aujourd'hui, et qui consiste à projeter un jet en lance sur la face, le nez, la bouche du malade, au point de gêner la respiration et d'amener un état d'angoisse extrême. Le mieux sera, chez les malades qui présentent des troubles cérébraux avec lésions manifestes (paralytiques généraux, alcooliques, déments séniles, etc.), d'appliquer sur le crâne une compresse sur laquelle on fait tomber goutte à goutte de l'eau froide, à l'aide d'un tube en caoutchouc, muni d'un robinet. On peut encore mettre les malades dans un bain, en même temps qu'on leur applique sur la tête des compresses froides ou glacées.

Cachexie paludéenne. — L'hydrothérapie constitue un puissant moyen d'agir sur la circulation et la nutrition locale des organes abdominaux et de dissiper les engorgements chroniques de ces organes. Or, on peut admettre que chez les individus qui sont sous le coup de l'intoxication paludéenne, la cachexie est, en général, en raison directe du volume du foie et de la rate. Cela s'explique quand on songe au rôle joué par ces organes dans l'hématopoïèse. Fleury était d'autant plus porté à recourir à l'emploi de l'eau froide, que les préparations quiniques sont, d'après lui, sans action sur les congestions hépatique et splénique, et qu'à la longue, la *cachexie* quinique vient s'ajouter à la cachexie paludéenne. Telle n'est pas l'opinion de Mosler, qui a expérimenté la valeur des douches froides dans les engorgements aigus et chroniques de la rate. L'efficacité de ce moyen est incontestable, mais il est encore bien inférieur au sulfate de quinine, comme l'attestent les observations publiées par Mosler en 1873.

Fleury vante d'ailleurs les douches froides nonseulement en tant que reconstituant et modificateur de la nutrition locale du foie et de la rate engorgés, mais encore à titre de fébrifuge, dans les cas d'intoxication palustre où les accès se montrent irréguliers, ou encore lorsque les accès affectent plusieurs types, qui alternent les uns avec les autres. Les expériences de Mosler démontrent en effet, comme les observations de Fleury, que la douche froide a une action incontestable sur l'accès de fièvre lui-même, mais à ce point de vue également, l'action du froid a été trouvée inférieure à celle du sulfate de quinine, *même quand la fièvre affectait une marche irrégulière.*

M. Gendrin, qui a eu recours aux affusions froides

dans les fièvres périodiques chroniques, déclare qu'il les emploie moins contre la fièvre elle même que contre l'état cachectique qu'elles produisent par leur durée prolongée. « Nous pourrions citer, ajoute-t-il, le fait récent d'une fièvre tierce chronique, dont les paroxysmes avaient été facilement arrêtés par les fébri-fuges après deux reprises. La jeune malade était devenue chloro-anémique à un haut degré, nonobstant l'action soutenue des martiaux et des toniques astringents. Les sueurs abondantes presque quotidiennes, liées à des paroxysmes fébriles irréguliers et mal déterminés, revenaient surtout la nuit, et la persistance des déperditions sudorales était la cause de l'épuisement excessif des fonctions plastiques. Les affusions froides, d'une à deux minutes de durée, sur tout le corps, répétées tous les jours et suivies d'un exercice en plein air, changèrent rapidement cet état en une convalescence facile, préparée et favorisée d'ailleurs par un régime analeptique. »

Pour M. Beni-Barde, l'efficacité de l'hydrothérapie dans le traitement de la cachexie ne fait pas de doute. En combinant judicieusement le calorique et le froid, on arrive selon lui à produire des effets reconstituants qui sont extrêmement utiles à tous les degrés de cette cachexie.

CHAPITRE VI

PROCÉDÉS HYDROTHÉRAPIQUES

1° LOTIONS, ABLUTIONS

Ces opérations consistent en des frictions douces, faites sur tout le corps (lotions) ou sur une partie limitée du corps (ablutions) avec de l'eau puisée à la main ou avec des éponges et des linges largement mouillés. Fort employées par Priessnitz, elles le sont un peu moins aujourd'hui. Cependant elles peuvent rendre des services chez les personnes très-faibles ou très-excitables, ou bien encore comme moyen préparatoire à un traitement plus actif, pour tâter la susceptibilité du sujet.

2° COMPRESSES FROIDES, IRRIGATIONS, IMMERSION

Dans ces opérations, on a pour but de refroidir une région, au moyen d'eau renfermée dans des compresses souvent renouvelées ou amenée sur les parties au moyen d'un appareil spécial (irrigations). Dans l'immersion, on maintient la partie malade dans un petit bain local. Selon le degré de la température de l'eau, la durée de l'opération, on obtiendra des effets plus ou moins actifs sur la calorification locale, la circulation et la sensibilité, les applications font partie de la médication *antiphlogistique* et *sédative*. Aussi sont-elles utilisées en chirurgie pour combattre les

traumatismes, les inflammations articulaires, les brû-
lures, les entorses, les fractures compliquées, etc., etc.
En médecine, elles trouvent leur utile emploi dans
les affections inflammatoires aiguës, pleurésie, pneumonie (Niemeyer), la péritonite (Béhier), les atteintes
rhumatismales, les affections inflammatoires ou con-
gestives etc., etc. L'application de ces moyens néces-
site, en général, une certaine surveillance. La température de l'eau, la durée de l'application, doivent
être rigoureusement proportionnées au degré d'inflammation, à la susceptibilité spéciale de la région
ou du sujet. Employées avec ces précautions elles
peuvent rendre de grands services.

3° COMPRESSES EXCITANTES

Ce sont des compresses trempées dans l'eau froide
et par-dessus lesquelles on pose plusieurs épaisseurs
de linge sec ou un morceau d'étoffe imperméable. La
compresse, ainsi isolée de l'air extérieur, s'échauffe
rapidement et il se produit un véritable petit bain
de vapeur local autour des parties avec lesquelles
elles sont en contact. Ces compresses sont laissées
en place un temps plus ou moins long ; quand on les
enlève, on trouve la peau fortement rougie sous elles.
Les compresses excitantes exercent une action révulsive très-manifeste. C'est à ce titre qu'on les utilise
dans les angines, les affections chroniques de l'abdomen (ceinture mouillée), les arthrites aiguës ou chroniques, etc....

4° GRAND BAIN, BAIN D'IMMERSION

Ce bain se prend dans des baignoires ou dans des
piscines. Dans ces dernières, le malade peut se livrer

à un exercice plus actif que dans les baignoires, ce qui est souvent nécessaire, quand le bain est très-froid. Dans la pratique de l'hydrothérapie proprement dite, le bain de piscine a ordinairement une température de 10° à 16°. On recherche par son usage surtout les effets sédatifs sur le système nerveux. C'est ainsi qu'il est utile pour combattre l'agitation nerveuse, l'insomnie, la chorée, l'hystérie. Il joue aussi un rôle dans la médication tonique et surtout dans la médication hygiénique, eu égard à son action relativement modérée. Nous avons parlé des applications du froid au traitement de la fièvre dans un autre chapitre ; nous n'avons par conséquent pas à y revenir.

5° BAINS PARTIELS

Les bains partiels sont destinés à agir sur une région limitée du corps. Le *demi-bain* se donne dans une baignoire dans laquelle on met de l'eau à une hauteur d'environ 30 à 35 centimètres. Pendant le bain, on fait ordinairement des ablutions ou des frictions sur les parties non immergées, telles que le tronc et les membres supérieurs. Ces *demi-bains* sont fréquemment utilisés dans les établissements d'Allemagne, ils le sont beaucoup moins chez nous. Leur action est comparable à celle des bains entiers, ils sont, en général, de durée courte, comme les immersions dans la piscine.

a) *Bains de siége.* — Les bains de siége sont à *eau dormante* ou à *eau courante*. Le bain de siége à eau dormante a une durée de quelques minutes à une demi-heure ou même davantage; sa température varie entre 12° et 18°. Lorsque l'application est courte et froide, on détermine une excitation dans les organes soumis au contact de l'eau froide; lorsque l'application est plus prolongée, on détermine des effets sédatifs sur ces mêmes organes. Ce sont ces derniers effets que l'on recherche le plus souvent. L'action des bains de siége à eau dormante s'exerce aussi à distance sur des organes éloignés, et principalement sur le cerveau. Le bain de siége à eau dormante est employé dans les affections chroniques de l'abdomen, la diarrhée, la constipation, les hémorrhoïdes, les affections aiguës ou chroniques des organes génito-urinaires, l'excitation génitale, l'anaphrodisie, les pertes séminales, les affections utérines, les métrorrhagies, le catarrhe chronique de l'utérus, la métrite chronique; enfin, on les utilise souvent comme sédatif du système nerveux cérébral. Il agit dans ce cas, à la fois par dérivation et par action réflexe. A cet égard, les bains de siége à eau dormante sont souvent employés dans le traitement de l'hypochondrie et des affections mentales. En Allemagne, on utilise le bain de siége froid dans le traitement du choléra. Le malade est placé dans le bain de siége, et, en même temps, frictionné énergiquement sur le tronc et les extrémités supérieures, pour opérer une révulsion sur ces parties. On n'arrête l'opération que quand le dévoiement a cessé. Les hydropathes vantent beaucoup cette méthode de traitement (Keller).

b) Bains de siége à eau courante. — Il existe deux sortes de bains de siége à eau courante ; dans l'un, l'eau est renouvelée lentement, au moyen d'un tuyau s'ouvrant dans le fond de l'appareil, tandis que l'eau des parties supérieures s'écoule au fur et à mesure par un trop plein. Ce bain de siége n'est, à proprement parler, que le précédent, avec cette différence que l'eau ne peut pas se réchauffer pendant l'opération. Il a les effets du bain de siége à eau dormante, mais un peu plus marqués. En Allemagne, il sert d'intermédiaire entre ce dernier et le bain de siége à eau courante proprement dit, ou *bain de siége à aiguilles*. M. Gallard l'a préconisé tout spécialement dans les métrorrhagies, liées à une métrite chronique.

Dans le *bain de siége à aiguilles*, l'eau est projetée de tous côtés vers le milieu de l'appareil par une série de petits trous pratiqués dans les parois du bain de siége. L'appareil est alimenté, en général, par le même réservoir que celui qui fournit les douches. On peut donc donner aux différents petits jets qu'il renferme, une force plus ou moins grande. Au milieu du fond du bain de siége se trouve une petite pomme d'arrosoir au moyen de laquelle on peut diriger plus spécialement une petite douche sur les régions périnéales et coxales. Avec cette forme de bain de siége, on ne peut guère produire que des effets excitants sur les organes pelviens et abdominaux. Sous son influence, on voit la peau de l'abdomen, des fesses et des parties supérieures des cuisses rougir fortement; le sang est attiré énergiquement vers ces régions, aussi rend-il surtout des services dans le traitement de l'aménorrhée et de l'atonie des organes génitaux, des engorgements anciens des organes du bassin et de l'abdomen. Par son action dérivative, il exerce aussi une influence salutaire sur les congestions qui se produisent vers la tête et vers la gorge.

Bain de pieds. — On emploie surtout le bain de pieds froid à eau courante. Celui-ci se donne dans le bain de siége à aiguilles. Rappelons ici que Winternitz, en étudiant l'effet du bain de pieds, a vu la température du conduit auditif externe et de la bouche baisser de plus d'un degré sous son influence. Il conclut de cette expérience que le bain de pieds froid agit par action réflexe, en resserrant le vaisseau de l'encéphale. Quand le bain de pieds a une

durée suffisante (de 10 à 15 minutes), l'abaissement de température dans l'oreille peut persister
pendant près d'une heure. On comprend que l'on
a ainsi un puissant moyen d'agir sur la circulation
de la tête. De fait, les bains de pieds, froids, ont été
de tout temps employés par les hydropathes contre
les congestions encéphaliques et les maux de tête liés
à des troubles circulatoires. Les bains de pieds ont été
utilisés aussi pour calmer les maux de dents et arrêter
les hémorrhagies nasales. M. Beni-Barde a montré
les heureux effets que l'on pouvait en retirer dans la
métrorrhagie; ils agissent par action réflexe sur les
contractions de l'utérus et sur ses vaisseaux. Dans ce
cas, le bain de pied doit être très-froid et très-court.

6° FRICTIONS AU DRAP MOUILLÉ

Les frictions au drap mouillé se font avec un drap
trempé dans l'eau qu'on jette vivement autour du
malade et sur lequel on pratique des frictions énergiques et méthodiques, pendant deux ou trois minutes.
Dans cette opération, le malade éprouve d'abord un
saisissement très-violent; mais bientôt le calme renaît.
Le sang, qui était chassé de la peau, y revient très-
énergiquement; le drap s'échauffe et le malade éprouve
une sensation de bien-être général. On enlève alors le
drap et on essuie exactement le malade. L'application
terminée, on lui recommande de faire de l'exercice;
s'il ne peut pas marcher, on pratique le massage ou
on lui fait faire des mouvements passifs, dans le but
de maintenir la réaction. Le drap mouillé agit à la
fois par la stimulation qu'il exerce sur l'ensemble du
système nerveux central, et par l'effet dérivatif qu'il
produit sur la peau. Selon qu'on veut obtenir un effet
plus ou moins excitant, on tord plus ou moins le drap

et l'on emploie de l'eau à une température plus ou moins basse. Avec des draps très-mouillés, on peut déterminer des effets qui sont, pour ainsi dire, sédatifs. Ici la soustraction de chaleur joue le rôle principal. Le drap mouillé est d'un usage fréquent en hydrothérapie; il a ce grand avantage de pouvoir être utilisé au domicile des malades, de ne nécessiter qu'une petite quantité d'eau; il est enfin d'un maniement facile. Par son action stimulante sur le système nerveux et la circulation cutanée, il exerce une heureuse influence sur l'ensemble des fonctions; on peut l'employer dans la plupart des affections chroniques, et notamment dans les affections nerveuses et dans l'anémie.

7° AFFUSION

Dans l'affusion, on verse lentement, d'une hauteur plus ou moins considérable, une certaine quantité d'eau sur le corps. Le malade est placé dans une baignoire et le liquide est répandu le plus habituellement sur le dos et sur les parties supérieures du tronc. Les effets de l'affusion varient suivant qu'elle est courte ou longue, et suivant que la température de l'eau est plus ou moins basse. Si l'on a pour but l'effet stimulant, on emploiera de l'eau à 14° ou au-dessous et l'application sera courte. Si l'on recherche l'effet sédatif, on élèvera la température de l'eau à 16° centig. et on prolongera la durée de l'opération. En tout cas, dans certaines limites de température et de durée, on peut produire, comme l'a exposé M. Tartivel, des effets mixtes qui participent à la fois de la stimulation et de la sédation. Les affusions froides ont été surtout employées, comme nous l'avons dit précédemment, par Currie et par Giannini dans le traitement des fièvres éruptives et du typhus; elles agissent puissamment dans

ces maladies sur l'innervation générale, calment l'agitation des malades, les réveillent quand ils sont plongés dans le coma ; elles agissent comme moyen de
soustraction du calorique. Les affusions sont employées
encore dans l'aliénation mentale, dans la mélancolie,
la stupeur, les convulsions des enfants, le spasme
de la glotte, dans le croup, l'asthme nerveux, l'hystérie, etc.

8° DOUCHES

Les douches se divisent quant à l'étendue de leur
application en *douches générales* et en *douches locales*.
Les douches générales, comme leur nom l'indique,
sont réparties uniformément sur toute la surface du
corps. Elles se donnent principalement avec la douche
mobile en jet ou en arrosoir et sont destinées à produire des effets généraux. Les douches locales sont
dirigées sur une région limitée du corps, et destinées
à agir plus spécialement sur telle ou telle partie de
la surface, cutanée ou par action réflexe sur tel ou tel
organe que l'expérience a prouvé être en relation
sympathique avec ce point de la peau. Les douches
locales les plus usitées sont :

a et *b*) La *douche hépatique*, et la *douche splénique*,
utilisées par Fleury dans le traitement de la congestion
chronique du foie et de la rate ; la *douche hypogastrique*
employée quelquefois dans les maladies utérines ; les
douches se donnent au moyen de la douche mobile en
jet que l'on promène sur la région en question.

Les *douches vaginales et utérines*, qui sont administrées, dans le bain de siége, au moyen d'un tuyau à
canule ;

La *douche hémorrhoïdale*, dont nous avons déjà parlé
à propos de bains de siége à aiguilles ;

e) Enfin la *douche ascendante* au moyen de laquelle on introduit une certaine quantité d'eau dans le rectum et qui est administrée surtout contre la constipation.

f) Il est enfin une dernière forme de douche de création plus récente, la *douche filiforme*, inventée par Laurès, dans laquelle l'eau est projetée avec une grande force à travers un orifice capillaire. Cette douche, par la haute pression qu'elle possède, déterminera une vive excitation de la peau. C'est le moyen de rubéfaction locale le plus puissant qui existe. Elle a été employée comme révulsif, dans les névralgies, dans les affections spinales, le long de la colonne vertébrale, enfin dans les anesthésies locales.

Dans les douches, l'eau est projetée sur le corps en forme de jet ou de pluie, au moyen d'appareils spéciaux disposés à cet effet, et dans lesquels l'eau est soumise à une pression plus ou moins forte. Ici l'effet mécanique de la percussion s'ajoute à celui de la température du liquide. Les douches sont un des moyens les plus puissants que l'hydrothérapie possède. Elles forment à elles seules l'élément principal de la médication dans la plupart des traitements. On distingue :

g) La *douche en jet mobile*, c'est la plus usitée, celle dont le maniement est le plus facile et qui rend le plus de services.

h) La douche mobile peut être convertie en *douche en éventail* en brisant le jet avec la main ou avec une palette spéciale. On amortit de cette façon la force de percussion de la douche, et on l'étale sur une plus grande surface.

i) La *douche en arrosoir* s'échappe par une pomme d'arrosoir, l'eau y est très-divisée, on la nomme *douche en pluie* quand elle tombe verticalement.

j) Dans la *douche en cercle*, l'eau s'échappe de 7 tuyaux en forme circulaire horizontalement disposés et percés d'une grande quantité de petits trous. Le malade se place au centre de l'appareil et reçoit l'eau sur toutes les parties du corps à la fois. Ce sont là les douches principales.

k) Il en existe encore d'autres moins fréquemment employées telles que la *douche verticale en colonne*, la *douche en cloche*, la *douche à lames concentriques*, la *douche en nappe*, etc., etc.

Dans les douches, l'eau agit à la fois par sa température, par sa pression et par sa division. Plus la température de l'eau sera basse, plus sa pression et sa division seront grandes et plus les effets de la douche seront énergiques. En général les douches sont les agents de la médication excitante. Par l'impression produite sur le système nerveux, elles stimulent vivement l'ensemble des grandes fonctions, et particulièrement la vascularisation périphérique; à ce titre, elles produisent des effets révulsifs très-puissants. C'est à Fleury que l'on doit d'avoir mis en relief tous les avantages que l'on peut retirer de l'administration méthodique des douches froides. C'est à son emploi judicieux qu'il a dû ses plus beaux succès.

Nous n'énumérerons pas ici tous les effets que l'on peut produire avec les douches froides, ni toutes les affections qui sont susceptibles d'être traitées par elles. Le sujet est trop vaste, c'est presque l'histoire de l'hydrothérapie tout entière. Nous nous contenterons de dire qu'elles trouvent leur place dans le traitement de presque toutes les affections chroniques, justiciables de l'hydrothérapie, soit dès le début du traitement, soit plus tard après d'autres opérations préparatoires.

Pour être complet dans ce rapide aperçu des procé-

dés employés en hydrothérapie, il nous reste encore
à parler des opérations hydrothérapiques dans lesquelles on associe aux applications froides les applications préalables de calorique.

9° EMMAILLOTTEMENTS SECS ET HUMIDES.

Dans cette opération, le corps est enveloppé dans
une couverture de laine et dans un drap mouillé recouvert d'étoffes, mauvais conducteurs de la chaleur. Le
malade est laissé dans cet appareil jusqu'à la production des sueurs. Puis il est débarrassé de l'appareil et
plongé dans une piscine froide et porté sous la douche ; ces opérations ne sont plus guère utilisées en
France, on les a remplacées dans la plupart des cas
par *l'échauffement dans l'étuve sèche*, moyen beaucoup
plus facile et moins pénible de provoquer la transpiration, qui est l'effet que l'on recherche en définitive.
Cependant le maillot est encore employé quand on
veut obtenir des effets sédatifs sur l'organisme. On
ne prolonge pas alors l'opération aussi longtemps,
on enlève l'appareil aussitôt que le malade s'est bien
réchauffé, et l'opération peut être répétée à l'occasion
plusieurs fois de suite. Dans ces conditions, le maillot
humide agit pour ainsi dire comme un petit bain, qui
est représenté par l'eau que renferme le drap. Il produit des effets calmants très-remarquables.

Quand on pousse l'échauffement jusqu'à la transpiration, on détermine plutôt des effets excitants dus
au calorique, et qui, partant, ne sont pas du ressort
de la psychrothérapie. L'application consécutive de
l'eau froide n'est destinée qu'à mettre fin à l'opération en soustrayant à l'organisme le surplus de chaleur qu'il a acquis et à pallier aux effets de relâchement produits par le calorique sur l'enveloppe cutanée.

Dans certains cas, cependant, on cherche à élever artificiellement la température du corps pour faciliter l'application du froid. Alors on a recours à l'enveloppement sec, de courte durée, au passage momentané dans l'étuve sèche ou mieux encore dans l'un des cas à la douche écossaise et alternative. Ces moyens sont indiqués quand le malade a peu de calorique en lui. Dans la douche écossaise, l'eau chaude appliquée préalablement augmente considérablement les effets d'hypérémie. C'est le moyen le plus actif que l'on connaisse de congestionner la peau.

OBSERVATIONS

Obs. I. — Fièvre typhoïde. Bains froids. (Voyez Pl. I.)

Le nommé Fourreri, âgé de seize ans, est entré le 11 août 1873, salle Saint-Jérôme, n° 34, service de M. le professeur Jaccoud (suppléé par M. Grancher).

Il y a quinze jours, le malade a été pris de diarrhée avec céphalalgie, étourdissements, insomnie. Pas d'épistaxis. Ces symptômes ont persisté jusqu'à son entrée à l'hôpital. On constate alors des taches rosées nombreuses sur l'abdomen, qui est ballonné. Le soir de son entrée, T. 40°,4.

12 août. — État adynamique très-prononcé. Lèvres et narines fuligineuses. Pouls 120 régulier. Râles ronflants et sibilants dans toute l'étendue des deux poumons. Le malade répond assez bien aux questions qu'on lui adresse T. 40°,4. A dix heures et demie bains à 18° de vingt minutes de durée. La température s'abaisse à 36°,4, mais elle remonte rapidement. On administre en tout sept bains dans le courant de ce premier jour.

13 août. — Le malade a passé une bonne nuit. L'état général est meilleur. La diarrhée est très-abondante. La face est cyanosée, et le refroidissement des extrémités est considérable. Température du creux de la main ,32°.

14 août. — Même état, si ce n'est que les extrémités ont pris leur température habituelle. Nouvelle série de bains.

15 août. Rien de particulier à signaler.

16 août. Un peu de délire hier soir. Les râles de la poitrine sont plus nombreux. L'état général s'est manifestement aggravé. Lavements froids, cataplasmes froids sur le ventre. Bains froids.

17 août. L'état général s'est amélioré. Pas de délire durant la nuit. Moins de râles dans la poitrine. La température atteint des sommets moins élevés.

19 août. L'amélioration continue depuis avant-hier.

Quatre bains dans la journée, deux dans la nuit.

20 août. État général satisfaisant, mais tendance de la température à monter (40°). Cinq bains dans la journée.

21 *août*. Diarrhée violente. 34 selles dans la journée. Trois bains. Le malade supporte beaucoup moins bien l'eau froide, et consent à peine à y rester cinq minutes.

22 *août*. Faiblesse des contractions cardiaques. Souffle systolique. Râles sibilants et ronflants très-abondants. Evacuations involontaires.

Café, alcool, bordeaux. Grands lavements froids. Cataplasmes froids. Trois bains seulement.

23 *août*. — La nuit a été calme. La diarrhée continue. Sécheresse de la langue et des lèvres. Plus de souffle au cœur. Les râles muqueux sont toujours abondants à la base des deux poumons. — Même traitement.

24 *août*. — Un peu de délire hier soir et dans la nuit, les râles sont moins abondants. Dédoublement du premier bruit à la pointe. La diarrhée continue, lavement avec dix gouttes de laudanum. Deux bains dans la journée.

25 *août*. — On supprime les bains, la température marquant de la tendance à s'abaisser spontanément.

26 *août*. — Trois selles diarrhéiques. Epistaxis dans l'après-midi.

27 *août*. — Mange pour la première fois une côtelette avec un peu de pain. La diarrhée persiste. La température est spontanément descendue à 37°.

La convalescence poursuit régulièrement sa marche, et le 18 septembre le malade quittait l'hôpital entièrement guéri.

Obs. II. — Fièvre typhoïde. — Bains froids. (Voyez Pl. II.)

Le nommé Lehodel, Victor, mécanicien, âgé de 27 ans, est entré le 23 août 1875, salle Saint-Jérôme, n° 1, service de M. le professeur Jaccoud (suppléé par M. Grancher), à l'hôpital Lariboisière.

Pas d'antécédents morbides. — Il y a cinq semaines, après s'être refroidi, le malade a été pris de fièvre avec frisson, céphalalgie, diarrhée, bourdonnements d'oreille. Pas d'épistaxis. Il se purge et continue de travailler. Le malade n'est alité que depuis quinze jours.

A son entrée à l'hôpital il présente l'état suivant : langue blanche, sèche, rouge à la pointe. Anorexie. Le ventre est tendu. Météorisme. Pas de douleurs ni de gargouillements dans la fosse iliaque droite. Diarrhée continue. Tuméfaction de la rate. Quelques taches rosées sur l'abdomen. Matité aux deux bases. Respiration affaiblie au sommet. Dans le reste des deux poumons, râles sibilants. Léger souffle présystolique à la pointe du cœur. Réponses un peu lentes mais nettes. Un peu de tremblement des muscles avec soubresauts tendineux. T. 39°,9. P. 100. On prescrit des affusions froides, cataplasmes froids sur le ventre, lavements froids.

24 *août*. — Délire pendant la nuit. Même état dans le jour. Evacuations diarrhéiques involontaires très-abondantes.

25 *août*. — Pas de délire durant la nuit. Signes d'atonie. On prescrit trois lotions froides qui sont suivies chacune d'un abaissement passager de la température, de 1° environ. Météorisme très-prononcé.

26 *août*. — La température se maintient aux abords de 40°. Les lotions se montrent à peu près inefficaces. Toutefois l'agitation est moindre. Le malade a un peu moins de diarrhée et demande de nouveau le bassin. Râles muqueux abondants aux deux bases. Taches rosées lenticulaires très-nettes. Météorisme considérable. Cinq lotions vinaigrées qui sont suivies d'abaissements notables de la température.

27 *août*. — Le malade a passé une bonne nuit. Un peu de dyspnée. Diarrhée toujours abondante.

28 *août*. — Même état.

29 *août*. — Etat ataxo-adynamique très-prononcé. Ballonnement extrême du ventre. Congestion pulmonaire du côté droit. Vingt ventouses sèches. Quatre lotions vinaigrées.

30 *août*. — Délire violent durant la nuit. Submatité dans le tiers inférieur du poumon droit. Diminution du murmure vésiculaire.

A partir de trois heures de l'après-midi, le malade tombe de nouveau en proie à un violent délire. Une seule lotion dans le courant de la journée. La température n'a pas dépassé 40°.

Du 31 août au 3 septembre, même état.

3 *septembre*. — Le malade tousse davantage. A droite, à la base des poumons, on entend des bouffées de râles crépitants, avec du souffle. Un peu de bruit skodique sous la clavicule gauche. Diarrhée moins abondante. — Le malade a eu du délire doux pendant la nuit. Ballonnement un peu diminué.

6 *septembre*. — Le délire a cessé. La diarrhée est revenue plus forte.

N'a plus eu de lotion les jours passés, si ce n'est hier.

L'état général est meilleur, mais le ballonnement persiste toujours. On entend encore à droite un peu de souffle avec des râles crépitants de retour. A gauche quelques râles muqueux fins.

7 *septembre*. — Diarrhée moins forte. Le malade a un peu de carphologie et des contractions musculaires. Agitation assez forte. On prescrit des bains froids.

8 *septembre*. — A pris deux bains hier. Amélioration notable. Plus d'agitation ni de délire. Le tympanisme persiste. Pendant après le bain, le malade a toussé. Râles sibilants et ronflants dans le reste des poumons.

9 *septembre*. — A pris deux bains hier. Un peu de délire durant la nuit. Soubresauts de tendons.

10 *septembre*. — Le malade a pris trois bains hier. Il est aujourd'hui moins agité. Depuis deux jours plus de diarrhée. Le ballonnement persiste. Température moyenne de 38°,6. Pas de bain.

12 *septembre*. — Depuis avant-hier l'état général s'est amélioré. T. 38°.

13 *septembre*. — Vers midi, frisson violent, nausées, pas de vomissements, pas de douleurs, t. 38°,6.

14 *septembre*. — La nuit a été très-agitée, ballonnement considérable. Douleur dans les deux fosses iliaques.

15 *septembre*. — T. 37°,8. Nausées. Ventre très-tendu et douloureux hoquet. Fanis hypocratique. Pouls petit, fréquent. Glace sur le ventre. Opium 0,10. Bouillon au jus de viande.

16 *septembre*. — Vomissements, hoquet, ballonnement excessif, ventre très-douloureux. Le malade a eu quelques selles diarrhéiques dans la nuit. Pouls, 124.

17 *septembre*. — Nuit agitée, douleurs très-vives, délire violent. Mort à 5 heures du soir.

Autopsie. — Perforation intestinale. Péritonite.

Obs. III. — Fièvre typhoïde. Bains froids. (Voyez Pl. IV.)

La nommée Hatté, 27 ans, domestique, entre le 4 août 1873, salle Sainte-Claire, n° 32, service de M. le prof. Jaccoud, suppléé par M. le Dr Grancher, à l'hôpital Lariboisière. Cette femme, accouchée il y a quatre mois, est toujours souffrante depuis cette époque. Il y a quelques jours elle ressentit un malaise général avec anorexie, céphalalgie, épistaxis. Elle est aujourd'hui au neuvième jour de sa maladie. Depuis hier, elle a de la diarrhée. Nombreuses taches rosées lenticulaires sur l'abdomen. Pas de signes de catarrhe bronchique.

6 *août*. — Un léger souffle à la pointe depuis la veille s'est accentué. Etat adynamique assez prononcé. La température se maintient très-élevée. On prescrit les bains froids. Le tracé ci-joint fait voir les résultats obtenus après chaque bain. A 8 heures du soir, la température était remontée à 41°,6.

7 *août*. — La malade a passé une nuit tranquille. Un peu de dysurie. On entend toujours un bruit de souffle au niveau de la région précordiale. Temp. m. 39°,1. On continue l'emploi des bains. Le soir, à 9 heures, la température se maintient à 39°,5.

8 *août*. — La malade a de nouveau passé une nuit tranquille. Etat général satisfaisant. Pouls, 100. Temp. m. 39°,5. Nouvelle série de bains. A 8 heures du soir, temp. 38°,8.

9 *août*. — Etat général excellent. Pas de fièvre. 37°,8 à 8 heures, et 36°,6 à 9 heures. Mais dans la journée, la température remonte à

39°,4. Pouls 120. Nouveau bain à 6 heures du soir. A 8 heures, temp. 37°,5. Il est à remarquer que ces bains froids (17° et 18°), ne sont nullement désagréables à la malade qui les prend volontiers. Une fois dans son lit, la malade met trente à quarante minutes à se réchauffer.

10 août. — La nuit a été calme, mais la malade a peu dormi. Temp., m. 37°,8. Les taches rosées subsistent toujours.

Temp., s. 38°,5. État très-satisfaisant.

11 août. — Dureté œdémateuse des seins, surtout à gauche. Le souffle de la pointe a disparu.

Temp. s. 39°. Nouveau bain à 19°, après lequel la température descend à 36°,4.

12 août. — A partir de ce jour apyrexie complète. La convalescence poursuit une marche régulière.

Les trois observations précédentes ont été recueillies par notre excellent ami, M. le docteur Lucas Championnière et les traités thermiques qui leur correspondent nous ont été très-amicalement offerts par M. le Dr Grancher, auquel nous renouvelons publiquement nos remercîments sincères.

Obs. IV. — **Fièvre typhoïde adynamique traitée par les bains. Congestion pulmonaire et otite double dans le déclin de la fièvre : surdité absolue pendant 12 jours. Guérison.** (Voyez Pl. VII.)

Gustave Poitevin, 15 ans, né à But (Eure-et-Loir). Saint-Louis, n° 18, entré le 24 septembre 1874, sorti le 5 novembre 1874.

Ce garçon habite Paris depuis six mois. Début brusque, *il y a cinq jours*, des phénomènes de fièvre typhoïde : courbature, céphalalgie sans épistaxis, point de bourdonnements d'oreilles, mais vomissements et diarrhée.

A son entrée, céphalalgie excessive, stupeur, ballonnement du ventre, gargouillements, rate grosse, quelques râles sibilants dans la poitrine :

Le 25 *septembre*, on lui prescrit un bain à 30°. La temp. axillaire est de 40°, la temp. rectale de 40°,6. Après le bain, il éprouve un vif sentiment de froid, mais la céphalalgie est moindre. La temp. axillaire est de 38°,7, celle du rectum de 40°,2. (Limon, tartrique, v. 99. Bouillon et potage.)

Le 26, bain à 22°, frisson léger après le bain, assez abattu le soir, un peu de rêvasseries. L'abaissement a été :

Pour l'aisselle de 1°,6 (38° au lieu de 39°,6) ;

— le rectum près de 1°.

27 *septembre*. — Le bain a été donné à 30°, à cause du frisson qu'avait eu le malade la veille. Bien qu'il y eût un écart de 10°

entre l'eau du bain, le refroidissement périphérique a été encore plus accentué (2°,6, de 39°,6 à 37°) ; mais le soir, le thermomètre remonte exactement à son point de départ. État général meilleur. L'état de la poitrine est satisfaisant, il y a moins de râles. Mais l'enfant est un peu sourd ; il continue à avoir de la diarrhée, et il a de la peine à supporter les bains, même à cette température.

28 *septembre*. — Bain à 30°. On ne constate qu'un refroidissement de 4/10⁰ˢ de degré, mais il y a une cause d'erreur : la température n'a été prise que 20 minutes après le bain, quand le malade s'était déjà réchauffé.

Le lendemain 29, on constate de nouveau un abaissement notable de la température (1 degré) pour l'aisselle. L'état se maintient le même, l'enfant est plutôt plus éveillé ; il a moins de diarrhée.

30 *septembre*. — Le bain est donné à 32°. Refroidissement de 6/10⁰ˢ de degré ; dans la soirée la température s'élève à 40° ; l'enfant est fatigué, un peu sourd (l'eau du bain ne s'échauffe ni ne se refroidit).

1ᵉʳ *octobre*. — L'enfant prend encore un bain à 32°. Il tousse un peu et a quelques râles dans la poitrine. Sa température axillaire, le matin, a monté notablement sur ce qu'elle était l'avant-veille (39°,4 au lieu de 38°,5). La surdité est plus accusée. L'enfant a quelques douleurs dans les oreilles.

Soir. — Température : 39°,5.

2 *octobre*. — On supprime les bains. La surdité est complète. L'enfant reste dans la stupeur ; sa langue plus sèche que les jours derniers. Ventre météorisé, diarrhée. Quelques rares taches rosées. Toux assez fréquente, bien que les râles ne soient pas plus nombreux.

3 *octobre*. — État général assez mauvais surdité, absolue. Température, le matin : 39°,6 ; le soir, 40°,3. Toutefois, le pouls n'est point fréquent, 90 au plus.

Ventouses sèches sur la poitrine ; potion avec 4 grammes d'extrait de quinquina ; injections dans l'oreille.

6 *octobre*. — Aucune amélioration. État toujours grave. Surdité absolue. Le malade a seulement moins de diarrhée.

8 *octobre*. — Toujours de l'agitation, beaucoup de fièvre ; chaleur intense : 40°,2 le soir ; cependant, moins de râles. L'oreille droite suppure un peu.

9 *octobre*. — Surdité toujours absolue. L'écoulement des oreilles continue à droite. Ce matin, on lui ouvre un petit abcès sanguin de la cuisse qui avait peut-être déterminé la poussée fébrile de la veille. Le soir, la température monte toujours beaucoup.

10 *octobre*. — Beaucoup d'agitation la nuit, un peu de délire. Ce matin somnolence. Peut-être un peu moins de surdité. Il est mieux au point de vue de l'abdomen et de la poitrine. Le délire, d'après

M. Potain, serait plutôt du délire d'inanition que de la propagation d'otite.

On commence à lui donner quelques aliments.

Dans la soirée, somnolence profonde, sueurs profuses.

11 *octobre*. — Ce matin, défervescence complète : temp. 37°,2. Pâleur et commencement d'amaigrissement. Nouvel abcès furonculeux de la cuisse gauche. La surdité reste toujours excessive.

12 *octobre*. — Le matin, abaissement du thermomètre au-dessous de la normale à midi, frisson violent, avec claquement de dents, suivi d'un accès de chaleur fébrile très-intense. Toujours surdité persistante et beaucoup d'abattement. Délire et hallucination la nuit. (Pas de signes locaux pour expliquer le frisson.)

14 *octobre*. — Les frissons ne se sont plus reproduits. Moins de râle dans la poitrine.

16 *octobre*. — Le malade commence à se lever : il va certainement mieux.

17 *octobre*. — La surdité est moindre. L'oreille gauche commence à entendre, mais l'oreille droite reste absolument sourde. On continue les injections matin et soir avec de l'eau de guimauve.

25 *octobre*. — L'oreille droite commence à revenir : l'écoulement purulent a cessé. Le malade mange quatre portions et reprend des forces.

Exeat, 5 novembre. — Complétement guéri.

Obs. V. — Fièvre typhoïde à forme adynamique. Traitement par les bains tièdes. Mort. Autopsie. (Lésions thoraciques dont les bains ne sont pas innocents.) (Voyez Pl. VI et VIII.)

Louis Capey, trente ans, mécanicien, né à Saint-Ny (Manche), n° 7, Saint-Louis. *Entré le 26 septembre, mort le 22 octobre.*

Cet homme, bien constitué, arrive le 26 septembre, avec tous les symptômes d'une fièvre typhoïde adynamique assez intense. Il est plongé dans la stupeur, la langue est sèche et fuligineuse, les gencives couvertes d'un enduit brunâtre, l'haleine fétide. Tout le corps est rempli d'une éruption confluente de taches rosées et d'éléments papuleux. Sans qu'il y ait beaucoup de ballonnement, l'abdomen est sensible, et le malade a par jour cinq ou six selles liquides fort abondantes. La rate est assez grosse, non douloureuse. Du côté de la poitrine, aucune complication, et pas le moindre râle.

L'état fébrile est très-prononcé : le thermomètre monte à 40° le soir, et le pouls, petit et déprimé, marque cent pulsations. Les écarts entre la température du matin et du soir sont d'un demi-degré environ.

L'affection a débuté huit jours auparavant, d'une façon assez brusque.

Le malade est soumis à l'usage des bains quotidiens.

Le 1er jour (27 septembre) il prend un bain à 30° : la température axillaire s'abaisse, pendant le bain, de 1°, mais elle remonte à 39°,2 le soir. Le bain a été assez bien supporté, et suivi d'un sommeil tranquille. Pourtant dans la nuit, rêvasseries.

28 *septembre*. — Le bain est donné aujourd'hui à 22° et est de 20 minutes comme la veille. Avant le bain, la température axillaire est de 39°,4; la température rectale de 39°,8. *20 minutes après le bain*, la température axillaire est de 38°,9, la température rectale de 39°,6 : mais il faut tenir compte d'un commencement de réchauffement qui a dû modifier les résultats. Ce bain à 22° a paru froid au malade, qui a grelotté tout le temps, et qui a eu de la peine à se réchauffer.

29 *septembre*. — Nouveau bain à 22°. La température du bain au bout de 20 minutes a monté de plus de 1°. Après le bain, le malade est pris d'un grand frisson. La température périphérique s'est considérablement abaissée : de 38°,8 elle est tombée à 37°,2 : la température rectale est descendue également de 1°,2.(de 39°,8 à 38°,6). Mais le soir, la température axillaire est remontée à son point de départ, en le dépassant même un peu.

Du reste, même état général, un peu moins de diarrhée : langue toujours fuligineuse, rupia taches rosées confluentes.

30 *septembre*. — Même état général ; le malade reste toujours assez abattu ; cependant pas de rêvasseries la nuit ni de délire : point de râle dans la poitrine.

Bain à 32°. — Le refroidissement est un peu moindre, mais il y a peu de différence dans le bain à 22°. Ainsi T. axill. avant, 38°,2 ; après, 37°,9. Le soir, remonte à 38°,9. La température rectale ne varie également que de peu de chose. Bien que la température du bain soit plus considérable, le malade se plaint du froid.

1er *octobre*. — La température est un peu plus élevée que les jours précédents, elle atteint 39°,2 sous l'aisselle. Un bain de 32° est administré : il abaisse la température axill. de 3/10 de degré (38°,9 après le bain) à la température rectale également de 0,3° (39°,6 au lieu de 39°,9.)

Il est à noter que la température de l'eau du bain s'est élevée de 1/2 degré pendant les 20 minutes qu'y est resté le malade. Or, en laissant l'eau de la baignoire pendant 20 minutes à elle-même, le refroidissement de la masse du liquide est de 6/10 de degré. Donc le malade a perdu en chaleur: 1° 6/10 nécessaire pour élever l'eau du bain et la maintenir stationnaire; 2° 5/10 dont s'est accrue la température de la baignoire : total 1°,1. Il a donc cédé plus de chaleur effective que ne l'indique l'abaissement du thermomètre axillaire et rectal. (Ceci prouve que la thermométrie rectale ne donne nullement la mesure exacte de la température centrale.)

2 *octobre*. On suspend le bain aujourd'hui. La température axillaire, le matin, est de 38°,2, le soir de 39°,6. Peut-être un peu plus d'abattement que les jours précédents. Toujours des fuliginosités de la langue, de la diarrhée et de la prostation. Taches rosées excessivement confluentes et ne tendant nullement à s'éteindre.

3 *octobre*. — Bain à 25°. La température axillaire s'abaisse de 4|10 de degré, ainsi que la température rectale : le soir, même ascension thermométrique que la veille; on entre dans la période des grandes oscillations. Comme les autres fois, le bain est mal supporté, et le malade a du frisson. Chez ce malade, d'ailleurs, les capillaires périphériques se paralysent facilement, et l'on voit apparaître très-rapidement la tache cérébrale. Ceci est en rapport avec la facilité avec laquelle il se refroidit, et aussi communique sa chaleur à l'eau. Ce dernier bain à 25° était à la fin des vingt minutes à 25°,7 ce qui suppose une déperdition de 300 calories environ.

Le 4 et le 5 octobre, état stationnaire, = fuliginosités et langue fendillée, douloureuse = (Glycérine boratée).

6 *octobre*. Le malade est moins prostré : il a toujours une éruption très-confluente de taches rosées : point de râles dans la poitrine.

8 *octobre*. Il y a plus d'agitation, ce matin le thermomètre monte à 39°,6. — Garde-robes méléniques hier soir. Un peu de subdelirium la nuit. Toujours taches rosées confluentes.

$$\left. \begin{array}{l} \text{Julep avec ext. ratanh.} \\ \text{—} \qquad \text{97} \end{array} \right\} \quad 2 \text{ gr. chaque.}$$

Bain 30°.

Frisson intense après le bain, dont l'eau s'est élevée d'un demi-degré environ. La température a aussi varié.

T. Axillaire = 39°,6 avant le bain.   38°,4 après le bain.
— Rectale = 39°,8   —   38°,6 après le bain.

Le soir, la température de l'aisselle n'est remontée qu'à 39°,3. Le malade est somnolent, mais tranquille. Pas de râles. Langue meilleure. Léger épistaxis.

10 *octobre*. L'état général reste le même. Un peu de toux. La langue se déterge : il y a encore de la somnolence et de l'abattement Le pouls est à 88. Les taches rosées sont un peu moins confluentes mais il reste toujours du gargouillement. Il y a quelques tendances à se produire de l'érythème et des furoncles sur le siége. Toutefois, aucun râle dans la poitrine.

Bain à 30°.

Le bain est mieux toléré. Le malade a frissonné encore un peu;

cependant après, la température axillaire a diminué d 1°,4 ; température rectale de 6 dixièmes. L'eau du bain a été échauffée de 5/10 de degré, en tenant compte du refroidissement de l'eau, qui dans les 25 minutes était de 4/10, on arrive à un total de 0,9 de degré d'échauffement de l'eau du bain.

Dans la soirée, la température du malade est revenue à son point de départ, 39°,8.

11 *octobre*. Pouls à 88. Moins de diarrhée et de somnolence, mais encore de l'oppression et un peu de délire la nuit.

12 *octobre*. La température générale est toujours très-élevée, même le matin (39°,8), affaiblissement extrême, abattement ; pourtant les phénomènes abdominaux diminuent, les taches rosées sont plus rares et le poumon est sans râle.

Nouveau bain à 3°. La température axillaire s'abaisse de 1°,2. La température rectale encore davantage : elle est inférieure de 0,1 à la temp. axillaire (ce qui tient sans doute à ce que la température rectale a été prise plus tôt que le temps axillaire).

Dans la nuit encore, beaucoup de diarrhée.

13 *octobre*. Même état (Lavement amidonné matin et soir.)

14. La diarrhée diminue dans la journée, mais reste intense le soir et dans la nuit (6 garde-robes.) Toutefois moins de stupeur. Pas d'écorchure du sacrum. (Potion ratanhia.)

Bain à 20°, frisson dans le bain et après le bain.

16 *octobre*. Sans cause connue, le malade a beaucoup plus de fièvre.

Le soir la température s'élève à 40°,8. La langue est encore très-sèche ; la diarrhée persiste.

17 *octobre*. Ce matin le malade a eu des sueurs assez abondantes, 8,39°. Toujours beaucoup de faiblesse, langue encore fuligineuse. Matité dans le sein inférieur gauche avec râle crépitant : gêne respiratoire. Évidemment il y a un peu de pneumonie. (Vésicatoire en arrière et à gauche.)

19 *octobre*. — Moins de toux et d'oppression, mais état général plus mauvais. Affaiblissement extrême : geignements continuels. Les deux pieds sont enflés : il y a une écorchure gangréneuse à la partie supérieure de la cuisse gauche.

Du reste, peu de diarrhée, et moins de ballonnement. Les taches rosées ont presque disparu, mais la langue reste sèche et la chaleur aussi forte. T. 40° le soir, 39°,6 le matin.

20 *octobre*. — Subdélirium, geignements et plaintes continuelles. Pouls très-fréquent, à 120. Pas de nouvelles complications thoraciques, mais persistance du ballonnement du ventre. Les jambes restent enflées. Du reste, moins de diarrhée.

21 *octobre*. — Pouls à 130, le matin Température 39°,2. Ventre ballonné. Pouls très mou, presque ondulant. Langue sèche, trem-

blotante : secousses convulsives des mâchoires, quand il ouvre la bouche.

Dans la journée le malade est repris d'une diarrhée abondante, il a une série d'évacuations noirâtres, hémorrhagiques. Le soir, je le trouve très-prostré, pâle, ayant encore toute sa connaissance. Le pouls est d'une fréquence excessive, 140 presque imperceptible : la température est basse 38°,3. Deux heures auparavant, il a eu des sueurs.

22 *octobre*. — Pouls imperceptible : battement de cœur 144. Délire permanent, tranquille : tremblement de la langue. Température plus basse que le jour précédent.

Autopsie, le 24 octobre.

L'intestin présente des lésions considérables à partir de sa moitié inférieure. Tous les follicules clos et les plaques de Peyer sont couverts d'ulcérations profondes qui ne laissent voir aucune tendance à la réparation. Sur quelques-unes, il existe encore un bourbillon non détaché : la plupart laissent voir à nu la membrane péritonéale, et il suffit d'un peu d'eau pour amener plusieurs ruptures.

Au voisinage du cœur, les ulcérations sont confluentes et occupent la totalité de l'intestin. Les points non ulcérés sont tomenteux, tuméfiés, noirâtres et gangréneux. L'intestin est flasque, de couleur feuille morte. L'élimination d'une de ces eschares paraît avoir déterminé le melaena ultime.

Gros intestin sain.

Ganglions insentériques volumineux, ramollis et supprimés dans la partie correspondante aux ulcérations des derniers partis de l'iléon. Toutefois pas de traces de péritonite.

Rate très-volumineuse molle et diffluente.

Poumons complétement splénifiés dans leur moitié inférieure.

Cœur sain : ditalisme du ventimule droit, valmide incypide léger insuffisante (?)

Foie graisseux, reins très-congestionnés.

Rien d'appréciable aux méninges.

Ces deux observations (IV et V) ont été recueillies et rédigées par M. le Dr Henri Rendu, qui a bien voulu nous les transmettre, ainsi que les tracés graphiques correspondants (Pl. VI et VIII).

BIBLIOGRAPHIE

ABRATH (G.-A.). — On the cure of chronic gonorrhœa, gleet and leucorrhea by the application of ice. (*Medical Times and Gaz.* 9 april, p. 385, 1870.)

ACKERMANN. — Die Warmeregulation in hoheren thierischen Organismus. (*Deutsches Arch. f. klin. Med.* Bd. 11, p. 359-366, 1866.)

AFANASIEFF. — Untersuchungen über den Einfluss der Warme und der Kalte auf die Reizbarkeit der motorischen Froschnerven. (*Arch. für Anat. und Physiol. von Reichert*, etc., p. 691-702, 1865.)

ALLVEY. — Observations sur l'usage et les effets du froid dans le typhus et ses variétés. (*The Practitioner*, avril 1874.)

ALZIARY. — Conclusions sur le boire à la glace ou à la neige. (Toulouse, 1659.)

ANDRAL. — Leçons sur les maladies des centres nerveux. (Paris, 1836.)

ANDRESEN (J.). — Die Wasserkur, in ihrer Stellung zur Heilkraft des Organismus. (Berlin, 1875.)

ANDREW (JAMES). — Rhumatisme articulaire aigu avec température élevée. (St-*Bartholom. Hosp. Reports*, t. X, p. 337, 1874.)

ANSTIE. — On tissue destruction in the febrile state and its relations to treatment. (*The Practitioner*, mars, avril, mai 1874.)

ARAN. — Leçons cliniques sur les maladies de l'utérus. (Paris, 1860). (Bains dans le traitement de la métrite aiguë. Bains tièdes, froids, alcalins, sulfureux, ferrés, de mer, etc., dans le traitement des affections de l'utérus en général, p. 190, 258, 266, 376, 461 et passim.)

— Rougeole grave, compliquée d'accidents choréiques et de bronchite intense traitée par les affusions froides. (*Bull. de thérapeutique*, Paris, 1851, t. XL, p. 371.)

ARMITAGE. — (Traitement du typhus fever). *Hydropathy as applied in acute diseases.* London, 1852.

ARNOTT (JAMES). — On the efficacity of anesthesie temperature on cancer. (*The Lancet*, vol. II, p. 257-316, 1850, et vol. I, p. 414-489, 1854. *Medic. Times and Gazette, nov.* 1854.)

ARNOULD (J.). — Le traitement réfrigérant dans la fièvre typhoïde. (*Gazette médicale de Paris*, 31 mars 1877, n° 13, p. 153-154.)

ARLUNUS (JEAN-PIERRE ARLUNO, ou). — Commentarius de balneis. (Médiolani, 1532, 1539. Basil., 1553.)

ASTRUC. — Essai sur l'action et l'emploi thérapeutique des bains froids. Thèse de Montpellier, 1816.

ATHILL (SAMUEL-B.). — Observationes quædam de usu aquæ frigidæ externo. Diss. Edinb., 1778.

BACHELIER. — Exposé critique et méthodique de l'hydropathie, ou traitement des maladies par l'eau. (Pont-à-Mousson, 1843.)

BALDIAI. — Trattato dei bagni freddi, etc. (Naples, 1773.)

BALDOU. — Instruction pratique sur l'hydrothérapie. (Paris, 1857, in-8°.)

RAMBACH. — Hydrothérapie dans le croup. (*Rust's Magazin für die gesammte Heilkunde*, t. XXIII.)

BAMBERGER (H). — Lehrbuch der Krankheiten des Herzens, Wien, 1857.

BARBIER. — Des affusions dans la fièvre typhoïde. (*Arch. gén. de méd.* 1re série, t. XVIII, p. 581, 1828.)

BARBOSA (de Lisbonne). — Des douches d'éther pulvérisé. (*Medical Times and Gazette*, 1869.)

BARCLAY et CARAFY. — Des hautes températures dans le rhumatisme aigu, 43°, 3—43°, 8. (*The Lancet*, II, n° 154, 30 juillet 1870; Anal. in *Schmidt's Jahrbücher der gesammten Medicin*. Bd. CLII p. 198, 1871.)

BARRA. — L'usage de la glace, de la neige et du froid. (Lyon, 1675.)

BARTELS. — Beobachtungen über die haütige Braüne. (*Deutsches Arch. für klin. Medicin*, t. II, 1867.)

BARTELS (C).— Ueber die Behandlung fieberhafter Krankeits-Zustande, mit methodischen Wärmeentziehungen. (*Kiel*, 1866.)

BARTELS. — Rathschläge für die Behandlung des Typhus im Felde. (Kiel und Hadersleben, 1870, analyse in *Schmidt's Jahrbücher* Bd. CXLVIII, p. 256, 23 pages, Leipzig, 1870. — Bd, 1, 591.)

BARTH (C.). — Beitrage zur Wasserbehandlung des Typhus. (*Dorpat*, 1866.)

BARTHOLOMŒO-VIOTTI. — De balneorum naturalium viribus. (Lib. IV, Lugd. Batav., 1552.)

BAUM. — (Sigism). Zur Behandlung d. akuten Gelenkrheumatismus mit besonderer Berucksichtigung der Hydrotherapie. [Traitement du rhumatisme articulaire aigu par l'hydrothérapie.] (Vienne, 1874.) Extrait de « Wiener medizin. Press. »

BAUMLER. — On treatment of high temperature by external application of cold. (*The Lancet*, août 1870.)

BAUMLER. Ueber das Verhalten der Hautarterien in der Fieberlehre. (*Centralblatt für die med. Wissensch.* Berlin, 1873.)

Bazin. — Ergo στροφὸις refrigeratio. (Paris, 1678.)

Baynard (Edward). — The genuine use of hot and cold Baths. Together with the wonderful effects of the bath-water, drank hot from he pump, in decay'd stomachs and in most diseases of the bowels, liver and spleen, etc. Also proving that the best cures, done by the cold Baths first, and lately observed to arise from the temperate use of the bath first. (Lond. 1715.)

Beale (Lionel). — Lectures on the principles of the treatment of Fever. (Médical Times, medical Times and Gazette, 16 décembre 1871, p. 731, 732. 30 décembre, 789.)

Beau. — Emploi des ablutions froides dans la fièvre typhoïde. (Gaz. des Hôpitaux, 1847, p. 515.)

Beck. — Ueber den Einfluss der Kalte auf den thierischen Organismus. (Deutsche Klinik, 6-8, 1868.)

Becker. — Dissertatio de frigore (Rostock, 1666).

Béhier. — Conférences de clinique médicale faites à la Pitié (1861-1862).

— Leçons sur le traitement de la fièvre typhoïde par les bains froids. (Bulletin génér. de Thérapeut., 15 janvier 1874.)

— Des bains froids dans le traitement du rhumatisme cérébral. (Bull. gén. de thérap., t. XC. 1876.)

Behrens. — Kaltwasser Behandlung des abdomin. Typhus in der Kieler Poliklinik. (Deutsches Archiv für klin. Med. 1873.)

Bence (Jones). — Hydrothérapie. De l'action qu'exerce sur la circulation l'application topique de l'eau froide longtemps continuée. (Arch. gén. de Méd., 5e série, t. X, p. 344, 1857.)

Beni-Barde. — Traité théorique et pratique d'hydrothérapie comprenant les applications de la méthode hydrothérapique au traitement des maladies nerveuses et des maladies chroniques. Paris, 1875.   Précis d'hydrothérapie, 1878.

— Expériences et observations cliniques pouvant servir à expliquer le mode d'action de certaines applications hydrothérapiques. (Arch. gén. de Méd., 6e série, t. VII, p. 366, 1866.)

Bercher. — An nostri in regionibus a potu glaciali obtinendum. (Paris, 1751.)

Bergmann (E.). — Du traitement des congélations (Dorpater medicinische Zeitschrift, t. IV, liv. 2, 1873.)

Bernard (Cl.). — Leçons sur la chaleur animale, sur les effets de la chaleur et sur la fièvre. Paris 1876, in-8°.

Bernheim. — Des fièvres typhiques en général. (Thèse d'agrégation de Strasbourg, 1868). — Leçons de clinique médicale faites à Nancy, 1877. (Articles : fièvre typhoïde, pneumonie).

Bertulus. — De l'influence réelle ou propre de la chaleur, du froid et de l'humidité sur l'économie animale. (Montpellier médical., p. 223 à 251. 1859.)

Bianchelli (Meugo). — De morbis particularibus a capite ad calces et de omni febrium. genere. (Venet. 1530.)

Binz (Carl). — Beobachtungen zur inneren Klinik. Bonn, 1864, Cohen.

Russell-Birmingham. — Traitement du rhumatisme articulaire aigu avec vomissement, délire, par les draps mouillés. — Guérison. (*British medical Journal*, mars, 30, 1872.)

Blachez (P.). — Rhumatisme cérébral. — Accidents graves. Traitement par les bains froids ; guérison. (*Gaz. hebdom. de médecine et de chir.* 1875, nᵒˢ 7 et 8.)

Blake. — Des différences de température du côté droit et du côté gauche. (*Med. Times and Gazette*, oct. 8, p. 676. 1870.)

Blass. — Beobachtungen der Erysipelas. (Leipzig, Thèse, 1873.)

Blegéorough. — Les bains froids dans le typhus. (*Medical and physical Journal London*, t. VIII, p. 158, 1802, 1, p. 268.)

Bluhme. — De morborum curationibus per frigus. (Diss. Cœlt. 1773.)

Bock. — Die Hydrothérapie des Typhus. (*Bayer. ærtzl. Intellig. Blatt*, 1 et 2, 1870.)

Bock et Wyss. — Etudes sur la fièvre récurrente. (A. Hirschwald, 1869, — *Schmidt's Jahrbücher der gesammten Medicin.* Bᵈ CXLV, p. 219, 1877).

Bœck (V.). — Beobachtungen uber die Kaltwasserbehandlung des Typhus. (*Aertzl. Intelligensblatt*, 1870.)

Bœcker. — Uber die Wirkung der Sitzbaeder, der Brause und der nassen Einwicklung auf den Auscheidungsprocess. (*Moleschott's Untersuchungen*, t. VI, 1.)

Bœhm et Michel. — Beobachtungen über die Kalswasserbehandlung des Abdominaltyphus im Kriege. (*Deutsches Arch. fur Klin. Medicin*, Band VIII, p. 596, 1871.)

Bœhmer. — Diss. num frigus debilitet an roboret? (Viteb., 1803.)

Boerhaave (Hermann). — Prælectiones academicæ de morbis nervorum curand. (Lugd. Bat., 1761-1732.)

Bohn. — Blattern in Gerhardt's Lehrbuch der Kinder Krankheiten, t. II. 1877.

Bondet. — La fièvre typhoïde et les bains froids à Lyon pendant l'épidémie d'avril 1874. (*France Médicale*, juillet 1874.)

Bordier. — Revue critique sur l'emploi du froid dans les maladies aiguës. (*Journal de Thérapeutique* du professeur Gubler, nᵒˢ 10, 11, 12, 13, 14, 1874.)

Borsieri. — Institutes de Médecine pratique. Trad. de P.-E. Chauffard, t. I, Paris, 1856.

Botkin (de Saint-Pétersbourg). — De la fièvre. Trad. fr., par Georges. Paris, 1872.

Bottentuit (N.). — Hygiène et thérapeutique. Paris, 1866.

Bouchard (de Saumur). — Contraction spasmodique du vagin guérie par le froid. (*Bulletin de thérapeutique*, t. LXII, p. 552. Juil. 1862.)

Bouchardat. — Du froid dans les maladies aiguës. (*Bulletin de thérapeutique*. Octobre 1874, et *Annuaire de thérapeutique*, p. 243-260, 1875.)

Bourneville. — De l'emploi de la glace dans l'hystérie et l'épilepsie. (*Progrès Médical*, 1876, n° 12.) — Exemple d'abaissement considérable de la température chez un homme exposé au froid extérieur. (*Mém. de la Soc. de biologie*, 5° série, t. III, p. 1, 1871.)

Boussaing. — Zur Therapie der akuten und chronischen Gelenk-Rhumatismus. (*Wien. med. Presse, n° 38*, 1868.)

Boussi. — Rhumatisme articulaire aigu, symptômes concomitants de méningite, leur disparition à la suite des bains froids; eschare rapide du sacrum; mort par infection purulente. (*Bulletin de la Société clinique*, p. 272-280. Paris, 1877.)

Boyer. — Utilité comparée du bain froid et du lavement froid dans le traitement de la fièvre typhoïde. (Thèse de Paris, n° 234, 1875.)

Brand (Ernest). — Die Hydrotherapie des Typhus. (Stettin, 1861. — Zur Hydrotherapie des Typhus. Bericht über die in St-Petersburg, Stettin und Luxemburg hydriatisch behandelte Fälle. Stettin, 1863. — Die Heilung des Typhus, mit Anhang : Anweisung für die Krankenwärter bei der Behandlung des Typhus mit Bädern Berlin, 1868, II, 455, 543, 560, 563, 570.) Die Wasserbehandlung der typhösen Fieber. (Tubingen, 1877.)

Brandreth. — Letter giving an account of the benefit of washing with cold water and vinegar in typhus Fever. (*Med. Commentaries*, 1792, t. XVI, p. 382.)

Brandreth. — Traitement des fièvres par l'eau froide. Pratique du docteur Currie. (*Philosophical Transactions*, 1792, I, 222; II, 518.)

Braun (Jul.). — Systematisches Lehrbuch der Balneotherapie. 3te Auflage, Berlin, 1873.

Brendel. — Diss. de justa methodi refrigerantis in morbis æstimatione. (Gœttingæ, 1752.)

Briand. — De l'emploi de la glace dans les affections utérines. Thèses de Paris, 1866.

Briquet. — Traité de l'hystérie. Paris, 1859.

Brocard. — Du bain, de la douche et des affusions froides dans le traitement de la folie. Thèse de Paris, 1859, n° 143.

Broussais. — Examen des doctrines. Paris, Delaunay, 1829.

Brown-Séquard. — Remarques sur l'influence du froid appliqué à une petite partie du corps de l'homme.(*Journal de la physiologie*, 2, 1, p. 502, 1858.)

Brown-Séquard. — Leçons sur le diagnostic et le traitement des principales formes de paralysie des membres inférieurs. Traduct. de Gordon, Paris, 1864.— Leçons sur les vaso-moteurs et l'épilepsie. Trad. par Beni-Barde, Paris, 1872.

Brown-Séquard et Tholozan. — Recherches expér. sur quelques-uns des effets du froid. (*Arch. gén. de méd.*, 5° série, t. XII, p. 683, 1858.)

Bruce. — Scarlatine traitée par les ablutions froides. (*Méd. chir.*, *Transact.*, t. IX, p. 275, 1812.)

Buss (C. C.). — Ueber Wesen und Behandlung des Fiebers. Stuttgart, 1878.

Bucquoy. — Affusions froides dans la fièvre typhoïde. (*Bulletin général de thérapeutique*, 1866.)

Bull. — Hyperpyrexie et symptômes cérébraux dans un rhumatisme articulaire aigu, guéris par les bains froids. (*Norsk. Mag.*, 2, R. VI, p. 329, 1876.)

Bullot. — Ergo frigida febribus. Paris, 1660.

Burdon Sanderson. — High Temperatures in acute Rhumatism. (*Clinical Society Transactions*, t. I, p. 34, 1867.)

— Process of Fever. (*The Practitioner*, avril, mai, juin 1876.)

Busch. — Diss. de frigoris quibusdam effectibus. Marb., 1764.

Butius (Vicent). — De potu calido et frigido. (Rome, 1633.)

Buttenwieser.— Die Methoden der Kaltwasserbehandlung in fieberhaften Krankheiten. (*Bayer. Aertzl. Intell.* Bd. XX, 12, 1873.)

Byam. — Diss. de usu aquæ frigidæ externo. (Edinb., 1778.)

Caley (Allen).—(Rhumatisme hyperpyrétique traité par les bains froids.) (*The Lancet*, 12 août 1871.)

Callenfels. — Ueber den Einfluss der vasomotorischen Nerven auf den Kreislauf und die Temperatur. (*Zeitschr. f. rat. Med.*, 2° série, Bd. VII, 1855.)

— Expériences sur l'action du grand sympathique par rapport à la chaleur. (*Henle und Pfeufer's Zeitschr. f. rat. Med.*, 1856.)

Campbell. — Des douches dans la folie (*Journal of mental science*, janvier 1873).

Canat. — Diss. sur l'usage tant intérieur qu'extérieur de l'eau froide et de la glace dans les maladies internes (Montpellier, 1803).

Carpenter. — Des sacs de glace. (*Medical Times and Gaz.*, t. 1, p. 197, 1860.)

Carré. — Deux cas de mort subite à la suite des bains froids (fièvre typhoïde). (*Gaz. des Hôpitaux*, n. 60, 1874.)

Castel. — Contributions à l'étude de la suppression des fonctions de la peau, *Thèse de doctorat*. Paris, 1876.

Cayla (Simon). — Du traitement de la fièvre typhoïde chez les enfants par les bains froids, *Thèse de doctorat*. Montpellier, 1874.

Cayrade. — Sur les mouvements réflexes. *Thèse de doctorat.* Paris, 1864.

Cersoy. — Considérations sur les effets du froid. *Thèse de doctorat.* Paris, 1866.

Chapman (John). — Application de sa méthode au traitement de l'épilepsie. (*Med. Times and Gazette.* Vol. 11, p. 60, july 18, oct. 17, 1863). *British Medical Journal,* 1868.

Chapuis (J.).— Essai sur l'emploi du froid comme moyen de traitement. *Thèse de doctorat.* Paris, n° 192, 1844.

Chapuis.— De la fièvre et de l'eau froide (*Union médicale,* t. XVII, p. 1037, 1874).

Chossat (de Genève). — Recherches expérimentales sur l'inanition. (*Mémoires de l'Acad. des sciences.* Paris, 1843, t. VIII.)

Cirillo.— De recto frigidæ in febribus, usu diœta aquea. (*Philosoph. Transact. of the Royal Society of London,* t. XXXVI, p. 142, 1729.)

Clément. — Traitement de la variole par les bains froids. (*Lyon médical,* 4 février 1877, etc.)

Cocchi (Antonio).— Diss. sopra l'uso esterno appresso gli antichi dell' acqua fredda sul corpo umano. Firenze, 1747.

Cohn (S.).— Hydrotherapie des Scarlach. Berlin, 1862.

Cohnheim (J.). — Neue Untersuchunge en über die Entzundung. Berlin, 1873.

Colrat. — Rhumatisme cérébral; traitement par les bains froids; guérison. (*Lyon médical,* 1875, n° 39.)

Compin. — La fièvre typhoïde et l'eau froide dans les campagnes. (*Union médicale,* p. 871, 1874.)

Corbel (S. J.).— Emploi hygiénique et médical des bains. (Thèse de Paris, 1837, n° 469). Traité complet des bains. Paris, 1845.

Corson (H.). — De l'emploi de la glace et de l'eau glacée dans la scarlatine et la diphthérie. (*Philad. med. and surg. Reporter,* avril 1876.)

Cortial. — Essai sur les indications thérapeutiques dans la fièvre typhoïde. Thèse de Strasbourg, 1869.

Crecchio (L. de). — De la mort par le froid. (*Il Morgagni,* VIII, 1866.)

Cullen (Archibald). — Diss. de frigore ejusque vi et effectibus in corpus humanum. Edinburgi, 1780.

Currie. — Medical Reports on the effects of water cold and warm, as a remedy in Fever and other diseases. (Liverpool, 1798-1804.) Extr. dans *Biblioth. britann.,* t. XVII et XXX, par Odier.) *Idem.,* 5° édit., 2 vol., 1814.

Cyon.—Einfluss der Temperatur Veranderungen auf Zahl Dauer und Stärke der Herzschlage. (Leipzig, 1867.)

Czerwinski (J.). — Compendium der Thermotherapie (Wasserkur). Vienne, 1875

Davy (J.). — On the effects of air of different temperature on animal heat (*Philosophical. Transactions*, p. 61, 1845).

Decore. — L'utilité des bains froids. — Leyde, 1761.

Delmas. — L'hydrothérapie dans le tabes dorsalis. (*Journal de Bordeaux*, mars 1865.) — Traitement hydrothérapique de la lypémanie simple. (*Bordeaux médical*, n° 15, 1874.) — Des paraplégies ischémiques traitées par l'hydrothérapie. (*Bordeaux médical*, n°ˢ 4 et 5, 1875.)

Dépéret (Ch.). — De l'influence du traitement par l'eau froide, sur la production de l'hémorrhagie intestinale dans la fièvre typhoïde. (*Thèse de doctorat*, n° 104. Paris, 1876.)

Derivaux. — Étude sur le traitement hydrothérapique des affections utérines. (*Thèses de Paris*, 1876.)

Desnos. — Du délire dans le rhumatisme articulaire aigu. (*Gazette médicale de Paris*, 1877 et 1878.)

Després (Armand). — Nouveau Dictionnaire de médecine et de chirurgie pratiques, art. Froid.

Dœllinger. — Diss. de balneorum frigidorum usu. (Bamb., 1786.)

Dromain. — Observation de rhumatisme cérébral et médullaire. — Lotions froides. — Mort. (Discussion : MM. H. Huchard, H. Rendu, Féréol, Dieulafoy, Bouchard, Peter. (*Bulletin de la Société clinique de Paris*, p. 281-288, 1877.)

Dubové (de Pau). — De quelques principes fondamentaux de la thérapeutique. Paris, 1876.

Du Castel. — Des températures élevées dans les maladies. (Thèse d'agrégation. Paris, 1875.)

Dufay. — L'hydrothérapie dans le tabes dorsalis. (*Union médicale*, n° 84, 1864.)

Dujardin-Beaumetz. — De l'emploi des bains tièdes comparé à celui des bains froids dans le traitement de la fièvre typhoïde (*Bulletin de thérapeutique*, 30 janvier, p. 54 ; 1877).

Dumay. — De l'utilité des bains considérés sous le rapport hygiénique et médical. Thèse de Paris, 1830, n° 38.

Dumoustier. — Dissertation sur l'usage du bain d'eau froide dans l'état de santé ou de maladie. Thèse de Strasbourg, an XII, n° 146.

Duncan. — Avantages du traitement par l'eau froide dans les maladies fébriles. (*Medical commentaries*. Edinburgh, 1791.)

Durand-Fardel, Leuret, Lefort. — *Dict. général des eaux minérales et d'hydrologie médicale*; Paris, 1860; t. I, p. 191, art. Bain hydrothérapie.

Dusterberg. — Hydrothérapie dans le croup. (*Hufeland's Journal*, 1826.)

Duval. — Fièvre intermittente ; accès irréguliers ; anémie ; congestions de la rate et du foie ; sulfate de quinine, préparations de fer et de quinquina inutilement administrés ; prompte guérison par l'hydrothérapie. (*France médicale*, 5 mai 1875.)

Eade (Peter) —De l'emploi local du froid dans les inflammations abdominales. (*The Lancet*, février 1876, p. 309).

Eck.—Hydrothérapie dans le croup. (*Med. Zeituny.* Prague, 1834).

Eddison (Edwin).— Deux cas de scarlatine traités par l'eau froide. (*The Lancet*, p. 340-414, 1875.)

Emmerich. — De frigori correptis. (Diss. Regiomonti, 1701.)

Eiselin. — Diss. exhibens balneorum usum ad curandas febres (Altdorf, 1792).

Edwards (W.). — De l'influence des agents physiques sur la vie. Paris, 1824.

Enguehard. — Essai sur les douches froides dans l'aménorrhée (Thèses de Paris, 1868).

Esmarch.— Ueber die Behandlung des acuten Gelenk-Rheumatismus mit Eiss. (*Berl. med. Wochenschr.*, n° 35, 1871.)

Eulenburg (A.) — Lehrbuch der functionnellen Nerven-Krankheiten. Berlin, 1871.

Faivre (Élie).—Du traitement de la fièvre typhoïde par les bains froids. (*Lyon médical*, 4 janvier 1874.)

Fantonetti. — Immersions dans l'eau froide contre le rhumatisme articulaire chronique et quelques névralgies. (*Annali universali di medicina*. Milano, fév. 1856.)

Féréol (S.). — Efficacité des bains froids dans le rhumatisme cérébral et dans le délire alcoolique aigu fébrile. (*Soc. méd. des hôpitaux*, séance du 8 juin 1877. *Gaz. hebd. de méd. et de chirurgie*, n° 26, p. 414, 29 juin 1877.)

— Note sur trois cas de fièvre typhoïde traités par la méthode de Brand. (*Bullet. de thérapeutique*, 8 juillet 1874.)

Ferrand (A.).—Des réfrigérants dans la fièvre typhoïde. (*Bulletin général de thérapeutique*, 30 septembre 1872, et Société médicale des hôp., 13 novembre 1874.) Les bains froids et l'hyperthermie (*Soc. méd. des hôpitaux*, *Union médicale*, nos 93, 95, 96, 98, 99 ; 1877) et tirage à part. Paris, J.-B. Baillière. — Traité de thérapeutique médicale. Paris, 1875.

Ferrini (Giovanni). — Hydrothérapie contre les suites de l'avortement interne. (*Annali universali di medicina*. Milano, déc. 1861.)

Fesquet. — Ergo in dolore venœ sectio et frigida (Monsp., 1659).

Fickins. — Diss. de clysteribus nutritiis et frigidis (Jena, 1718).

Fiedler et Hartenstein. — Mittheilungen aus dem Stadtkrankenhause zu Dresden. (*A chiv der Heilkunde*, t. XI.)

Finck. — De vero frigoris subjecto (Diss. Hafniæ, 1649).

Finckelburg. — Étude sur le traitement par l'eau froide des

aliénés. (*Allgemeine Zeitschrift für Psychiatrie*, Band. XXI, p. 506, 1864.

FISCHER.— Gangraen der Bauchdecken in Folge von Eissbehandlung wegen Métrorrhagie nach Entbindung. (*Schweizer. Corresp. Blatt*, n° 15, 1876.)

FISCHER.— Hydrothérapie dans le croup. (*Casper's Wochenschrift*, Berlin, 1846.)

FISMER. — Die Resultate der Kaltwasserbehandlung bei der acuten croupôsen Pneumonie im Baseler Spitale von Mitte 1867 bis mitte 1871. (*Deutsch s A ch. für klinische Medicin*, vol. 11, 1873.)

FLECKLES. — Des méthodes balnéo-thérapeutiques pour la guérison des névroses chroniques. (*Allgemeine Wiener medizinische Zeitung*, n° 6, 1873.)

FLEURY (L.). — Des effets produits sur la circulation par l'application de l'eau froide à la surface du corps de l'homme. (*Le Progrès*, p. 337, mars 1858.)

— Traité thérapeutique et clinique d'hydrothérapie, 3° édit., 1866; 4° édit., Paris, 1875.— Clinique hydrothérapique, 1855 et 1870.

FLOURENS. — Observations sur quelques maladies des oiseaux; (*Ann. des sciences nat.*, t. XVIII, p. 63, 1829.)

FORMENT. — Essai sur les bains et l'hydrothérapie. (*Thèse de doctorat*. Paris, 1873, n° 153.)

FOURCADE. — Du traitement des fièvres intermittentes rebelles par l'hydrothérapie. (*Thèse de doctorat*. Paris, 1872, n° 497.)

FOURNIÉ. — De la méthode réfrigérante dans le traitement de la fièvre typhoïde. (*Thèse de doctorat*. Paris, 1872, n° 404.)

FOURNIER (A.). — Note sur l'emploi des affusions froides dans le choléra typhoïde. (*Gazette des hôpitaux*, 1865.)

FONSSAGRIVES. — Traité de thérapeutique appliquée. Paris, 1878.

FOX (W.). — Rhumatism with Hyperpyrexia. (*The Lancet*, t. II, juillet 1870.) Treatment of Hyperpyrexia by cold, etc. (*British medical journal*, août 1871.)

FOLTZ.— Des lavements froids dans le trait. de la fièvre typhoïde. (*Lyon médical*, janvier 1875.)—Méthode de Brand. (*Société médicale de Lyon*, 9 et 16 février 1874.)

FRANCO (FRANÇOIS).—De la nieve y del uso de ella. (Hispan, 1569.)

FROEHLICH. — Ueber die ausserliche Anwendung des kalten Wassers in hitzigen Fiebern. (*Supplement Heft zur Hufeland's Journal der practischen Heilkunde*. Berlin, 1822.)

FUSTER. — Des bains et des affusions d'eau tempérée dans le traitement de certaines névroses. (*Bull. de thérap.*, 1833, t. IV, p. 140.

GAILLARD (de Poitiers). — Douche hémostatique. (*Arch. gén. de méd.*, 5° série, t. X, p. 236, 1857.)

GALLARD. —- Leçons cliniques sur les maladies des femmes. Paris, 1873.

Galtier (Ulysse). — De l'emploi et de la valeur de l'eau froide dans le traitement de la fièvre typhoïde. (*Thèse de doctorat*, Mont-Pellier, 1876.)

Gendrin. — Leçons sur les maladies du cœur. Paris, 1841. — Traité philosophique de médecine pratique, t. Ier. Paris, 1839. — Traité des fièvres intermittentes. Paris, 1878.

Geissler. — Ueber den Typhus mit besonder. Rucksicht auf dessen hydropatische Behandlung. (*Schmidt's Jahrbücher*. Bd. CXLV, p. 1870.)

Gavarret. — Art. Congélation. (*Dict. encycl. des sc. méd.*, 1876.)

Gerdy. — Recherches expérimentales relatives à l'influence des bains sur l'organisme. (*Arch. gén. de méd.*, 1838, t. I, p. 452)

Gerhardt.— Ueber Kaltwasserbehandlung des Abdominaltyphus. (*Wien. medic. Presse*, 1869, n° 1.)

Gerhardt. — *Lehrbuch der Kinderkrankheiten*, t. II, 3e édition, Tubingue, 1874.

Giannini. — Della natura delle febbri e del miglior metodo di curarle. (Milano, 1805-1809.) — De la nature des fièvres et de la meilleure méthode de les traiter, traduit par Heurteloup. Paris, 1808.

Gildemeister.— Ueber die Kohlensaure production bei der Anwendung von kalten Bädern und anderen Warme-entziehungen. (Dissert. inaug. Bâle, 1870.)

Gillebert d'Hercouht. — Effets physiologiques déterminés par l'application extérieure de l'eau froide. Lyon, 1857.

Ginbrac (E.). — Traité de pathologie interne et de thérapie médicale. Paris, 1859.

Glénard (Frantz). — Du traitement de la fièvre typhoïde par les bains froids à Lyon. (*Lyon Médical*, p. 142, 1874.)

Gœtz. — Klinik in Wien (*Schmidt's Jahrbücher*, t. CLVI, fasc. 1. — Beobachtungen und Erfahrungen uber die Anwendung des kalten Wassers beim Typhus (*Pager vierteljah. fur praktische Heilkunde*, p. 113 1872.)

Greene (J. S.). — Des bains d'eau froide dans quelques maladies aiguës. (*Boston med. and surg. Journ.*, 8 mars 1877.)

Granjux. — Des accidents déterminés par les bains froids dans l'armée. (*Recueil de Mém. de Méd. et de Chir. milit.*, p. 113, 1877).

Graves. — Leçons de Clinique médicale, traduites et annotées par M. le professeur Jaccoud, 3e édit., 1872.

Gros. — Dissertation sur les bains froids. (Thèse de Paris, n° 54, 1831.)

Grundeler. — Diss. de aquæ frigidæ uso medico externo (Goettingæ, 1788.)

Gruner. — Diss. de natatione frigida, magno sanitatis præsidio. (Iéna, 1788.)

Gubler. — Leçons de thérapeutique recueillies par le Dr Leblanc. Paris, 1877.

Gueneau de Mussy (N.). — Clinique médicale de l'Hôtel-Dieu, t. II, 1875.

Guérard (Alph.). — Note sur les effets physiques des bains. (*Ann. d'hyg. publique et de médecine légale*. Paris, 1844, 1re série, t. XXXI, p. 355.) — Influence qu'exerce le refroidissement brusque et notamment le froid, pour produire des congestions soit viscérales, soit périphériques. (*Soc. méd. des Hôpitaux*, séance du 8 juillet 1863.)

Guersant. — Art. *Affusion*. (*Dict. de Méd.* en 30 vol., 1re et 2e éd., 1821 et 1832.)

Guilbeau. — Quelques mots sur les bains de mer. Bayonne, 1876.

Guiltet. — Essai sur l'emploi des affusions. (*Thèse de Paris*, 1834.)

Gulterius. — An potum glacie refrigerare conveniat? *Dissert.*, Paris, 1680.

Hagenbach. — Kinderspital in Basel. Bâle, 1874.

Haghpisl. — De frigoris efficacitate physiologica. (*Dissert.*, Lipsiæ, 1857.)

Hahn. — Epidemia verna quæ Vratislaviam, anno 1737, afflixit. (*Acta Acad. nat. curios.*, t. X, appendix.)

Hahn (Joh. Sigmund). — Unterricht von Kraft und Wirkung des frischen Wassers in die Leiber der Menschen, besonders der Kranken, bei dessen innerlichem und ausserlichem Gebrauche, etc. (Breslau und Leipzig, 1738, 1743, 1754, 1770.)

Hamberger. — De frigore morbifico. *Dissert.*, Jenæ, 14 avril 1725.

Hauner. — Hydrothérapie dans le croup. (*Journ. für Kinder-Krankheiten*, 1856.)

Hamilton. — De frigoris effectibus in corpus humanum. (Edinburgi, 1738.)

Harder. — Abhandlungen aus dem Gebiete der Heilkunde. Pétersbourg, 1821.

Hart. — (*The Lancet*, janvier 1865, vol. I, p. 6.)

Hartung. — Diss. de efficacitate aquæ frigidæ et calidæ in curatione abcessuum. (Erfurt, 1797.)

Hartmann. — Clysmatum frigidorum in ani procidentia usus. (Francof. ad Viadr., 1780.)

Hauzinger. — De Viennensium potus frigidi et glacialis usu et abusu. (Viennæ, 1737.)

Heidenhain. — Ueber den Temperaturunterschied des rechten und linken Ventrikels. (*Pflüger's Archiv*, 1871.)

Heinzmann. — De l'action que les modifications très-lentes des excitants thermiques exercent sur les nerfs sensibles. (*Pflüger's Archiv.* Band, VI, p. 222, 1872.)

Hergst. — Hydrothérapie dans le croup. (*Heidelberger medic. Annalen*, 1836.)

Henry (Ossian). — Essai sur l'emploi médical et hygiénique des bains. (Thèse de doctorat, Paris, 1855.)

Herpin. — Recherches sur les bains de rivière à basse température. (*Gaz. méd. de Paris*, 1844.)

Hervieux. — De l'emploi des bains et de leur utilité dans le traitement de la fièvre typhoïde.(*Arch.de méd.*,1848, 4° série, t. XVIII, p. 25.)

Hippocrate. — Œuvres complètes, Ed. de Littré. — Le froid provoque les spasmes, IV, 271. — Parties dont le froid est ennemi, IV, 539. — Le froid est secourable et est mortel, V, 317. — Action de l'excès du froid, VI, 575. Passim.

Hirsch (Th.). — Die Entwickelung der Fieberlehre und in der Fieberbehandlung geit dem Anfange dieser Jahrhunderts. Berlin, 1870.

Hirtz. — Articles : Chaleur, Fièvre, Médicaments. (*Nouveau dict. de méd. et de chirurgie pratiques.*)

Hoffmann (F.), — Opera omnia. Genève, 1761.

Horvath. — Zur Abkühlüng der warmblütigen Thiere. (*Centralblatt für die med. Wissensch*, 1871, p. 531.)

— (De l'action du froid sur la grenouille.) (Vorläufige Mittheilung, *Centralblatt für die med. Wiss.*, 18 février 1873.)

— (De l'anesthésie déterminée par le froid.)(*Centralbl. für die med. Wissench.*, 1873, n° 14.) — Zür Abköhlüng der Warmblüter. (*Pfluger's Archiv.*, Band XII, p. 278, Bonn, 1876.)

Hofmeister. — Du tabes dorsalis et son traitement par l'hydrothérapie. (*Petersb. méd. chirurg. Presse X*, p. 15 à 23, 1875.)

Holmann. — Diss. de frigoris generalioribus in corpore vivo effectibus. (Edinb., 1788.)

Huchard (Henri). — De la fièvre et des bains froids. (*Union médicale*, 3° série, t. XXII, p. 533 ; avril, p. 781 ; mai 1874.)

Hulaud. — Considération sur le traitement des pyrexies par l'eau froide. (Thèse de doctorat, Paris, n° 124, 1872.)

Hunter. — (*The Lancet*, 9 janvier 1875, p. 45.)

Joh. Huxham. — Essay on Fevers with their various Kinds. (London, 1750.)

Immermann. — Rhumatismus acutus mit terminaler hyperpyrexia. (*Deutsches Archiv. für klinische Medec.* Bd., XII, p. 173-181,1873.)

Immermann et Ziemssen. — Traitement de la fièvre typhoïde par l'eau froide. — Observ. prises à la clinique d'Erlangen. (*Schmidt s Jahrb.* Bbd, CXLV, p. 111, 1870.)

Jaccoud. — Leçons de clinique médicale faites à l'hôpital Lariboisière. — Paris, 1872. — Traité de pathologie interne, 1877.

Jackson (Robert). — A Treatise on the Fevers of Jamaica, etc.

(London, 1719.) — An exposition of the practice of affusing cold water on the surface of the body, as a remedy for the cure of fever to which are added remarks on the effects cold drink and of gestation in the open air in certain conditions of that disease, etc. (Edinb., 1808.) — Sketch of the History and cure of febrile diseases, particularly in the West-Indies among the soldiers of the British Army, etc. (London, 1817.) — On Scarlet Fever. (*American Journal of med. Science*, avril 1838.)

JACKSON (REEVES). — Affusions froides contre les intoxications narcotiques. (*Amer. Journal of med. Science*, juillet 1859.)

JACOB. — Recherches sur la quantifé de chaleur perdue par l'organisme dans les bains d'eau de diverses espèces ; grande influence de l'eau chargée d'acide carbonique. (*Virchow's Archiv*. Bd., LXII, 1875.)

JACOBY. — De frigoris effectibus in corpus vivum. (Edinb., 1817.)

JACQUEZ (de Lure). — Recherches statistiques sur le traitement de la fièvre typhoïde par les réfrigérants. *Bull. de la Soc. de méd. de Besançon*, 1846, n° 2. Extr. dans *Arch. gén. de méd.*, 4° série, t. XIV, p. 91.)

E. JAMES (SAMUEL). — Traitement de la pneumonie par les bains froids, la quinine et l'acide salicylique. (*The American Journal of med. sciences*, juillet 1877.)

JOANNÈS. — Essai sur l'action et l'emploi thérapeutique des bains froids. *Thése de doctorat*, Montpellier, 1828.

JOLLY (P.).—Art. AFFUSION. (*Dict. de méd. et chir. prat.*, en 15 vol. Paris, 1829.)

JOUBERT. — De balneis Romanorum et Græcorum. (Francfort, 1645.)

JOHNSON (GEORGE). — On Cases of the temporary albuminurie resulting of cold bathing. (*Clinical Society of London*, 28 nov.) (*Medical Times and Gazette*, 13 déc. 1873, p. 678.)

HANDFIELD JONES. — Case of typhoïd fever, hyperpyrexia. (*Medical Times and Gazette*, 21 mars 1874, p. 315-316.) — Two Cases of Fever, with Hyperpyrexia. (*Medical Times and Gazette*, 10 mars, 12, 15, 26 mai, 2 juin n°s 1393, 1402, 1404, 1405, 1877.)

JOSSE (fils). — Emploi de l'eau par le moyen des affusions. (*Mélanges de chirurgie pratique*. Paris, 1835.)

JUCH. — Diss. de noxio aquæ frigidæ simplicis uso pro potu ordinaris in statu sano et ægroto. (Erfurth, 1730.)

JÜRGENSEN. — Klinische Studien uber die Behandlung des Abdominaltyphus mittelst des kalten Wassers. *Leipzig*, 1866.

— Zur Lehre von der Behandlung fieberhafte Krankheiten mittelst des kalten Wassers. (*Deutsches Archiv. für klin. Medic.* t. III, p. 164, 1867, et t. IV, p. 110, 1868.)

— Croupöse Pneumonie. (*Ziemssen's Handbuch der speciellen Pathologie und Theropie*, t. V, p. 158.)

KEMPERDICK. Traitement de la fièvre au moyen d'une irrigation continue du rectum par un courant d'eau froide. (*Berlin. klin. Wochenschrift*, n° 10, 1873.)

KING (JOHN). — Essay on hot and cold Bathing. London, 1737.

KIREJEFF. — Ueber die Wirkung warmer und kalter Sitzbäder auf den gesunden Menschen. (*Virchow's Archiv fur path. Anat.* t. XXII, p. 496-1861.)

KLACKHOF. — Diss. de frigidis nervorum systemati inimicis ad ductum aphor. (Lugd. Bat., 1736.)

KETT. — De epithematum frigidorum vi atque usu, præsertim in curandis contusionibus. Erlangen, 1794.

KOCH (K.-A.). — Das Kalte Wasser. Wo ist es anzuwenden? Wo nicht? Geschichte der Wasserheilkunde; diätetische Benutzung des kalten Wassers. Leipzig, 1838, 1842.

KOERLER. Der Typhus abdominalis. (München, 1874.)

KOERNER. — Beitrage zur Temperaturtopographie des Saügethierkorpers. (*Dissertation*, Breslau, 1871.)

KOLBANY (Paul). — Beobachtungen über den Nutzen des Warmenlauen und kalten-wassers im Scharlacfieber. (Pressburg, 1808.)

— Bemerkungen über den ansteckenden Typhus, der in Jahr. 1809-1810 in Presburg herrschte; Ueber die Wirkung des kalten und warmen Wassers als ein Heilmittel in Fieber und in andern Krankeiten. (Pressburg, 1811.)

KOLLERT. — Hydrothérapeutique populaire, c'est-à-dire enseignement sur la guérison radicale d'un grand nombre de souffrances corporelles et de maladies invétérées, guéries par de l'eau pure, sans avoir recours à des médecins de la cuisine latine. (Grimma, 1837, in-12.

KONDIREFF. — Du traitement de l'érysipèle, par les applications de glace. (*Journal de médecine de Moscou*, 1874, n° 50).

KRAFFT-EBING. — Beobachtungen und Erfahrungen über Typhus abdominalis. (Erlangen, 1871.)

KROEBER. — Priessnitz Græfenberg und seine Methode, das kalte Wasser gegen verschiedene Krankheiten des menschlichen Körpers anzuwenden, fûr Aerzte und Nichtærzte dargestellt. 2¹⁰ Auflage, Breslau 1836.

FÉLIX KRAJEWSKI. — Effets du froid intense sur l'organisme animal. (*Gazette des hôpitaux*, n° 140, 1860.)

KRISHABER. — De la nevropathie cérébro-cardiaque. — Paris, 1873

KUCHENMEISTER (F.). — Die therapeutische Anwendung des kalten Wassers bei fieberhaften Krankheiten. — Berlin, 1869.

KUHN. — De l'influence de la température des liquides sur l'absorption et la nécessité d'adopter, dans la médecine thermale, une autre base thermométrique que le point de congélation des physi-ciens. (*Gaz. méd.*, 1853, p. 145.)

— Du phénomène de l'endosmose au point de vue de la méde-cine thermale. (*Gaz. méd.*, 1854, p. 46, 94, 189.)

— Du degré isotherme et du degré indifférent des bains : appli-cation à la physiologie et à la thérapeutique. (*Gazette hebdom.*, 30 mai 1856, p. 386.)

KULM. — Diss. de lavatione frigida. (Edinburgh, 1767.)

KULTYSIEWICZ. — Des bains russes ou slaves. (*Thèse de doctorat*, Strasbourg, 1846.)

KUNDE. — (*Gazette médicale*, 1857.)

KUNZE. — Sur une nouvelle méthode de traitement du rhumatisme articulaire fébrile. (*Deutsche Zeitschrift für praktische Medicin*, 1875, n° 40.)

KURTZ (TH. E.). — Ueber den Werth der Heilmethode mit kaltem Wasser, und ihre Verhältniss zur Homœopathie und Allopathie, nebst Vergleichung der Verfahrungs Art des Professor Oertel's mit der des Vincenz Priessnitz, etc. (Leipzig, 1835.) O. Wigand.

LABATT (F.). — Des bons effets d'une atmosphère froide dans le traitement de la fièvre jaune. (*Annales de la médecine physiologique*. Déc. 1832.)

LABORDE (LEO). — Action du froid sur les nouveau-nés et les en-fants à la mamelle. *Thèse de doctorat*, Paris, 1865.

LA CORBIÉRE (BEUNAICHE DE). — Traité du froid, de son action, de son emploi *intus* et *extra*. Paris, 1839 ; 2ᵉ édition, Paris 1866.

LAGARDE. — Des ablutions d'eau froide dans le traitement de la rougeole, de la variole et de la scarlatine. *Thèse de doctorat*, Paris, 1843.

LAGORCE. — Essai sur les effets généraux du froid et sur les moyens de rappeler à la vie les personnes engourdies par cet agent. Paris, 5 ventose 1804, an XII.

LAGRELETTE. (P. A.). — Étude historique, semeiologique et théra-peutique de la sciatique. Thèse de doctorat, 340 pages. Paris, 1869.

LALESQUE. — Affusions froides dans l'éclampsie des enfants. (*Revue medico-chirurgicale*, mai 1855.)

LAMARQUE. — Sur l'usage de l'eau à la glace dans le traitement d'une fièvre bilieuse putride, miliaire ; précédée de l'histoire de la constitution de l'année 1875, à Saint Jean-d'Angely. (*Journ. de Méd. de Vandermonde*, 1786.)

LAMBERT. — Traité sur l'hygiène et la médecine des bains russes et orientaux. Paris, 1842.

LAMBERT (JOSEPH LABATT DE). — De l'emploi des affusions froides dans le traitement de la fièvre typhoïde et des fièvres éruptives. *Thèse de doctorat*. Paris, 1870, n° 52.

Land. — Treatise on the hot, cold, tepid, shower and vaporous Baths. London, 1813.

Langlebert. — Deux observations de rhumatisme cérébral traité avec succès par les bains froids. (*France médicale*, 1877, et *Bulletins de la Société clinique de Paris*, p. 174-179, 1877.)

Lanzoni (Nicolas). — Metodo di serviersi dell' aqua fresca. Napoli, 1715, in-4° ; 1723.

Larrey (D.-J.). — *Mémoires de chirurgie militaire*, Paris 1817, t. IV.

Lasègue (Ch.). — De l'état actuel de l'hydrothérapie en France (*Arch. gén. de méd*, 6ᵉ série, t. VIII, p. 470, 1866.) — Traitement par l'eau froide de la fièvre typhoïde (*Arch. gén. de méd.*, 6ᵉ série, t. IX, p. 725, 1867). — Du traitement des maladies aiguës par l'eau froide (*Ibid.*, 6ᵉ série, t. XIX, p. 386, 1872). — Des bains chauds (*Ibid.*, t. XXIV, p. 513, 1874.)

Latour. — Une visite à Marienberg. Examen pratique et philosophique de l'hydrosudopathie ou hydrothérapie. (Paris, 1842.)

Lauda. — Die Behandlung der hautigen Braune durch Begiessung mit kaltem Wasser. (*Oesterr. med. Jahrbuch.* 1841, Bd., XXIII, st. 1 und 2 *Schmidt's Jahrbücher*, Band XXIX, p. 322.

Laurain. — Application de la méthode analytique à la recherche des effets du froid sur l'homme. (Paris, 27 messidor, an XI (1803).

Laure (P.). — De l'emploi de la méthode de Brand et du bain tiède dans le traitement de la fièvre typhoïde. Brochure, 40 pages. 1877. — Note sur l'épidémie de fièvre typhoïde de 1874. Emploi de la méthode de Brand. (*Lyon médical*, p. 115, 1875.)

Laveran. — *Dict. encyclop. des sc. méd.* Prris 1875, art. Choléra.

Laycock (T.). — On the clinical observation and practical estimation of morbid Temperature. (*Medic. Times and Gazette*, 21 mars, p. 311, 28 mars, p. 339, 1874.)

Lebert. — Ueber die Veränderungen der Korperwärme in der primitiven acuten Pneumonie. (*Deutsches Arch. für Klin. Medicin*, t. IX, p. 1, 1872.) — Sur les bains de mer du Nord et du Sud et sur un nouveau mode d'usage interne de l'eau de mer. (*Corresp.-Blatt f. Schweiz. Aerzte*, n° 19, p. 563, 1876.)

Le Fébure. — Ergo a flatu indicatio refrigerandi. (Paris, 1597.)

Legrand. — De l'hydrosupathie. Exposition et application théorique et pratique de cette nouvelle méthode. (*Bulletin de thérapeutique médicale et chirurgicale*. Paris, mars 1843.)

Legroux. — Sur l'emploi de la chaleur et du froid dans le choléra. (*Actes de la Soc. méd. des hôp.* Paris 1850, p. 68.)

Lehmann. — Centralbegrundete Nevralgie. Nutzen Wasser-Einwicklungen. (*Med. cent. Zeit.* n° 3, 1858.)

Leichtenstern. — Ueber abdominal Typhus. *Dissertationsschrift.* Munchen, 1871.

Leidenfrost. — Diss. historica medica de balneis frigidis sanitatis causa. (Duisb., 1788.)

Leidesdorf (Max). — Behandlung der psych. Krankheiten in ihrem Beginne. (*Allgem. Wien. med. Zeitung*, 1862.)

Le Play. (A.). — De l'anesthésie locale par la pulvérisation de l'éther et description d'un nouveau pulvérisateur. Thèse de doctorat, n° 271. Paris, 1866.

Leroy (de Bethune). — Sur le traitement de la fièvre typhoïde par les émissions sanguines au début et par l'eau froide *intus et extra* pendant toute la durée de la maladie. (*Union médicale*, p. 517. 1852.)

Leroy-Dupré. — Des indications et des contre-indications de l'hydrothérapie. Paris 1875.

Letellier. — Influence des températures extrêmes de l'atmosphère sur la production de l'acide carbonique dans la respiration des animaux à sang chaud. (*Annales de chimie et de physique*, 3° série, t. XIII, 1845.)

Letiévant. — Influence de la médication hydrique sur les pyrexies traumatiques. (*Lyon médical*, p. 435, 1874.)

Leube. — Mittheilungen uber Typhus abdominalis. (*Deutsches Archiv für klin. Medic.* Band. VIII. Heft 3 u et 4, p. 355, 1871.)

Lewin. — Uber Wasserkuren bei Syphilis. (*Nord med. artz.*, t. IX, n° 12, 1877).

Libermann (H.). — De la valeur des bains froids dans le traitement de la fièvre typhoïde, de leurs indications et contre-indications. *Soc. méd. des hôpit.*, 24 juillet, et *Union médicale*, n°s 97, 100, 102, 103. Paris, 1874.

— Des complications de la fièvre typhoïde dans le traitement par les bains froids et les traitements ordinaires. Communication faite à la Société médicale des hôpitaux de Paris dans la séance du 13 avril 1877. (*Union médicale*, n° 22, 1877.

Liebermeister (C.). — Handbuch der Pathologie und Therapie des Fiebers. Leipzig, 1875. In 8°, 690 pages avec 24 figures.

— Bericht uber die Resultate der Behandlung des Abdominaltyphus im Spital zu Basel. (*Deut. Arch. für klin. Medicin*, Band IV, p. 413, 1868.)

Leibermeister et Hagenbach. — Aus der medicinischen Klinik in Basel. Leipzick, 1868.

Limbourg (De). — Sur les bains d'eau simple, tant par immersion qu'en douches et en vapeurs. Liége, 1756. London, 1758.

Linarés (F.). — Etude sur le mécanisme de la mort par le froid extérieur. *Thèse de doctorat*. Paris, 1875.

Linné. — Diss. gelidorum et frigidorum usus. (*Amœnitates academicæ*, vol. VII, n° 136, 1769.)

Lissauer. — Zur antipyretischen Behandlung des Typhus abdominalis. (*Virchow's Archiv. für path. Anat*, Band LIII. Heft 2 u. 3, p. 266, 274. 1871.)

Lockie (Stewart). — Note sur un cas d'hyperpyrexie dans un rhumatisme aigu, heureusement traité par l'enveloppement dans des draps mouillés d'eau froide. (*The Lancet*, 13 février p. 227, 1875.)

Logeais. — Des principaux emplois de l'eau dans les affections aiguës, Thèse de doctorat. Paris 1874.

Londe. — *Dict. de méd. et de chirurgie pratiques*, en 15 vol. Paris, 1829, t. III (Art. Bain.)

Ludwig. — De lavationis in flumine salubritate. (Lipsiæ, 1792.)

Lusitanus (Amatus). — Curationum medicinalium centuriae VII. (Basileæ, 1556.)

Luther. — De frigore ejusque effectibus in corpore humano. (Halae Magdeburg, 25 julii 1740.)

Luton (A.). — De la diète hydrique. (*Mouvement médical*, n° 15, novembre 1873.)

Machado. — Anévrysme poplité, traité par la glace. (*Gazeta med. da Bahia*, 31 déc. 1873.)

Mac-Cormac. — Ventilation des febricitants. (*British medical Journal*, june 1865.)

Macquart. — Manuel sur les propriétés de l'eau, particulièrement dans l'art de guérir. (Paris, 1783.)

Mai. — Diss. an et qua ratione frigus in corpus animatum agere valeat? (Heidelb., 1798.)

Marcard (H.-M.). — Ueber Natur und Gebrauch der Bäder. Hannover, 1793; traduit par Michel. Paris, 1801.

Maret. — Mémoire sur la manière d'agir des bains d'eau douce et d'eau de mer et sur leur usage. Dijon, 1769.

Marès (Michel). — Est-ne frigidæ potus ventriculo noxius? Negat. quæst. med. inaug. præs. *Gab. Biard*, Paris, 1637.

Marteau. — Traité historique et pratique des bains d'eau simple et d'eau de mer, etc. Amiens, 1770.

Martin-Dacla. — De la chaleur comme cause et effet de la vie. Du froid comme modificateur de l'organisme vivant. Lyon, 1859.

Martin (L.-T.). — Des lotions froides et des bains de mer dans le traitement de certaines maladies de nature catarrhale. Montpellier, 1868.

Martin (de Nosen). — Scarlatine traitée par les affusions froides. (*Bull. des sc. méd. de Ferussac*, t. X; p. 349, 1814.)

Martineau. — Traité des affections de l'utérus. Paris 1878.

Martinet. — De l'emploi des affusions froides dans quelques maladies, etc. (*Bull. de thérap.*, 1833. t. IV, p. 174.)

Martinus da Silva. — Disp. inaug. de externa, præcipue in febribus, aquæ frigidæ applicatione. (Edimbourg, 1799.)

Masinius. — De gelidi potus abusu. (*Lib. III, Cesenæ*, 1587.)

Masson (H.). — De la médication réfrigérante dans le traitement du rhumatisme cérébral hyperpyrétique. *Thèse de doctorat*, n° 253. Paris, 1877.

Mathieu et Urbain. — Recherches expérimentales sur les gaz du sang. (*Archives de physiologie normale et pathologique*, t. IV, 1872.)

Maurial-Griffoul (J.-B.). — Influence du froid sur l'économie animale. Thèse de doctorat, Paris, 1817.

Maurin. — Ergo febri balneum. (Paris, 1660.)

Mauthner (L.-W.). — Die Heilkraft des kalten Wasserstrahls. (Wien, 1837.)

Majer (J. C.-A.). — Saluberrimus usus aquæ frigidæ externe applicatæ in sistendis hemorrhagiis internis. (*Dissertatio* Francof., sur l'Oder, 1783.)

— Diss. de ætheris vini et aquæ frigidæ præstantia in febre lenta nervosa. (Traj. ad Viadr., 1784.)

Mayer. — Ueber das Fieber und die warmeentziehende Behandlung. (*Aix-la-Chapelle*, 1870.)

Mayer (J.-F.) — Die Kindespflege wie auch die Erkenntniss und Behandlung der Kinder-Krankheiten mit Wasser Hildburghausen, 1865.

Mayer. — Ueber die Anwendung der antipyretischen Methode bei fieberhaften Krankheiten der Kinder. (*Jahrb. fur Kinderheilk.* p. 271, 282, 1873.)

Mayer. — Bemerkungen uber die Anwendung kühler Bäder in fieberhaft. Kinder Krankheiten. (*Deutsches. Arch. für klin. Med.*, t. XV, 225, 1875.)

Mayet et Weil — Du traitement de la fièvre typhoïde à l'Hôtel-Dieu de Lyon. (*Gazette hebdom. de médecine et de chirurgie*, n°s 34, 35, 37, 38, 1874.)

Mayor. — Appareils pour les bains partiels. (*Arch. de méd.* Paris, 3e série, t. XII, p. 388.)

— De la localisation des bains et de l'application du froid et de la chaleur sur les diverses parties du corps humain. Lausanne. 1844.

Mead (Richard). — Monita et præcepta medica. Londini, 1751.

Méding. — Hohe Körpertemperatur im Gelenkrhumatismus-Heilung. (*Archiv der Heilkunde*, Band XXI, p. 467, 1871.)

Merkel (G.). — Die Resultaten der Kaltwasserbehandlung des Typhus im stadtischen Krankenhause zu Nurenberg wahrend des Jahres 1869. (*Deutsch. Arch. für Klin. Med.* t. VIII, p. 30, 1871.)

Merry-Delabost. — Note sur un système d'ablutions pratiqué à la prison de Rouen et applicable à tous les grands établissements pénitentiaires ou autres. (*Annales d'hygiène publique et de médecine légale*, 2e série, t. XLVIII, p. 110, 1875.)

Mercenne (Pierre de). — An penetrabile frigus adurat? affirmat. quost. mod. inaug. præs. steph. Le Gaigneur. (Par. 1642.)

MERCIER. — Diss. sur les bains. (Th. de Paris, 1815, n° 227.)

MESTRUDE. — Des bains froids dans l'armée. (*Recueil de mémoires de méd. et de chirurgie militaires*, n° 179. 1877.)

MEYER. — Diss. de noxa potus frigidi. (Halae, 1721.)

MICHEL. — Contributions à l'étude des embolies capillaires de l'artère pulmonaire à la suite de la congélation des pieds. (*Gaz. méd. de Strasbourg*, 1867, p. 121.)

MICON. — Libro del regalo y utilidad de bever frio, y refrescado con nieve. (Barcelone, 1576.)

MILIUS. — Beobachtungen über die grosse Heilkraft des Unter-tauchens in kaltes Wasser bei Nervenfieber (typhus), bei hitzigen Fiebern und einige anderen Krankheiten. Saint-Pétersbourg, 1813.

MILOT. — Ergo febris frigidis et aridis expugnanda. (Paris, 1594.)

MINOT. — Sur le mode d'action du calorique et du froid, appli-qués à l'économie animale. Paris, 2, Floréal, an XIII. (1805.)

WEIR MITCHELL. — Des lésions des nerfs, traduit par Dastre. (Paris, 1874.) Sur les mouvements de recul produits chez les oiseaux par l'application du froid, etc... (*Arch. de physiol. normale et path.*, t. I, p. 477, 1868.)

MOLLIÈRE (H.). — Rapport sur le traitement de la fièvre typhoïde, par la méthode de Brand. (*Lyon médical*, n°s 42 et 43, 1876.)

MONCORVO. — De la valeur thérapeutique des injections hypoder-miques d'eau. (*Bullet. de l'Académie de médecine*, 2° série, t. VII, n° 3, 1878.)

MOSLER. — Erfahrungen über die Behandlung des Typhus exanthematicus. Greifswald, 1868.

— Ueber die Wirkung des Wassers auf die Milz. (*Virchow's Archiv. fur path. Anat.*) B. 57, p. 1, 1873.

MOURET. — Quelques mots à propos de fièvre typhoïde et de l'eau froide. (*Lyon méd.*, n° 21, 1875.)

KOLOMANN MULLER. — Ueber den Einfluss der Hautthätigkeit auf die Harnabsonderung. (*Arch. für. exp. Pathol*, 1873, t. I, p. 429.)

MULLER. — De frigore. Diss. inaug. Præside Hamberger. (Jenæ, 7 sept. 1698.)

MULLER (FRED.). — Die Cholera und die Anwendung der Kälte als einfachstes Schutzmittel derselben etc. (Wien, 1832.) Beck.

MULLER (A.). — Die Wunderkräfte des kalten Wassers in Heilung schwerer Krankheiten. Leipzig, 1838.

MURCHISON. — The continued fevers of Great Britain; 2° édit. London, 1873.

NEALE (RICHARD). — Treatment of hyperpyrexia by continuous irrigation. (*Medical Times and Gazette*, 10 feb. 1872, p. 172.)

MURRAY. — De la valeur thérapeutique de l'eau douce dans le traitement des calculs urinaires et de la dyspepsie. (*Med. Times and Gazette*, 17 oct. 1874.)

Naunyn et Quincke. — Ueber den Einfluss des central Nervensystem auf die Wärmebildung im Organismus (Virchow's Archiv., 1869).

Nehemias. — De tempore aquæ frigida in febribus ardentibus ad satietatem exhibendæ. (Venet, 1591.)

Neigefind. — Diss. de noxiis effectibus frigoris in humanum corpus. (Erfurt, 1740.)

Nelson. — De frigoris effectibus in morbis medendis. (Edinb., 1799.)

Nicolaï. — Programmata de usu aquæ frigidæ externo. (Jenæ, 1783.)

Nicolaysen. — De l'abaissement de la température dans la congélation. (*Norsk. mag.* III, p. 159, 1875).

Nordensklold. — Lettre communiquée par M. Daubrée (sur le froid.) (*Compt. rend. de l'Académie des Sciences*, 21 juillet 1873.)

Nouet (P.). — Des complications cérébrales du rhumatisme articulaire aigu traitées par les bains. (*Thése de doctorat.* Paris, n° 182, 1875.)

Numeley. — (Action du froid appliqué localement sur le corps.) (*The Lancet*, 8 juillet 1871 et *Transact. of the med. chir. Society.* 1871.)

Obernier. — (Sur la soustraction de la chaleur dans les maladies fébriles.) (*Berlin. Klin. Wochenschr.* Bd. IV. 1867.)

OEsterreicher. — Fragmente aus dem Reiche des kalten Wassers, entworfen zu Gräfenberg im Iahr 1839. (Pesth.)

Ogston (F.). — Sur les apparences morbides après la mort par le froid. (*Journal de Physiologie*, t. V, 1862.)

Opitz. — Beitrag zur Kaltwasserbehandlung des Typhus. (Iena, 1869.)

Oré. — Art. Bains. (*Nouv. Dict. de méd. et de chir. prat.*, t. IV, Paris 1866.)

Orlov. — Diss. de balneis frigidis ad mercurii efficaciam adjuvandam in curanda lue venerea. (Regiomonti, 1782.)

Osborne. — (Thermomètre à refroidissement. Mesure du refroidissement du corps par l'air.) — (*Dublin Journal*, t. XXXIII, p. 66, 273, 281. mai 1862).

Pabst. — Diss. de frigoris et caloris actione in corpus humanum secundum systema Brunonis. Erfurt, 1798.

Paracelse. — Opera omnia — Genève 1658.

Pavet de Courteille. — Immersions et affusions froides. (*Thése de Paris*, 1813.)

Pastau (Von). — Die Petechialtyphus-Epidemie in Breslau 1868-69 unter Berucksichtigung der Anwendung von kalten Bäder, Breslau, 1871.

Pearson. — Cold Bath in the treatment of the typhus Fever (*Medical and physical Journal.* T. VIII, p. 357).

Peccana. — Del bever freddo. Lib. II. Verona, 1627.

Péchaud. — Du traitement de la fièvre typhoïde par la méthode de Brand. (*Recueil des Mémoires de médecine et de chirurgie militaires*, t. XXX, p. 569, 1874.)

Peter (Michel). — Leçons de Clinique médicale. (Paris 1873.)

— Les bains froids coup sur coup dans la fièvre typhoïde. (Discours prononcés à la Société médicale des hôpitaux dans les séances des 26 janvier, 9 et 23 février, et 9 mars 1877.) (*Union médicale*, mars, 3e série, 1877.)

Peters. — De la transfusion artérielle et de son emploi dans le traitement des congélations. (*Diss. inaug.* Greifswald, 1874); — (*Deutsche Zeitschrift f. Chirurgie n° 5*, Leipzig, 2 octobre 1874.)

Pfaundler. — Des mélanges réfrigérants et spécialement de celui que l'on obtient au moyen de la glace et de l'acide sulfurique. (*Sitzungsber. d. K. Akad. d. Wissenschaften*, in Wien, 1876.)

Pfeufer (Ch.). — Das Scharlachfieber, sein Wesen und seine Behandlung. (Bamberg, 1819.)

Picot. — Recherches expérimentales sur l'action de l'eau injectée dans les veines. (*Compt. rend. Acad. des sciences*, 6 juillet 1874.)

Pilz (C.). — Mittheilungen über Behandlung des Scharlachfiebers mit Bædern. (*Jahrb. für Kinderheilkunde*, t. III, p. 253.

Pinel (Casimir). — Traitement de l'aliénation mentale aiguë par les bains tièdes prolongés et les arrosements continus d'eau fraîche sur la tête. (*Gaz. méd.* Paris, 1854, p. 181.) *Mémoires de l'Académie de médecine*, Paris 1856, t. XX, p. 249 à 408.

Rapport lu par Ferrus. (*Bull. de l'Acad. de méd.*, 1854, t. XIX, p. 484.)

Pingler (G.). — Die Rationelle Anvendung des kalten Wassers bei Schwangeren. Giessen, 1877.

Pitschaft (J.-H.). — Ueber die ausserliche Anvendung der kalten Wassers in hitzigen Fiebern. (*Supplement zu Hufeland's Journal, der pract. Heilkunde.* Berlin, 1822.

Pitt (Félix). — Diss. de balneis frigidis præsertim momentaneis. (*Montpellier*, 1783.)

Ploucquet (W.-G.). — Das Wasserbett. in Vorschlag zu einer Badeanstalt in Flüssen und Bächen. (Tubingen, 1798.) In-8°. Cotta.

Pogaguik. — Des lotions froides dans le tuberculose. (*Allgemeine Wiener med. Zeitung*, 21 août 1877.)

Ponte (J.). — Des effets physiologiques et pathologiques du froid. (*Thèses de Paris*, 1868, n° 195.)

Popper. — *Zeitschrift für praktische Heilkunde*, Band XVIII. 1, 2, 1872.)

Potenza. — Dell' aqua fredda, theoria et uso. (1746.)

Pouchet (F.-A.) (de Rouen). — Recherches expérimentales sur la congélation des animaux. (*Journal de l'Anatomie et de la Physiol. de Ch. Robin*, 1866, p. 1.)

Pugliese. — A propos des bains froids. (*Lyon médical*, 3 juin 1877.)

Puttmann. — Diss. de usu aquæ frigidæ in hœmorrrhagiis uteri. (Argentorati, 1785.)

Quellmatz. — Programma quo frigoris acrioris in corpore humano effectus expenditur. (*Lipsiae*, 1755.)

Railton (Carleton). — Cas de température élevée dans le cours d'un rhumatisme articulaire aigu ; traitement par le drap mouillé. (*The Lancet*, 4 déc. 1875, p. 797.)

Ravet-Duvigneau (J.-C. Prudence). — Sur l'action du froid et sur l'asphyxie déterminée par cet agent. (*Thèse de Paris*, 3 mai 1810, n° 25.)

Raynaud (M^{cc}). — Application de la méthode des bains froids au traitement du rhumatisme cérébral. (*Journal de thérapeutique*, n° 22, 1874.)

Raynaud (M^{cc}). — Essai d'application de la méthode des bains froids au traitement du rhumatisme articulaire fébrile. (*Société médicale des hôpitaux* et *Union médicale* n° 465, 1875.)

Reverchon. — De l'hydrothérapie appliquée au traitement des maladies mentales. (*Thèse de doctorat*. Paris 1866, n° 316.)

Récamier. — Eau froide dans le traitement de la scarlatine. (*Gaz. des hôpitaux*, p. 700, 1842.)

Reich. — Neue Aufschlüsse über die Natur und Heilung des Scharlachfiebers. (*Hufeland's Journ.* 1810, Bd. XXIII, p. 38.)

Reid et Murray. — Scarlatine traitée par les affusions froides. (*Médical and phys. Journal*, t. XI, p. 27. 1803.)

Reuss (J.). — Ueber die Anwendung des kalten Wassers in hitzigen Fiebern. (*Supplementschrift zu Hufeland's Journal der pract. Heilkunde*, 1822.)

Reynier. — De l'emploi des affusions froides en médecine. (*Thèse de doctorat*. Paris, 1876.)

Rhazès. — Traité de la variole et de la rougeole, trad. française par Leclerc et Lenoir. Paris, 1866. 59 pages.

Ribes (de Montpellier). — Traité d'hygiène thérapeutique ou application des moyens de l'hygiène au traitement des maladies. Paris, 1860, liv. II, sect. 1.

Richardson (Benjamin). — Action des refrigérations extrêmes sur le système nerveux. (*Med. Times and Gazette*, mars, 11, 18, 25, 1867.)

— On death by drowning and cold. (*Medical Times and Gazette*, 7 janvier, 18 février 1871, p. 215, 281, 283.)

Richardson (B.-W.). — On the application of cold to the cervical region for the reduction of pyrexia. (*Medical Times and Gazette*, 21 mars, p. 312-313, 1874.)

Richter (F.-C. A.-W.). — Versuch zur wissenshaftlichen Begrundung der Wasserkuren. Friedland, 1838.

Riegel (F.).— Ueber die Resultate der Kaltwasserbehandlung des Unterleibstyphus im Julius-Hospital zu Würzburg im Jahre 1870. (*Deutsches Arch. für. Klin. Med.*, t. IX, p. 433, 1872.)

— Ueber Wærmeregulation und Hydrothérapie. (*Deutsches Arch. fur klin. Medicin*, t. IX, p. 591, 1872.)

Sidney-Ringer. — Effet curieux du froid sur la circulation capillaire et la secrétion biliaire. (*Med. Times and Gazette*, janvier, 1868.)

— A case of rheumatic fever with high temperature successfully treated with cold baths. (*The Practitioner*, février 1873, p. 74.) — Bain froid donné dans un cas de fièvre rhumatismale ; mort au sortir du bain. (*The Practitioner*, octobre 1873.) — Cas de fièvre rhumatismale guérie par un bain frais. (*Brit. med. Journ.*, 2 oct. 1875, p. 425.)

Rivinus. — De frigoris damn. (Diss. med. inaug. resp. Bumpel. *Lipsiæ*, 1636.)

Robbe (A.). — Du choléra épidémique. (Epidémie de 1865-1866.) Essai sur les formes cliniques et les indications thérapeutiques, suivi d'un mémoire sur la nature et le traitement du choléra-morbus, par le Dr J. Bouley, médecin de l'hôpital Necker, Paris, 1871.

William (Roberts). — On the treatment of pyrexia by a cooling Bad. (*Medical Times and Gazette*, 16 décembre 1871, p. 733-734.)

— Traitement de la fièvre typhoïde par le froid.(*The Practitioner*, janvier 1875.)

Robertson (A), de Glasgow. — Apparatus for applying heat or cold to different parts of the human body (*Medical Times and Gazette*, 13 janv. 1872, p. 55-56.)

Röhrig (*Deutsche-Klinik*, n°s 23-27, 1873.)

Rœhrig et Zuntz. Zur Theorie der Warmeregulation und der Balneothérapie. (*Pfluger's Archiv.* 1871.)

Rohrer. — Die Hydrothérapie bei entzundlichen behiru-affectionen. (*Deutsches Arch. für. klin. Medicin*, t. XIII, p. 512.)

Robert (Ernest).— Etudes sur les complications consécutives au traitement de la fièvre typhoïde par la méthode de Brand. (*Thèse de doctorat*, n° 160. Paris, 1877.)

Rollet (A.).—Versuche und Beobachtungen am Blute. (*Sitzungsberichte der Akad. der Wissenschaft. zu Wien. Math. natur. Wissenschaftl. Kl sse*, t. 46).

Roser. — Die Erfolge des Wassers als Heilmittel in akuten Krankheiten. (Prag., 1859.)

Rosenberger. — Ueber locale Wärmeentziehungen. (*Berliner. K in. Wochenschs.* n° 29, 1872)

Rostan.— Art. Bains. (*Dict. de méd.* en 30 vol. t. IV. Paris, 1833.)

Routhier. — Bains froids d'eau douce et d'eau de mer. (*Thèse de doctorat.* Paris, 1837.)

Rozière. — Réflexions sur le véritable mode d'action du froid et du calorique à l'égard, tant de l'économie animale que du règne organique vivant. (27 germinal an XII, 1804.)

Runge. — Ueber die Bedeutung der Wasserkuren in chronischen Krankheiten. (*Deutsches Arch. für klin. Medicin*, Band. XII, p. 207, 1873.)

Rutherford (William). — Nouveau microtome à réfrigération. (*The Lancet*, 26 juillet, 11, p. 108, 1873.)

Ryan. — Observations on the history and cure of the asthma, in which the propriety of using the cold Bath in that disorder are fully considered. (London, 1793.)

Samkowy. — Ueber den Einfluss der Temperatur auf den quergestreifter und glatter Musculatur verscheidener Thierklassen. (*Pflüger's Archiv*, Band. IX, p. 399, 1874.)

Samoïolowitz.— Lettres sur les expériences des frictions glaciales pour la guérison de la peste et autres maladies putrides. (Paris, 1781, Strasbourg, 1782, et Mém. sur la peste de 1783.)

Samuel. — De l'emploi de la médication refrigérante dans le traitement de la fièvre typhoïde. *Thèse de doctorat.* Montpellier, 1871.

Sanders-Ezn. — Der respiratorische Gasaustauch bei grossen Temperatur Veränderungen. (*Berichte der König. sachs. Gesselschaft. der Wissenschaften*, 21 mai 1867).

Sartorius. — De vi et effectu caloris et frigoris ad vasa sanguinifera. Bonnae, 1864.

Sauvan. — Exposé des principes scientifiques de l'hydrothérapie, autrement dite Méthode de Græfenberg. (Varsovie, 1840, traduit en allemand par Munde. Neisse, 1840.)

Savonarola (Michel). — Practica canonica de febribus ejusdem summa de pulsibus, de urinis, de egestionibus, de balneis omnibus Italiæ, etc. Lugduni, 1560.

Scharlau (B. W.) — Klinische Mittheilungen ausdem bebiete der Wasserheilkunde. — Berlin, 1857.

Scheffer. — Diss. de potu frigido. Argentor, 1780.

Schelske. — Ueber die Veränderung der Erregbarkeit durch die Wärme. Heidelberg, 1860.

Schlikoff (Virginie).— Ueber locale Wirkung der Kälte.(*Deutsches Arch. für Klin. Medicin*, t. XVIII.)

— Sur l'action locale du froid. *Thèse inaug.*, Berne, 1876.

Schildbach.— Bericht über die neuen Erscheinungen im Gebiete der Wasserheilkunde. (*Schmidts's Jahrbücher der gesammt. Medicin*, Band. CVI, p. 209, 1860.)

Sᴄʜᴍɪᴅ. — Balnea aquæ dulcis frigida. (Jenæ, 1717.)

Sᴄʜᴍɪᴅ. — Du traitement de la fièvre typhoïde par l'eau froide. (*Deutsches Arch. f. klin. Med.*, Band. XIV, p. 174, 1875.)

Sᴄʜᴍɪᴇᴅʟᴇɪɴ. — De limitando usu balnei frigidi. (Lips, 1795.)

Sᴄʜɴɪᴛᴢʟᴇɪɴ. — Beobachtungen, Erfahrungen und ihre Ergebnisse zur Begrundung der Wasserheilkunde, hauptsächlich in Folge allerhochsten Willens nach einem längerem Aufenthalte in der Wasserheilanstalt des V. Priessnitz zu Gräfenberg dargestellt. (München, 1838.)

Sᴄʜʀœᴅᴇʀ. — Ueber die Einwirkung kalter Baeder auf die CO² und Harnstoffauscheidung beim Typhus. (*Deutsches Arch. fur klinische Medicin*, Band. VI, p. 385, 1869.)

Sᴄʜʀœᴅᴇʀ. — Diss. de glacie medica. (Goett. 1789.)

Sᴄʜᴏʟᴛᴢ. — Bericht über die Resultate der Kaltvasserbehandlung des Unterleibtyphus in des Branrenanstalt zu Bremen. (*Deutsches Arch. für klin Medicin* Band. IX, p. 176, 1872.)

Sᴄʜᴜʙᴇʀᴛ. — Grundzuge der allgmeinen Wasserheilkunde. (München en 1840.)

Sᴄʜᴜʟʟᴇʀ. — Des effets de l'eau en applications externes sur les vaisseaux encéphaliques. (*Deutsches Arch. f. klin. Med.* Band. XIV p. 566, 1875.)

Sᴄʜᴜʟᴢᴇ (Aᴜɢ.) — Wirkungen des kalten Wassers, wie dasselbe in den mannigfachen Krankheitszustanden als das sicherste Heilmittel anzuwenden ist. Leipsig 1835.

Sᴄʜᴜʟᴢᴇ (Lᴜᴅᴡɪɢ). — Contribution à la théorie de la douche nasale (*Arch. für Ohrenheilkunde*, Band. VI, 4ᵉ liv. 1873.)

Sᴄʜᴜʟᴛᴢᴇ. (F.) — Ueber die locale Wirkung des Eises auf den Thierischen Organismus. (*Berlin-klin-Wochenschr.* 1874. — *Deutsches Archiv. für Klinische Medicin.* 1874.)

Sᴄʜᴜʟᴛᴢᴇ. — *Abhandlung des Heidelberger naturhistor., med. Vereins.* Neue Serie I. 1 Heft 1874.)

Sᴄʜᴜᴛᴢᴇɴʙᴇʀɢᴇʀ. — De l'emploi des affusions froides répétées dans la méningite et l'hydrocéphale aigu. (*Gaz. med. de Strasbourg*, 1855, t. XV, p. 32.). — De la médication réfrigérante (*Gaz. médicale de Strasbourg.* 1871.)

Sᴄʜᴜsᴛᴇʀ. — Ueber die Virkung des kaltes Bad. (*Virchow's Archiv.* Bd. XLIII, p. 60, 1864.)

Sᴋᴏᴅᴀ. — (*Allgem. Wiener med. Zeitung*, p. 69, 1857.)

Sᴄᴏᴜᴛᴇᴛᴛᴇɴ. — Rapport sur l'hydrothérapie, adressé à M. le maréchal ministre de la guerre, après un voyage fait en Allemagne. (Strasbourg et Paris, 1843.) — De l'eau sous le rapport hygiénique et médical ou de l'hydrothérapie. Paris 1843, in 8°.

Sᴇʙɪᴛᴢ (Mᴇʟᴄʜɪᴏʀ). — Beschreibung und Widerlegung Eᴛʟɪᴄʜᴇʀ

Missbraüche im Gebrauche der kalten und warmen Bader. (*Strasburg*, 1647.)

G. Sée. — Arth. Asthme. (*Nouveau dictionnaire de médecine et de chirurgie pratiques*. — Du diagnostic des fièvres par la température. (*Gaz des Hôp*. 1869.) — Traitement de la fièvre typhoïde par les bains froids. (*Mouvement médical*, 1875.)

Semmer. — Froid. — Sur la cause des furoncles. (*Deutsche Zeitsch. f. Thiermed. und vergleich. Pathologie*, 1, 2 et 3, *Centralbl. f. Chirurgie*, n° 31, 1876.)

Sempest. — Diss. de iis quibus præstant lotiones in morbis acutis. Lugd. Bat., 1751.

Senator. — Untersuchungen über den fieberhaften Process und seine Behandlüng. Berlin, 1873.

Servier. — *Dictionnaire encyclop. des sciences méd*. Art. Congélation, t. XIX.

Sevestre (A.) — La fièvre typhoïde et les bains froids. (Le *Progrès médical*, n° 42-43-44, 1874.)

Semmola. — Du traitement de l'alhuminurie par l'hydrothérapie. (*Arch. gén. de méd*. 5e série, t. XVIII, p. 490, 1861.)

Sicard. — L'eau de mer considérée au point de vue médical. (*Marseille méd.*, 1873.)

Sieffermann. — Résumé clinique des observations faites à l'établissement hydrothérapique de Benfeld pendant l'année 1872. (*Gaz. méd. de Strasbourg*, mars 1873.)

Silva Amado (de). — Des douches d'éther pulvérisé. (*Médical. Times and Gaz.*, 1868. — *Arch. gén. de méd*. Vol. 1, 6e série, p. 96, 1873.)

Simpson. — Observations on cold bathing. (London, 1793.)

Sims. — Diss. de usu aquæ frigidæ interno. (Edinb., 1774.)

Sinogowitz. — Die Wirkungen des kalten Wassers auf den menschlichen Korper heilwissenschaftlichs beurtheilt. Berlin, 1840.)

Skjelderup. — Vis frigoris incitans theoria et experientia firmata. Hafniæ, 1804.

Slepper. — De frigoris natura. (Diss. inaug. præside Frider Schrader. Helmestadii, 26 avril 1684.)

Slevogt. — De balneis pedum. (Ienæ, 1717.)

Sloot (Engelbert). — De frigore. (Diss. inaug. præs. And. Heerbord. Lugduni Batavorum 1652.)

Smith. — Traité des vertus médicinales de l'eau commune. Trad. française. 2e édit. Paris, 1726.

Sokolowski. — Sur l'emploi des douches froides et des frictions avec le drap mouillé dans le traitement de la phthisie pulmonaire chronique. (*Berlin. Klin. Wochenschrift*, n° 39, p. 564, n° 40, p. 577, n° 43, p. 621 et n° 45, p. 635, 1876.)

Soulier (D.).—De la mort par le froid extérieur au point de vue médico-légal. *Thèse de Paris*, 1877.

Speck. — Influence des douches froides. (*Archiv. des Vereins für gemeinschaftliche Arbeiten zur Förderung des Wissensch. Heilkunde*, p. 422, 1860.)

Spender. — De l'emploi des affusions froides et des affusions chaudes dans certaines formes de céphalalgie. (*Association medical journal* 1854, p. 307. — *Gaz. heb. de méd. et de chir.*, t. I, p. 652.)

Staab. — Diss. de balneorum calidorum hodie fere neglecto usu, illorumque præstantia. (Erfurth, 1794.)

Stackler. — Note sur le traitement de la fièvre typhoïde au dernier degré, par les affusions et les enveloppements froids. (*Revue medico-chirurg.*, 1850, t. VII, p. 78.)

Stecher. — Taschenbuch der Wasserheilkunde nach der Priessnitz'schen methode, etc., nebst Beschreibung der Wasserheilans talt zu Kreischa bei Dresden. (Leipsig, 1840.)

Stecher. — Beobachtungen über Kaltwasserbehandlung im abdominal Typhus. (*Deutsch. militaerztliche Zeitschrift*, 1872.)

Stewart. — Diss. de usu aquæ frigidæ externo in typho. (Edinburgi, 1802.)

Stewart. — Guérison par l'eau froide d'un rhumatisme articulaire aigu avec hyperpyrexie. (*The Lancet*, 13 février, p. 127, 1878.)

Stieber. — Zehn Todes-Fälle im Typhus bei Kaltwasserbehandlung. (*Aert. Intelligenzblatt*, 1870.)

Stœck (John Edmonds). — Diss. on the effects of cold on the human body. Philad., 1797.

Stricker (S.). — Vorlesungen ueber allgemeine und experimentelle Pathologie. II Abtheilung, Vienne, 1878.

Styx. — Progr. de Russorum balneis calidis ac frigidis. *Dorpat*, 1802.

Suret. — Médecine hydrothérapique. Etudes et observations. (*Mémoires de médecine, de chirurgie et de pharmacie militaires*, t. XII, 3e série, p. 1-31. 1864.)

Tanchou. — Du froid et de son application dans les maladies. (Paris, 1824.)

Tardieu. — Dictionnaire d'hygiène publique. 2e édit., Paris, 1862, t. 1er, art. *Bains*.

Tartivel. — *Dict. encyclop. des sc. méd.* Paris, 1865, t. II, art. *Affusion*.

Tarchanoff. — Augmentation des actes réflexes sous l'influence du froid. (*Mémoires de la Soc. de biologie*, t. II, 6e série, p. 216, 1876.)

Taylor. — Le drap mouillé dans la scarlatine. (*The Lancet*, 14 nov. 1875.)

TEINERT, — Diss. de caloris et frigoris in corpus humanum effectibus. (Francof. 1803.)

TESSIER. — Traitement de la fièvre typhoïde par les affusions roides. (*Gaz. méd. de Paris*, 1848. p. 613.)

THAER. — Rougeole traitée par les lotions froides. (*Revue médicale*, 1. 1., p. 127, 1829.)

TITIUS. — De balneis frigidis observationes. (Wittenberg., 1795.)

TOURRAINE. — Danger inconnu résultant des bains froids. (*Mém. de Méd. et de Chir. milit.*, n°ˢ 158-161, 1874.)

TRESKOW. — Vorlaüfige Mittheilung uber ein Vorkommen von Typhus exanthematicus und dessen Behandlung mit kaltem Wasser. (*Berliner Klin. Wochenschrift*, 1868.)

TRIER (F.). — Des accidents cérébraux du rhumatisme articulaire aigu. (*Nordiskt medicinsk Arkiv*, n° 7, Copenhague, 1877.)

TROUSSEAU. — Des affusions froides dans le traitement des accidents nerveux ataxiques de la scarlatine et du délire fébrile dans cette maladie. (*Union médicale*, 1857, p. 411. — Clinique médicale de l'Hôtel-Dieu, 5° édit., 1877.)

TROUSSEAU ET PIDOUX. — Traité de thérapeutique et de matière médicale, 5° édition. Paris, 1876.

TURCK (S.-A.). — Traité de la goutte. (Paris, 1837.)

TYNDALL. — Chaleur et froid, trad. de l'abbé Moigno. Paris, 1868.

ULRICH. — Hydrothérapie dans le croup. (*Casper's Wochenschrift*, 1837.)

VALENTIN. — Lehrbuch der Physiologie, t. 1, 1847.

VALENTINER. — Handbuch der allgemeinen und speciellen Balneothérapie. (Berlin, 1873.)

VALETTA. — Scarlatine traitée par les bains froids. (*Bull. des Sc. méd. de Ferussac*, t. XIV, p. 351, 1823.)

VALLEIX. — Relation de l'épidémie de fièvre typhoïde actuelle et résultats comparatifs du traitement par la saignée initiale et l'eau froide. (*Union médicale*, 1853.)

VALLIN (E.). — Rhumatisme cérébral : guérison rapide par les bains froids. (*Soc. médic. des Hôpitaux*. Séance du 22 juin 1877.) — *Gazette hebd. de méd. et de chirurgie*, n° 27, p. 429, 6 juillet 1877.

VIDART. — Considérations générales sur l'hydrothérapie. Genève, 1849.

VIGENAUD. — Des affusions froides comme agent antipyrétique. (*Thèse de doctorat*. Strasbourg, 1867.)

VIRCHOW. — Virkung des kalten Bädes und Warmeregulirung. (*Virchow's Archiv Bd.*, t. II, p. 133-137, 1871.)

WALLER — Sur les symptômes produits par l'application du froid sur le nerf cubital. (*Archives générales de Médecine*, 5° série t. XX, p. 346, 1862.)

WALKER. — Observations de tic douloureux rebelle, guéri par les applications de glace. (*The American Journal of med. sc.*, avril 1874.)

WALTHER. — Beitrage zu der Lehre von der thierischen Wärme. (*Virchow's Archiv.*, t. XXV, p. 414, 1862. *Reichert's Archiv*, p. 25, 1865.)

— Studium im Gebiete der thermophysiologie. (*Reicherts's und du Bois-Reymond's Arch.*, 1865, p. 44.)

WANNER. — De l'emploi de la glace comme agent thérapeutique et des lois à observer dans son mode d'administration. (*Comptes rendus de l'Acad. des sciences*, t. XXIX, p. 591, 1849.)

WATERS. — Leçon clinique sur quelques cas de rhumatisme articulaire aigu à température très-élevée, traités par les bains. (*Brit. med. Journ.*, 11 mars, p. 309, 1876.)

WEBER (HERMANN). — Case of hyperpyrexia in rheumatic fever successfully treated by cold bath and affusions. (Clinical Society of London, 8 mars 1872.) (*Medical Times and Gazette*, 30 mars 1872, p. 387.)

WEDEL. — Pr. de frigore morbifero. (Diss. Jenæ, 1695.)

WEGELIN. — Compte rendu d'une épidémie de fièvre typhoïde grave, traitée concurremment par les bains froids et par la quinine. (*Corresponden: Blatt f. Schweizer.-Aerzte*, 1er décembre 1873.)

WEINTRAUB. — Traitement de la variole par l'eau froide. (*Bull. gén. de thérap.*, 1875, t. LXXXVIII, p. 190.)

WEISFLOG. — Untersuchungen über die Wirkungen der Sitzbæder von verschiedenen Warmegraden. (*Deutsches Archiv für klin. Medicin.*, Band II, p. 571 1867, et Band III, p. 461, 1867.)

WELLS. — Diss. de frigore (Edinburgi, 1780).

VERDRIES. — Diss. de aquæ frigidioris potu utili et noxio in febribus ardentibus Giessæ, 1723.

VIERORDT. — Physiologie des Athmens. (Carlsruhe, 1845.)

WILLEMET. — Diss. de frigoris usu medico. Nancy, 1783.

WILSON (JAMES). — The Water cure. A practical treatise on the cure of diseases by Water, Exercice and Diet : being a new mode of restoring injured constitutions to robust health, for the radical cure of dyspeptic, nervous, and liver complaints, tic douloureux, gout and rhumatism, scrophula, syphilis and their consequences, diseases peculiar to women and children, fevers, inflammations, etc. (London, 1842.)

WINTERNITZ. — De l'hydrothérapie dans les affections aiguës et chroniques de l'appareil respiratoire. (*Petersb. med. chir. Presse* IX, 1873.)

— Ein Beitrag zur Pathologie und Hydrotherapie des Kehlkopfcroup. (*Œsterreichisches Jahrbüch für Paediatrik*, 5ter Jahrgang, t. II, p. 117; 1874.)

— Die Bedeutung der Hautfunction für die Korperlemperatur und die Warmeregulation. (*Wiener med. Jahrbuch*, 1875.)

— Die Hydrotherapie auf physiologischer und klinischer Grundlage. (Vienne, 1877.)

— Ueber die Wirkung des Wassers auf den gesunden und kranken Organismus. (Lettre adressée au professeur Hébra (de Vienne.) (*Wiener medizinische Presse*, p. 138; 1877.)

— La sonde réfrigérante (psychrophore), moyen de guérir les pollutions, la spermatorrhée, la gonorrhée chronique. (*Berliner klinische Wochenschr.*, nº 28, p. 401, 1877.)

WILLIAMS. — Traitement de la fièvre chez les phthisiques par les bains froids. (*British med. Journ.*, 11 janv. 1873.)

VIREY. — *Dict. des sciences médicales*, t. XVIII. (Article *Froid.*)

VULPIAN. — Paralysie musculaire à frigore. (*Soc. de Biologie*, et *Gaz. méd.* 1873, p. 183.) — Leçons sur l'appareil vaso-moteur recueillies par le Dʳ Carville. (Paris, 1875.)

WRIGHT. — Pratical Observations on the Treatement of acute Diseases, etc. (*Med. Facts and Observations*, 1797), t. VII, p. 1.

WUNDERLICH. — Das Verhalten der Eigenwarme in Krankheiten. *Leipzig*, 1868. — De la température du corps dans les maladies, traduit sur la 2ᵉ édition, par le Dʳ Labadie-Lagrave. Paris, 1872.

WUNDERLICH (V.). — Ueber Darmblütungen bei Typhus abdominalis. (Leipzig, 1872.) (*Memorabilien* XVIII, 1ʳᵉ part., 1873.)

ZIEMSSEN (H.) et IMMERMANN. — Die Kaltwasserbehandlung des Typhus abdominalis. *Leipzig*, 1870.

ZIMMERMANN. — Diss. de aquæ frigidæ usu medico. (Erlangen, 1801.)

PARIS. — TYPOGRAPHIE A. POUGIN, 13, QUAI VOLTAIRE. — 11451.

production, répartition et déperdition de la chaleur. Toute l'extension nécessaire a été donnée à cette étude pour permettre au lecteur de se rendre compte de l'ensemble des efforts tentés en différents pays pour la solution de ces divers problèmes.

Le TOME Ier se termine par l'exposé des principales théories que les physiologistes et les médecins expérimentateurs (Traube, Marey, Cl. Bernard, Huter, Senator, Liebermeister, etc.) ont récemment introduites dans la science.

Le TOME II comprend deux chapitres :

1° Le chapitre III : variations de la température dans diverses maladies. M. Lorain y donne des exemples des variations que les maladies suivantes impriment à la température : 1° fièvre intermittente; 2° fièvre typhoïde; 3° variole; 4° rougeole; 5° grippe; 6° affections puerpérales; 7° rhumatisme (érythème noueux); 8° purpura hemorrhagica; 9° angines; 10° pneumonie; 11° pleurésie; 12° quelques observations isolées d'ictère, d'hydrargyrie, de colique de plomb, de tumeur cérébrale.

Le quatrième et dernier chapitre est consacré à la thérapeutique. M. Lorain y étudie successivement l'action des saignées en la comparant à celle des hémorrhagies spontanées; l'action de la digitale, du sulfate de quinine, de l'alcool, des bains à diverses températures.

Toutes ces recherches consignées dans ces *Études de médecine clinique* ont été faites à l'aide des méthodes et des procédés d'exactitude dont la science s'est enrichie : le thermomètre, le sphygmographe, la balance, le microscope, les analyses chimiques. Toujours la préoccupation de M. Lorain a été de ne laisser rien à l'interprétation de l'auteur, de transformer les sensations en tracés, qui, obtenus à l'aide d'instruments exacts, font à l'erreur une part aussi restreinte que possible. Nul plus que lui n'a réussi à faire prendre à la méthode graphique la place qu'elle mérite d'occuper dans les études médicales. La lecture du livre de la *Température du corps humain* montrera qu'il a réussi à donner à certains chapitres de médecine une précision scientifique.

LORAIN. **Études de médecine clinique et physiologique.** *Le Choléra observé à l'hôpital Saint-Antoine.* Paris, 1868. 1 vol. gr. in-8 raisin de 300 pages, avec planches graphiques, dont plusieurs colorices.　　　　　　　　7 fr.

— *Le Pouls, ses variations et ses formes diverses dans les maladies.* Paris, 1870. 1 vol. gr. in-8 de 372 pages, avec 488 figures.　　　　　　　　10 fr.

ÉTUDE SUR LA MARCHE

DE LA TEMPÉRATURE

DANS LES FIÈVRES INTERMITTENTES ET LES FIÈVRES ÉPHÉMÉRES

Par le docteur A. GUÉGUEN

Aide-major au 2e régiment d'infanterie de marine.

Mémoire ayant obtenu le prix de médecine navale pour 1877

1878, in-8, avec planches graphiques. — Prix : 5 fr.

TRAITÉ DES MALADIES INFECTIEUSES
MALADIES DES MARAIS
FIÈVRE JAUNE — MALADIES TYPHOÏDES

(Fièvre pétéchiale ou Typhus des armées — Fièvre typhoïde — Fièvre récurrente ou à rechutes
Typhoïde bilieuse — Peste)

CHOLÉRA

Par W. GRIESINGER

Professeur à la Faculté de médecine de l'Université de Berlin

Traduit par le docteur G. LEMATTRE

DEUXIÈME ÉDITION, REVUE, CORRIGÉE ET AUGMENTÉE

Par le docteur E. VALLIN

Professeur à l'Ecole de médecine militaire du Val-de-Grâce

1 vol. in-8, XXXII-724 pages. — 10 fr.

Nous n'avons pas à parler ici de l'ouvrage de Griesinger, depuis longtemps déjà en possession d'une faveur bien méritée et dont il convient de chercher la raison, moins peut-être dans l'originalité et la nouveauté des aperçus que dans les qualités d'un autre ordre, précieuses dans les ouvrages didactiques et qui sont, comme l'a très-bien dit M. Vallin, « le sens pratique, la clarté et la mesure ».

Grâce à M. Vallin, la traduction actuelle peut passer pour définitive, tant elle a été revue avec un soin minutieux. Ce travail ingrat et pénible ne constitue d'ailleurs que la moindre part de la tâche que s'est imposée le nouvel éditeur. Son principal mérite est d'avoir mis complétement au courant de la science un ouvrage qui date d'un certain nombre d'années. C'est au moyen de notes résumant d'une manière fort exacte les travaux postérieurs à la rédaction de l'auteur, que M. Vallin a rajeuni l'ouvrage de M. Griesinger. Il faut bien reconnaître d'ailleurs que ce livre, comme toute œuvre d'un esprit sagace, avait en réalité peu vieilli, et que la nouvelle édition réclamait des additions plutôt que des rectifications.

Nous voudrions pouvoir nous arrêter longuement sur ces excellentes annotations de M. Vallin. Contentons-nous de signaler encore celles qui complètent quelques points d'étiologie et d'anatomie pathologique de la fièvre typhoïde, sur lesquels les progrès de la science exigeaient des développements ; nous devons aussi mentionner une note intéressante sur le traitement par les bains froids. Les additions aux chapitres consacrés à la fièvre récurrente et au choléra, etc., sont non moins consciencieuses.

R. LEPINE, *Revue mensuelle de médecine*, juillet 1877.

Il est inutile de faire l'analyse et l'éloge d'un livre qui est devenu classique, qui a sa place nécessaire dans toutes les bibliothèques médicales, qui a consacré la célébrité de son auteur.

Depuis la première édition la science a marché ; s'il n'y a pas eu de découverte capitale dans le domaine des maladies infectieuses ; si les faits réunis par Griesinger sont toujours vrais, cependant quelques faits nouveaux, quelques doctrines nouvelles ont surgi ; je citerai, par exemple, la découverte des spirilles ou sporobactéries du typhus récurrent ; je citerai encore la pratique si répandue des bains froids dans la fièvre typhoïde.

M. Vallin a séjourné plusieurs années dans les pays chauds, en Syrie et en Algérie, où il a eu l'occasion d'observer plusieurs des maladies décrites par Griesinger ; il a été plusieurs années attaché en qualité de répétiteur à l'école militaire de Strasbourg ; et, dans cette ville si française par le cœur, mais tenant par son génie et sa langue à la fois de la France et de l'Allemagne, il s'est familiarisé avec la science et la langue allemandes.

Le livre de Griesinger ne pouvait être mieux traduit et complété que par le professeur d'hygiène autrefois chargé du cours d'épidémiologie au Val-de-Grâce.

Les notes nombreuses ajoutées à l'ouvrage résument d'une façon concise et judicieuse les principales acquisitions nouvelles. De plus, dans une excellente préface, M. Vallin reproduit les considérations générales doctrinales sur les maladies infectieuses que Griesinger avait placées en tête de l'édition allemande, et que le premier traducteur avait négligé de soumettre au public français ; à cette trop courte introduction de Griesinger, le nouveau traducteur ajoute quelques pages qui retracent rapidement et avec une remarquable lucidité l'évolution encore si obscure des maladies infectueuses.

Tous les médecins qui aiment la science sauront gré à M. Vallin et à l'éditeur de cette nouvelle traduction, et voudront avoir ce livre de Griesinger, le meilleur et le plus complet qui ait été écrit sur les maladies infectieuses.

BERNHEIM, *Revue médicale de l'Est*, 15 août 1877.

CLINIQUE MÉDICALE DE LA PITIÉ

Par T. GALLARD

Médecin de l'hôpital de la Pitié, officier de la Légion d'honneur, etc.

1 vol. in-8 de 700 pages, avec 25 fig. — 10 fr.

C'est un rude travailleur que M. Gallard et dont les aptitudes nombreuses et variées sont nécessaires à sa grande et féconde activité d'esprit. Notre distingué et laborieux confrère fait mentir le vieux proverbe : « Qui trop embrasse, etc. » M. Gallard, en effet, cultive avec un égal succès l'hygiène, la médecine légale et la police médicale, la gynécologie et l'enseignement de la clinique interne, et sur tout cela il a publié des travaux estimés et remarquables, qui lui ont valu parmi ses contemporains et les élèves une notoriété du meilleur aloi.

Nous avons à rendre compte aujourd'hui de la dernière production de notre confrère, à savoir, de son volume intitulé : *Clinique médicale de la Pitié.*

M. Gallard a donné de nombreuses preuves d'aptitudes diverses. Le clinicien, l'observateur attentif, le praticien sagace se traduisent dans les belles leçons sur l'ulcère simple de l'estomac, sur les maladies du foie, etc. Le médecin légiste, prudent et sage, se révèle dans les intéressantes considérations médico-légales sur l'aphasie. Et quant au médecin hygiéniste, outre les travaux qu'il a déjà publiés sur la matière, ceux consignés dans ce livre sur le sulfure de carbone, sur le mercure, sur la vaccine, lui assigneraient une place distinguée parmi les hygiénistes de l'époque.

Si le fond de cet ouvrage est savant et solide, M. Gallard, et nous l'en félicitons, n'en a pas négligé la forme. Ces leçons se laissent lire sans fatigue, avec intérêt ; style familier, sans trivialité, élevé quand le sujet le comporte, mais sans pédantisme. Ajoutons que, dans toutes les opinions qu'il expose et qu'il défend, M. Gallard fait preuve d'une grande liberté d'esprit et d'une honorable indépendance de caractère.

A nos yeux cet honorable mérite la sympathique estime et les encouragements de tous ceux qui aiment et qui doivent favoriser le travail libre et consciencieux.

A. LATOUR, *Union médicale*, 6 novembre et 20 novembre 1877.

M. Gallard vient de réunir en un volume une partie des leçons qu'il a professées à la Pitié, où son enseignement, si recherché des élèves, s'est fait presque sans interruption depuis douze années. Dans ce recueil de leçons, le professeur s'est borné à placer toutes celles qui lui ont paru de nature à éclaircir des questions encore indécises, celles dans lesquelles il a pu produire des faits nouveaux ou développer des idées personnelles. Toutefois loin de s'attacher à la description des maladies rares, et dont on trouve à peine un exemple dans le cours d'une année, M. Gallard a étudié surtout les *maladies communes*, celles que Chomel appelait les *maladies de tous les jours*, parce que le praticien les rencontre à chaque instant dans sa clientèle et que ce sont celles qu'il a le plus d'intérêt à bien connaître. Parmi les principaux chapitres, nous nous contenterons de citer ici l'*ulcère simple de l'estomac*, le *rétrécissement de l'œsophage*, l'*hépalite et les abcès du foie*, l'*alcoolisme*, la *crampe des écrivains*, les *intoxications par le sulfure de carbone* et *par le mercure*, etc.

(*Journal de médecine et de chirurgie pratiques*, août 1877.)

LABADIE - LAGRAVE
Fièvre typhoïde traitée par les bains froids.
PLANCHE I, N.°1.
P.I. Hôpital Lariboisière — Service de M. le Professeur Jaccoud — Suppléé par M. le Docteur Grancher — (Salle St Jérôme N° 34) N° 1 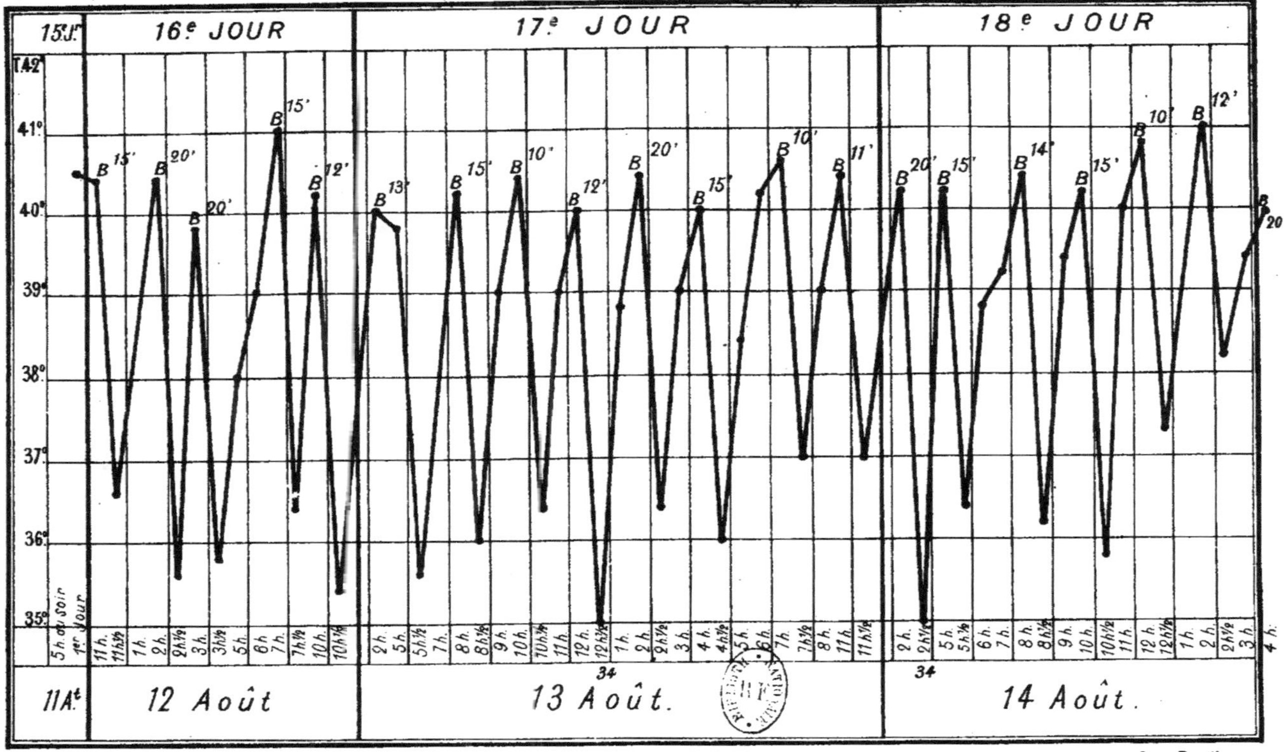
16.e JOUR
17.e JOUR
18.e JOUR
15J.
T 42°
41°
40°
39°
38°
37°
36°
35°
5 h. du soir 1er Jour
11A.t
12 Août
13 Août.
14 Août.
Reverdy. Lith.
Librairie J. B. Baillière et Fils
Imp. Fraillery.

LABADIE-LAGRAVE

Fièvre typhoïde traitée par les bains froids.

Pl. Hôpital Lariboisière – Service de M. le Professeur Jaccoud – Suppléé par M. le Docteur Grancher–(Salle St Jérôme N°34) N°2

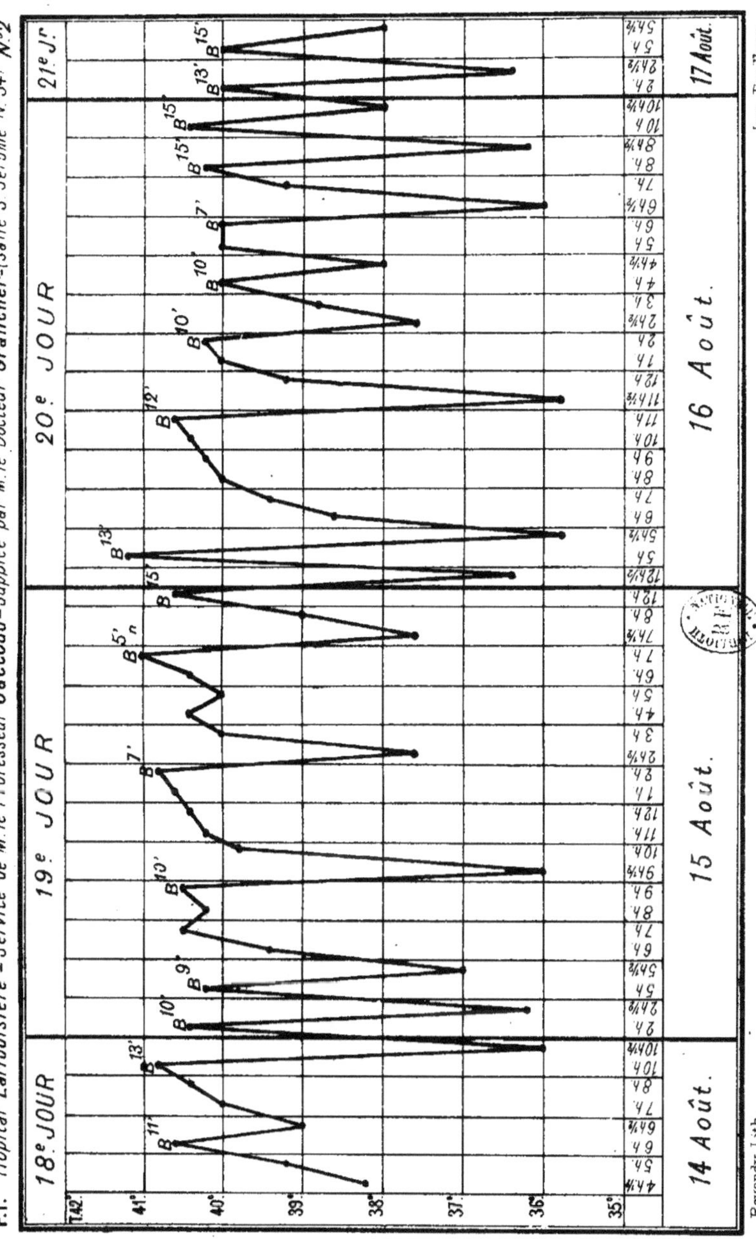

Reverdy Lith.

Imp. Fraillery.

Librairie J.B.Baillière et Fils

Fièvre typhoïde traitée par les bains froids.

P.I. Hôpital Lariboisière – Service de M. le Professeur *Jaccoud* – Suppléé par M. le Docteur *Grancher* – (Salle St. Jérôme N.º 34) N.º 3.

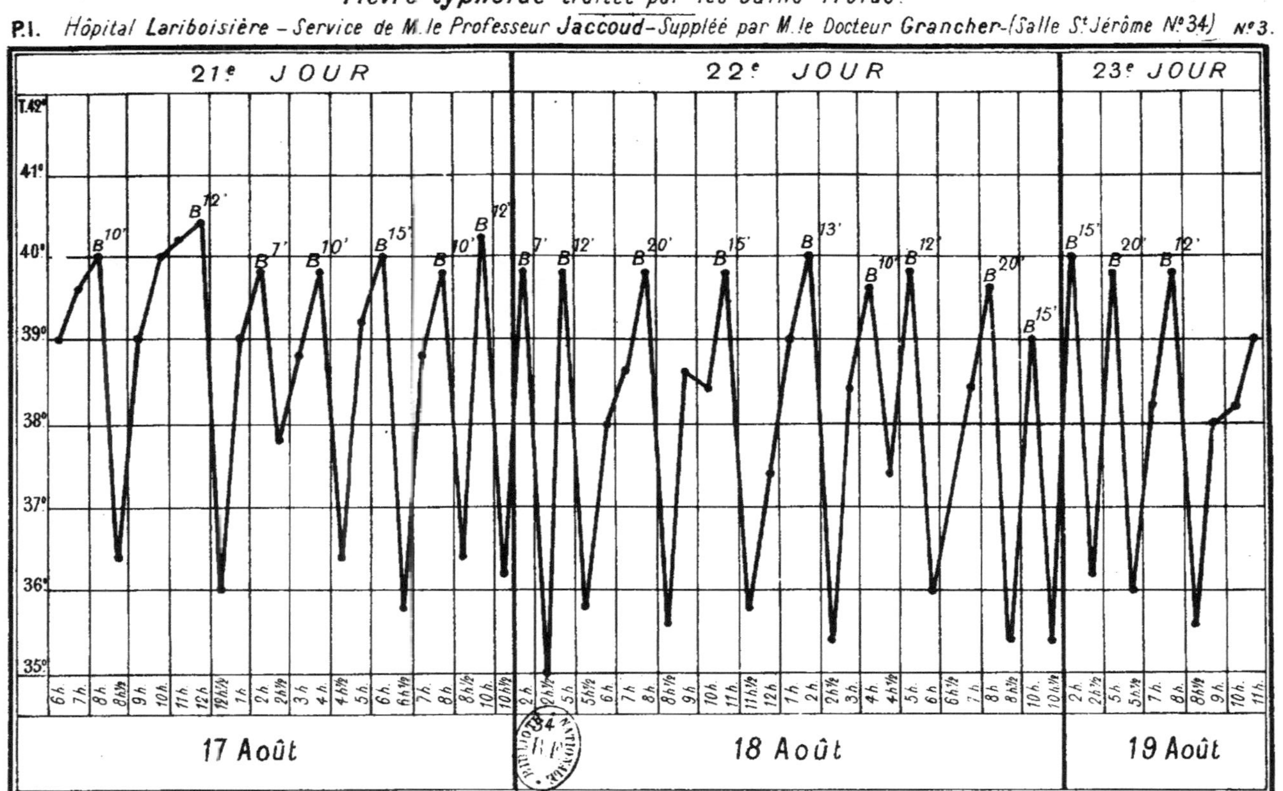

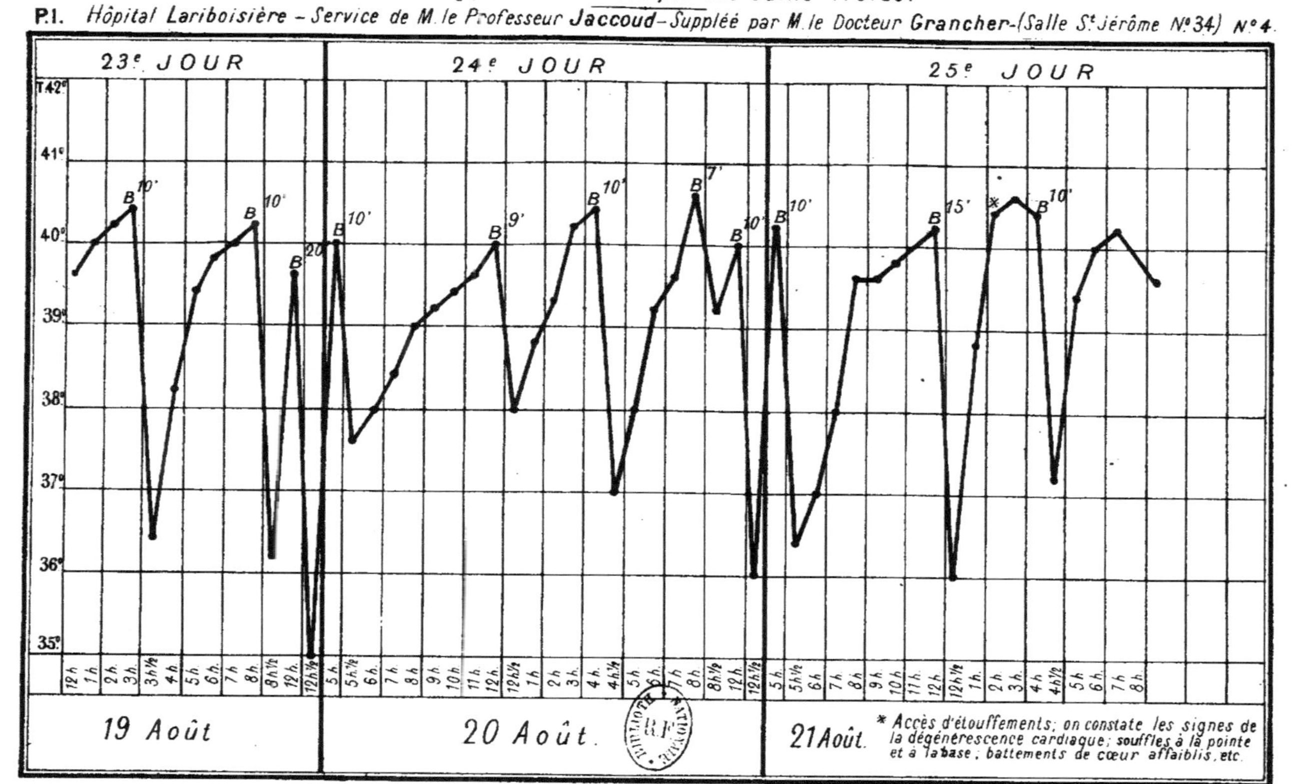

Reverdy, Lith.

Imp Fraillery.

Fièvre typhoïde traitée par les bains froids.

P.I. Hôpital Lariboisière – Service de M. le Professeur *Jaccoud* – Suppléé par M. le Docteur *Grancher* – (Salle St Jérôme N° 34)   N° 5

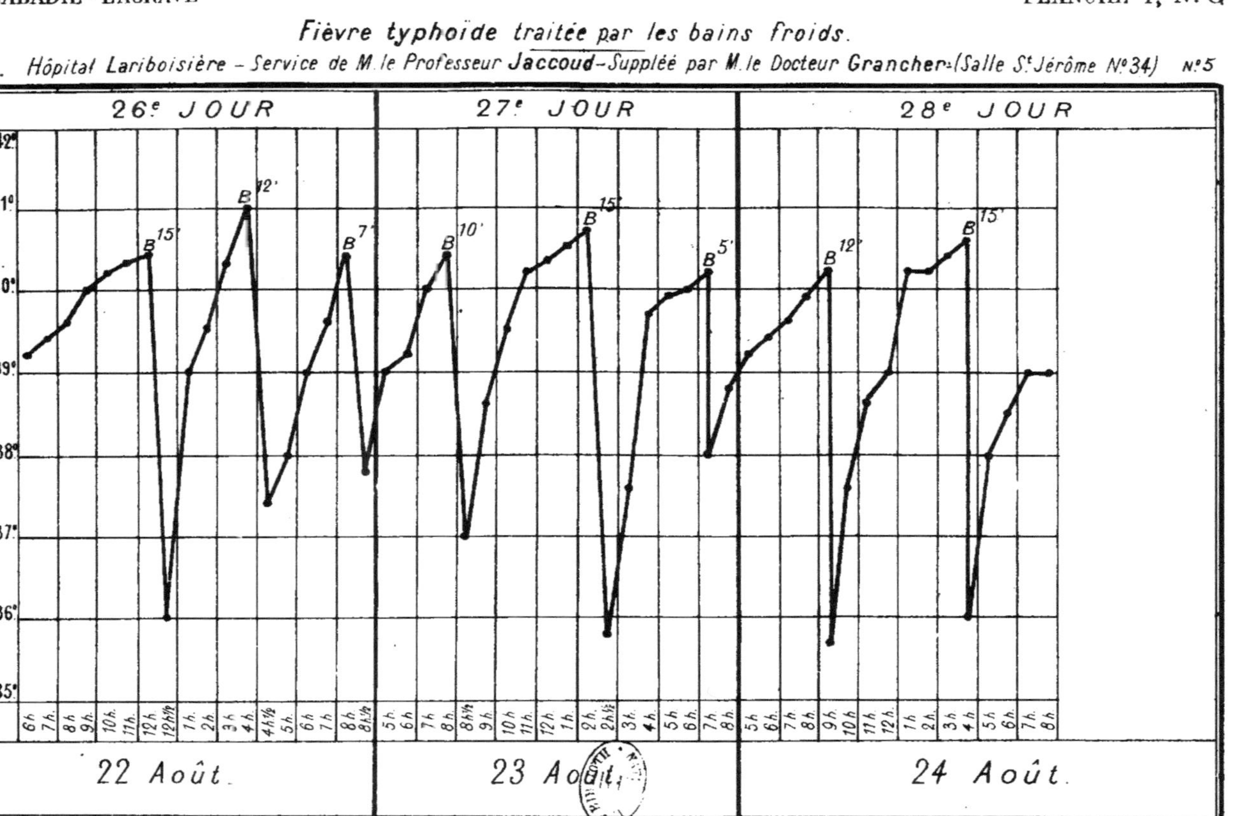

Reverdy Lith.

Librairie J. B. Baillière et Fils.

Imp Fraillery.

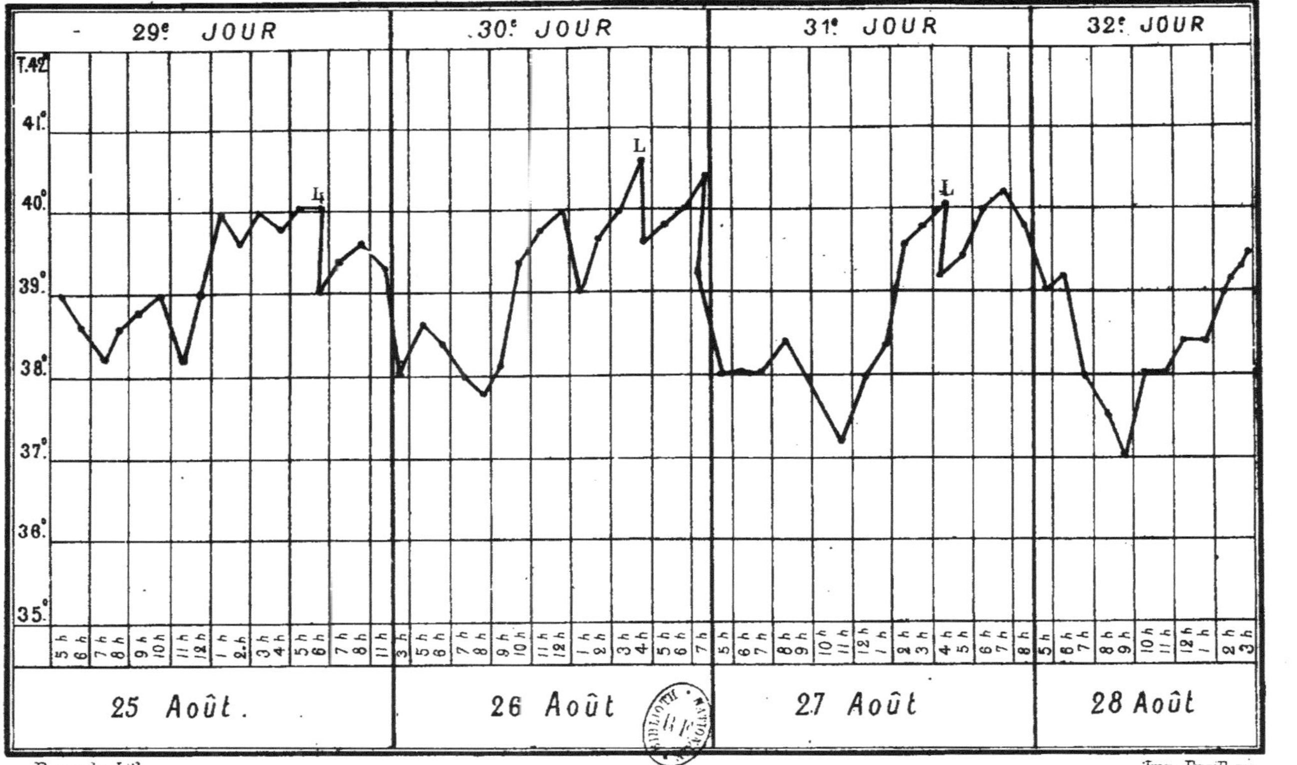

LABADIE - LAGRAVE
PLANCHE 1, N° 6
Fièvre typhoïde traitée par les bains froids.
P.l. Hôpital Lariboisière – Service de M. le Professeur Jaccoud – Suppléé par M. le Docteur Grancher-(Salle St Jérôme N°34) 6
29e JOUR
30e JOUR
31e JOUR
32e JOUR
T.42
41°
40°
39°
38°
37°
36°
35°
L
L
L
25 Août.
26 Août
27 Août
28 Août
Reverdy, Lith
Librairie J. B. Baillière et Fils.
Imp. Fraillery

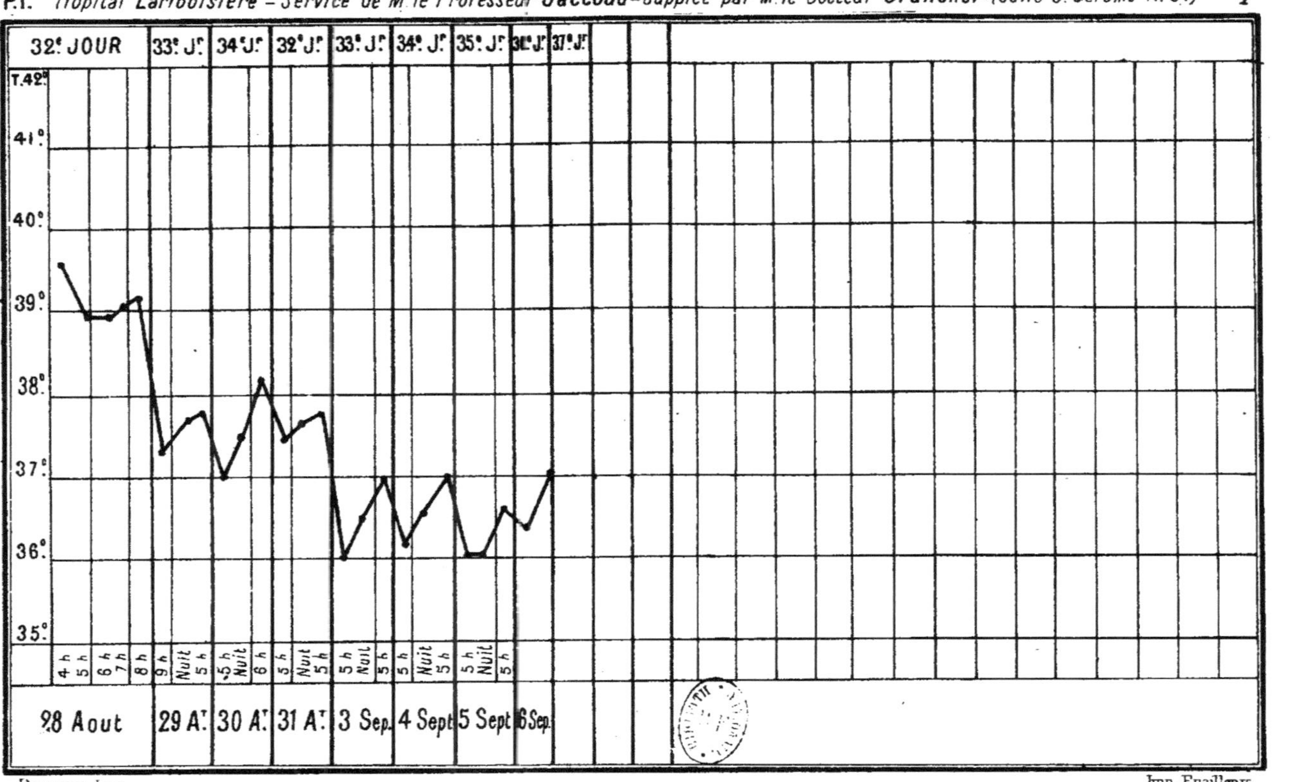
Fièvre typhoïde traitée par les bains froids.
P.I. Hôpital Lariboisière – Service de M. le Professeur Jaccoud – Suppléé par M. le Docteur Grancher – (Salle St Jérôme N.º 34)
7
32.º JOUR | 33.º J.º | 34.º J.º | 32.º J.º | 33.º J.º | 34.º J.º | 35.º J.º | 36.º J.º | 37.º J.º
T.42.º
41.º
40.º
39.º
38.º
37.º
36.º
35.º
4 h
5 h
6 h
7 h
8 h
9 h
Nuit
5 h
5 h
Nuit
6 h
5 h
Nuit
5 h
5 h
Nuit
5 h
5 h
Nuit
5 h
5 h
Nuit
5 h
28 Aout | 29 A.t | 30 A.t | 31 A.t | 3 Sep. | 4 Sept | 5 Sept | 6 Sep.
Reverdy Lith.
Librairie J. B. Baillière et Fils.
Imp. Fraillery.

LABADIE - LAGRAVE

Fièvre typhoïde traitée par les lotions froides, puis par les bains froids.

P.II. Hôpital Lariboisière — Service de M. le Professeur Jaccoud — Suppléé par M. le Docteur Grancher (Salle St Jérôme N°1)

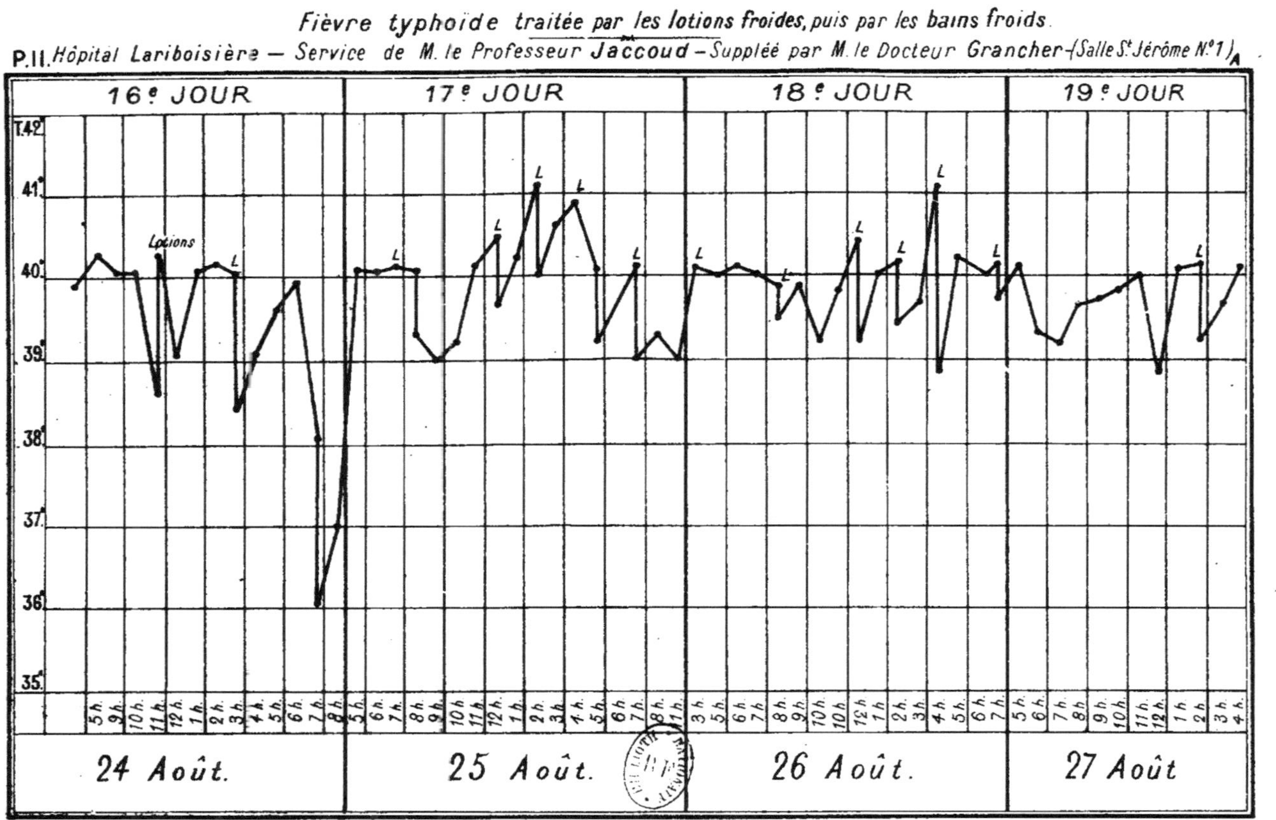

Reverdy, Lith.

Librairie J. B. Baillière et Fils.

Imp. Fraillery.

LABADIE - LAGRAVE.

PLANCHE II, N° 2.

Fièvre typhoïde traitée par les lotions froides, puis par les bains froids.

P.II. Hôpital Lariboisière — Service de M. le Professeur Jaccoud — Suppléé par M. le Docteur Grancher-(Salle St Jérôme N°1) B

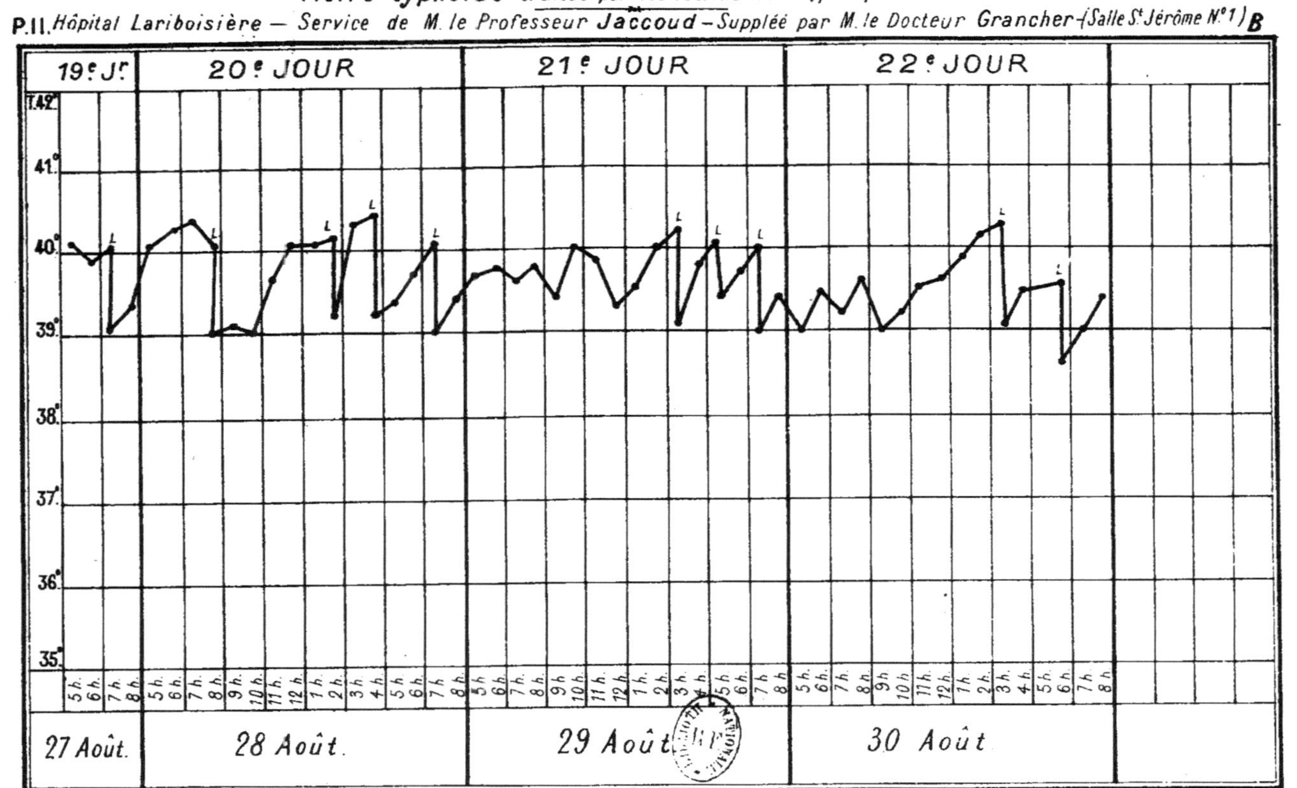

P.everdy, Lith.

Librairie J. B. Baillière et Fils.

Imp. Fradhery.

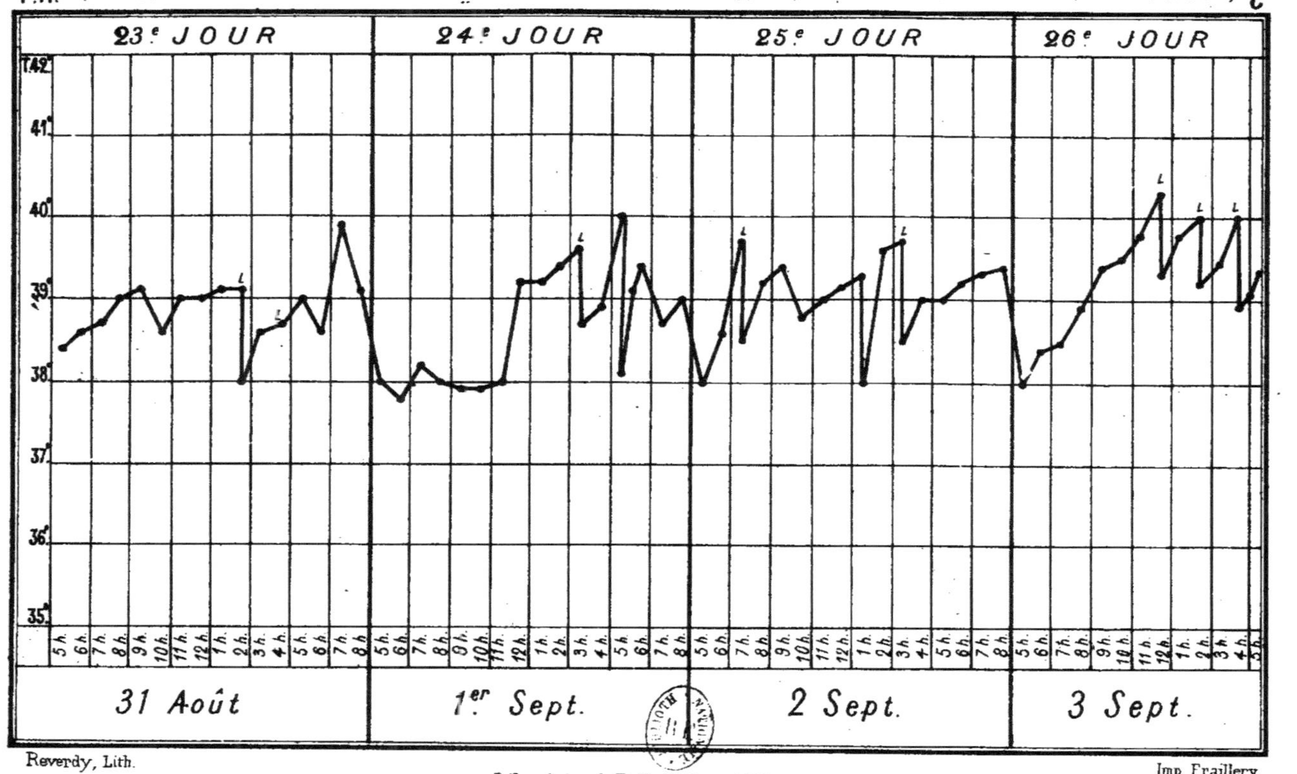

LABADIE - LAGRAVE
. PLANCHE II, N° 3.
Fièvre typhoïde traitée par les lotions froides, puis par les bains froids.
P.II. Hôpital Lariboisière — Service de M. le Professeur Jaccoud — Suppléé par M. le Docteur Grancher (Salle S' Jérôme N°1)
C
23ᵉ JOUR
24ᵉ JOUR
25ᵉ JOUR
26ᵉ JOUR
T.42
41
40
39
38
37
36
35
31 Août
1ᵉʳ Sept.
2 Sept.
3 Sept.
Reverdy, Lith.
Librairie J. B. Baillière et Fils.
Imp. Fraillery.

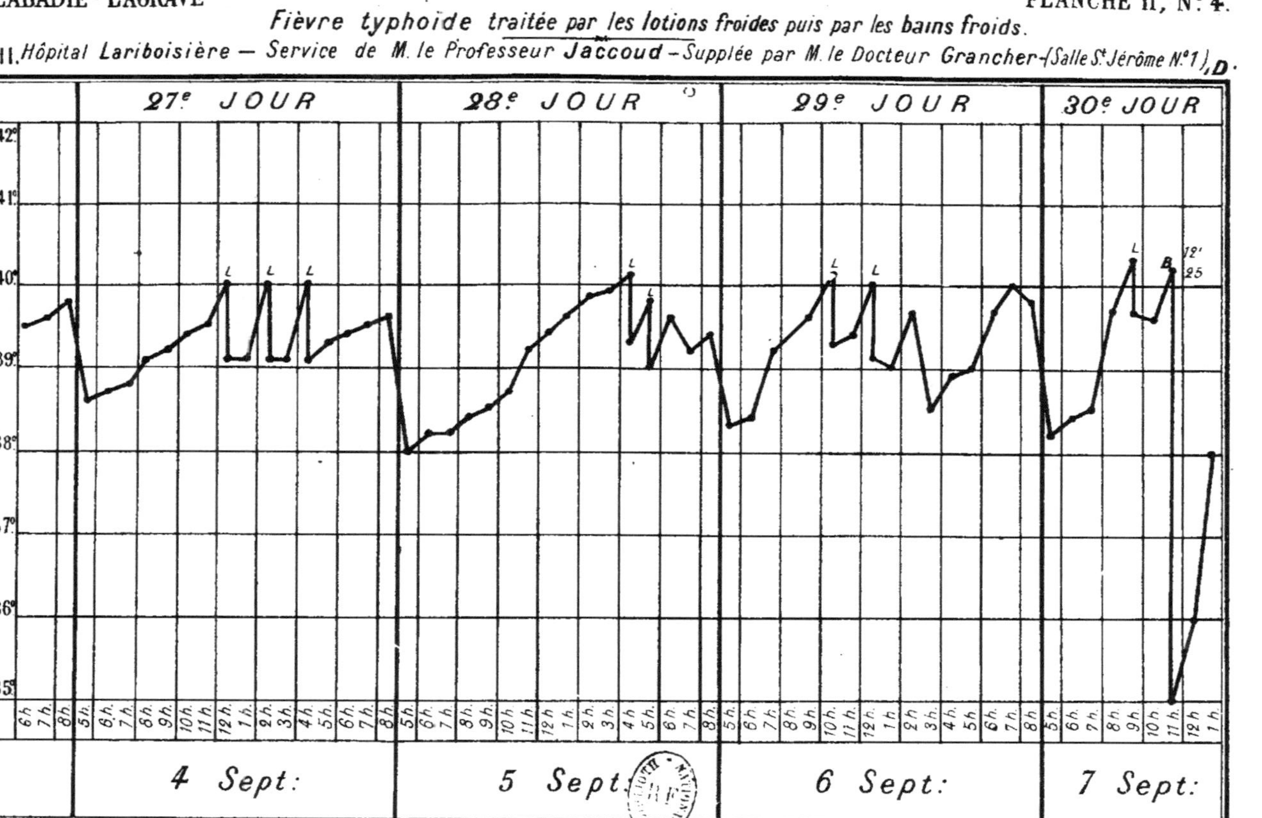

LABADIE - LAGRAVE
PLANCHE II, N.° 4.
Fièvre typhoïde traitée par les lotions froides puis par les bains froids.
P.II. Hôpital Lariboisière — Service de M. le Professeur Jaccoud — Suppléé par M. le Docteur Grancher (Salle S.te Jérôme N.° 1), D.
27e JOUR
28e JOUR
29e JOUR
30e JOUR
T.42°
41°
40°
39°
38°
37°
36°
35°
4 Sept:
5 Sept:
6 Sept:
7 Sept:
Reverdy Lith.
Imp. Fraillery.
Librairie J. B. Baillière et Fils.

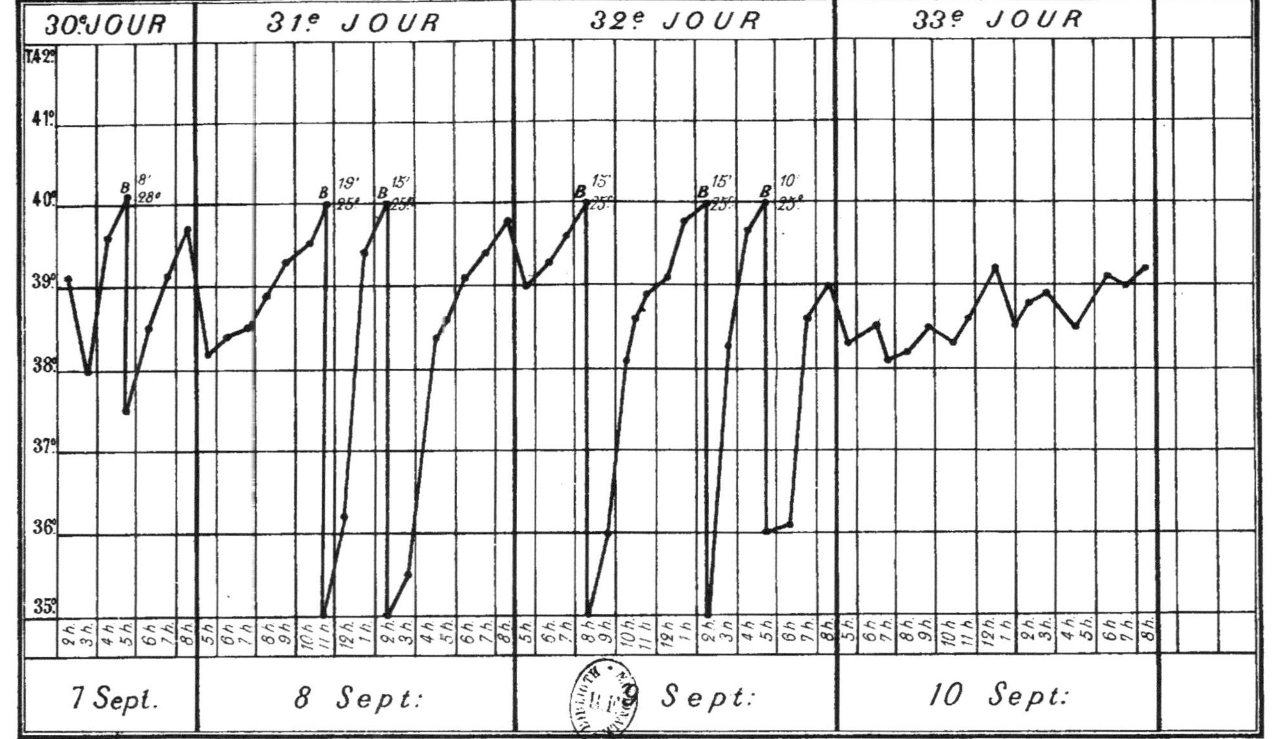

LABADIE - LAGRAVE
PLANCHE II, N.º 5
Fièvre typhoïde traitée par les lotions froides puis par les bains froids.
P.II. Hôpital Lariboisière — Service de M le Professeur Jaccoud — Suppléé par M. le Docteur Grancher—(Salle St Jérôme N.º 1) D
30.º JOUR
31.º JOUR
32.º JOUR
33.º JOUR
T.42º
41º
40º
39º
38º
37º
36º
35º
7 Sept.
8 Sept:
9 Sept:
10 Sept:
Reverdy, Lith
Imp Frailery
Librairie J. B. Baillière et Fils.

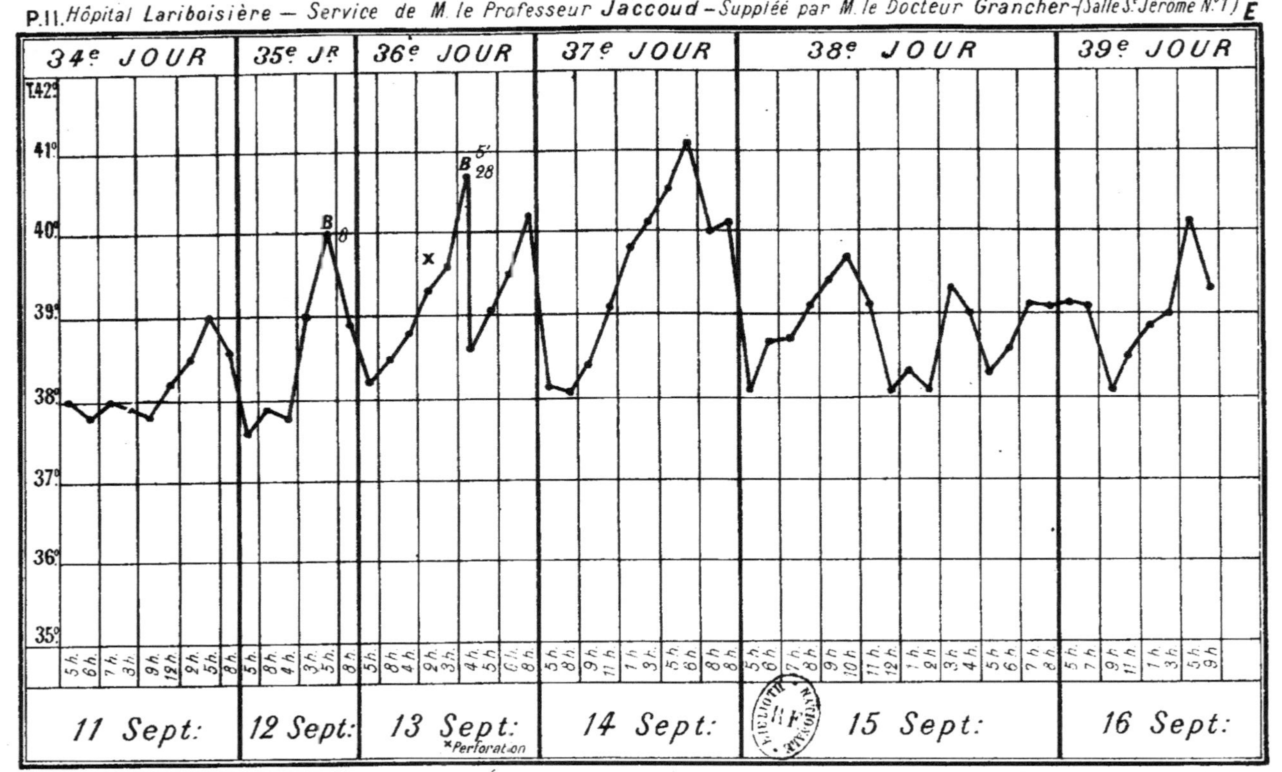

LABADIE - LAGRAVE
PLANCHE II, N° 6
Fièvre typhoïde traitée par les lotions froides puis par les bains froids.
P.II. Hôpital Lariboisière — Service de M. le Professeur Jaccoud — Suppléé par M. le Docteur Grancher (Salle S᷉ Jérôme N°1)
E
34e JOUR
35e JR
36e JOUR
37e JOUR
38e JOUR
39e JOUR
T42°
41°
40°
39°
38°
37°
36°
35°
B
B 0
B 5'
28
x
11 Sept:
12 Sept:
13 Sept:
x Perforation
14 Sept:
15 Sept:
16 Sept:
Reverdy, Lith.
Librairie J. B. Baillière et Fils.
Imp. Frailery.

Fièvre typhoïde traitée par les lotions froides, puis par les bains froids.

P.II. Hôpital Lariboisière — Service de M. le Professeur Jaccoud — Suppléé par M. le Docteur Grancher (Salle St Jérôme N° 1) F.

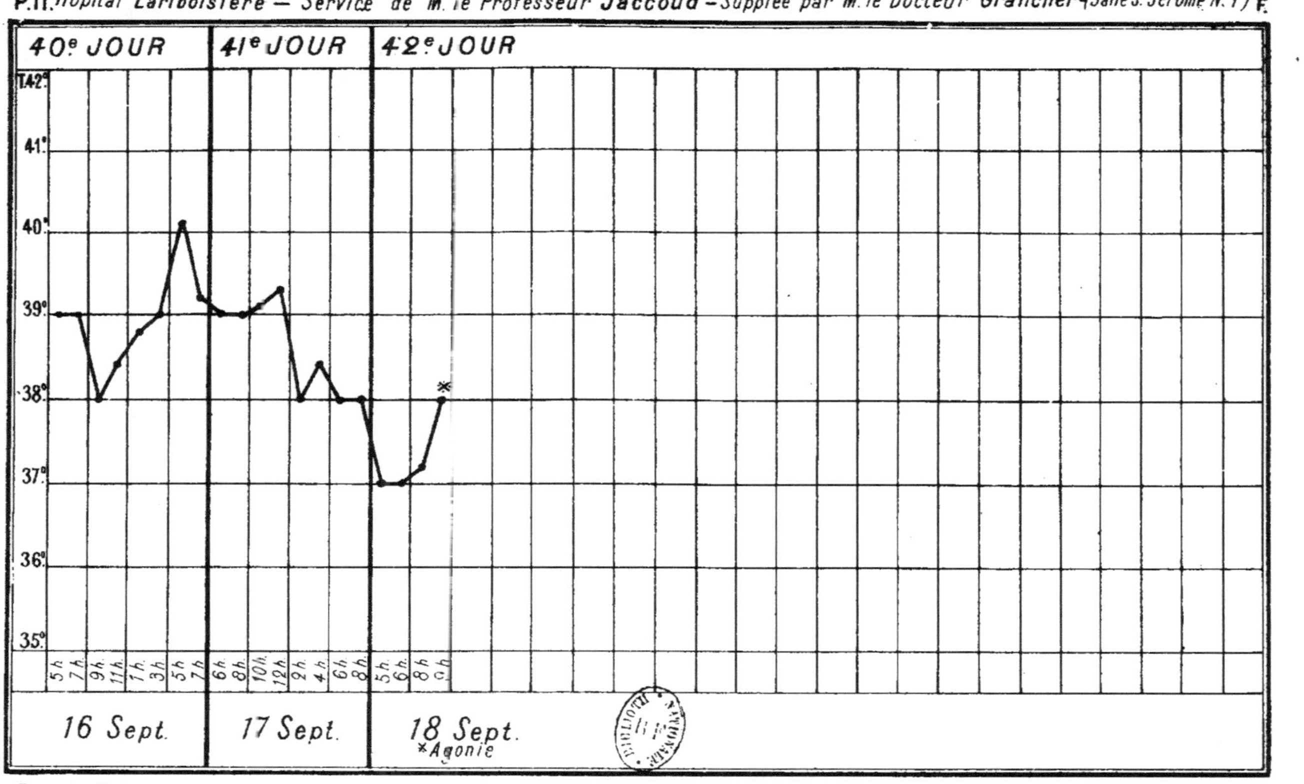

Reverdy, Lith.

Librairie J. B. Baillière et Fils.

Imp. Fraillery.

LABADIE - LAGRAVE PLANCHE III, N° 1.

Fièvre typhoïde *traitée par les lotions froides et par les bains froids.*

P. III. *Hopital Lariboisière - Service de Mr le Professeur Jaccoud - Suppléé par Mr le Docteur Grancher - (Salle St Jérome N° 3.)* A

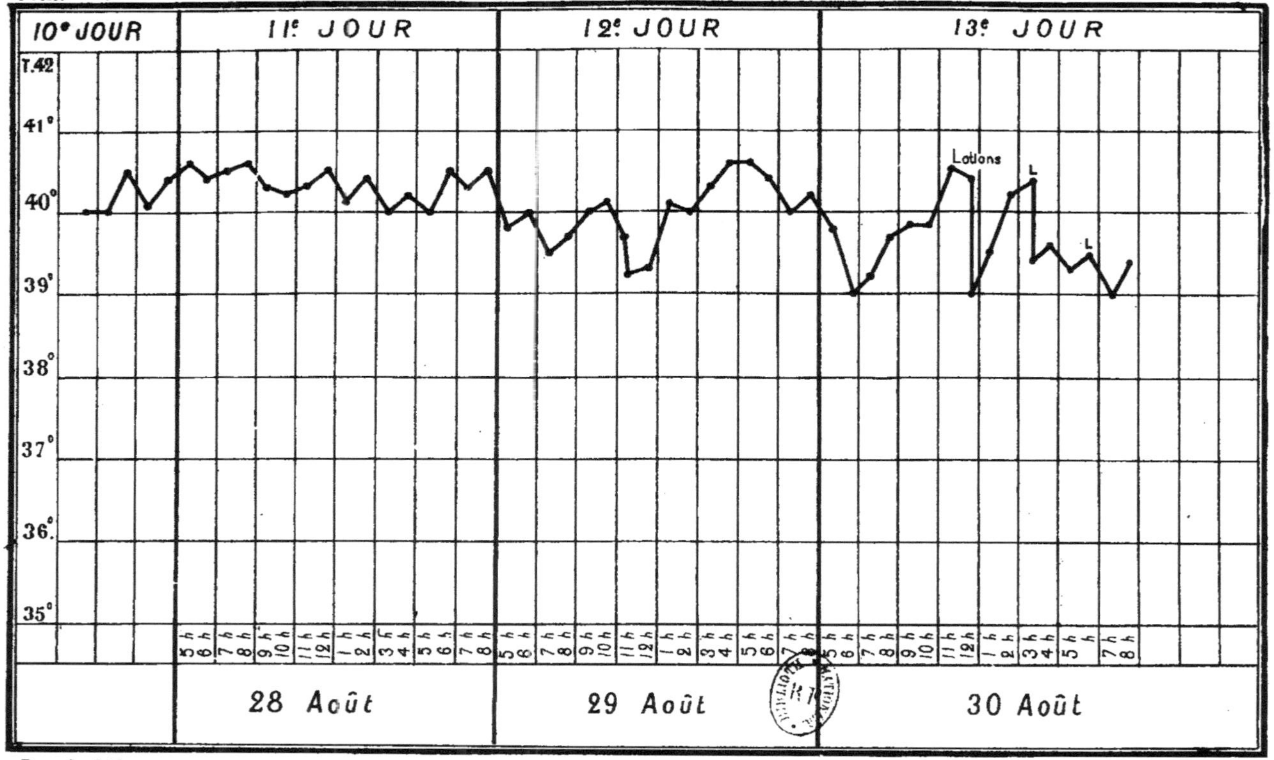

10e JOUR
11e JOUR
12e JOUR
13e JOUR
T. 42
41°
40°
39°
38°
37°
36°
35°
Lotions
L
L
5h 6h 7h 8h 9h 10h 11h 12h 1h 2h 3h 4h 5h 6h 7h 8h
28 Août
29 Août
30 Août

Reverdy, Lith. Imp. Fraillery

Librairie J. B. Baillière et Fils.

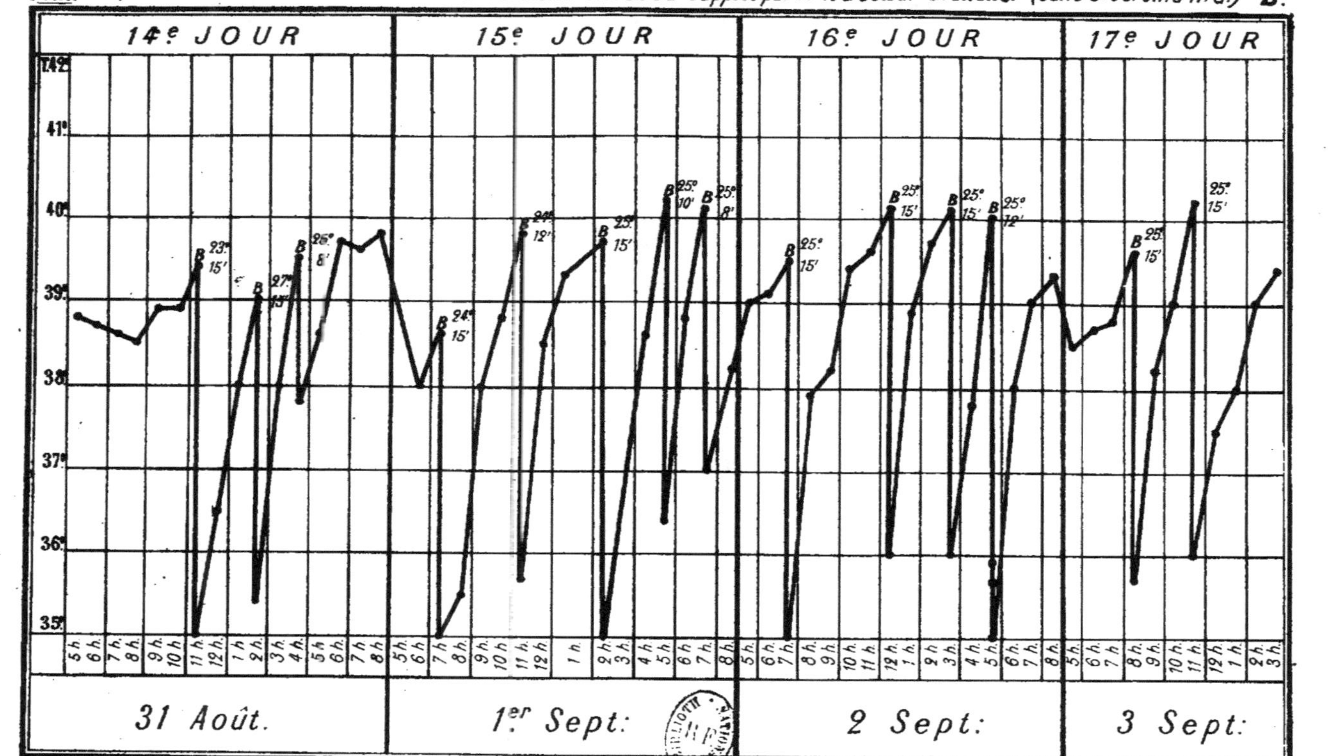

LABADIE - LAGRAVE
Fièvre typhoïde traitée par les lotions froides et par les bains froids.
P. III. Hôpital Lariboisière - Service de M. le Professeur Jaccoud - Suppléé par M. le Docteur Granoher - (Salle St Jérome N°3.) B.
PLANCHE III, N° 2
14e JOUR
15e JOUR
16e JOUR
17e JOUR
31 Août.
1er Sept.
2 Sept.
3 Sept.
Reverdy, Lith.
Librairie J. B. Baillière et Fils
Imp. Fraillery.

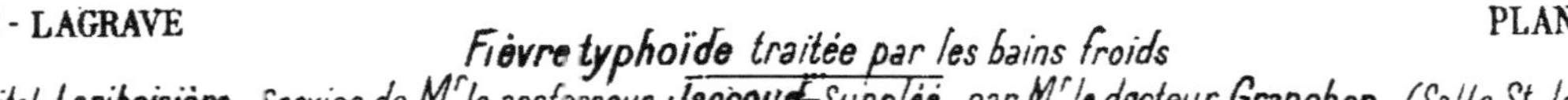

LABADIE - LAGRAVE

PLANCHE III, N° 3

Fièvre typhoïde traitée par les bains froids

P. III. Hopital Lariboisière – Service de Mr le professeur Jaccoud – Suppléé par Mr le docteur Grancher – (Salle St Jérome N° 3) c

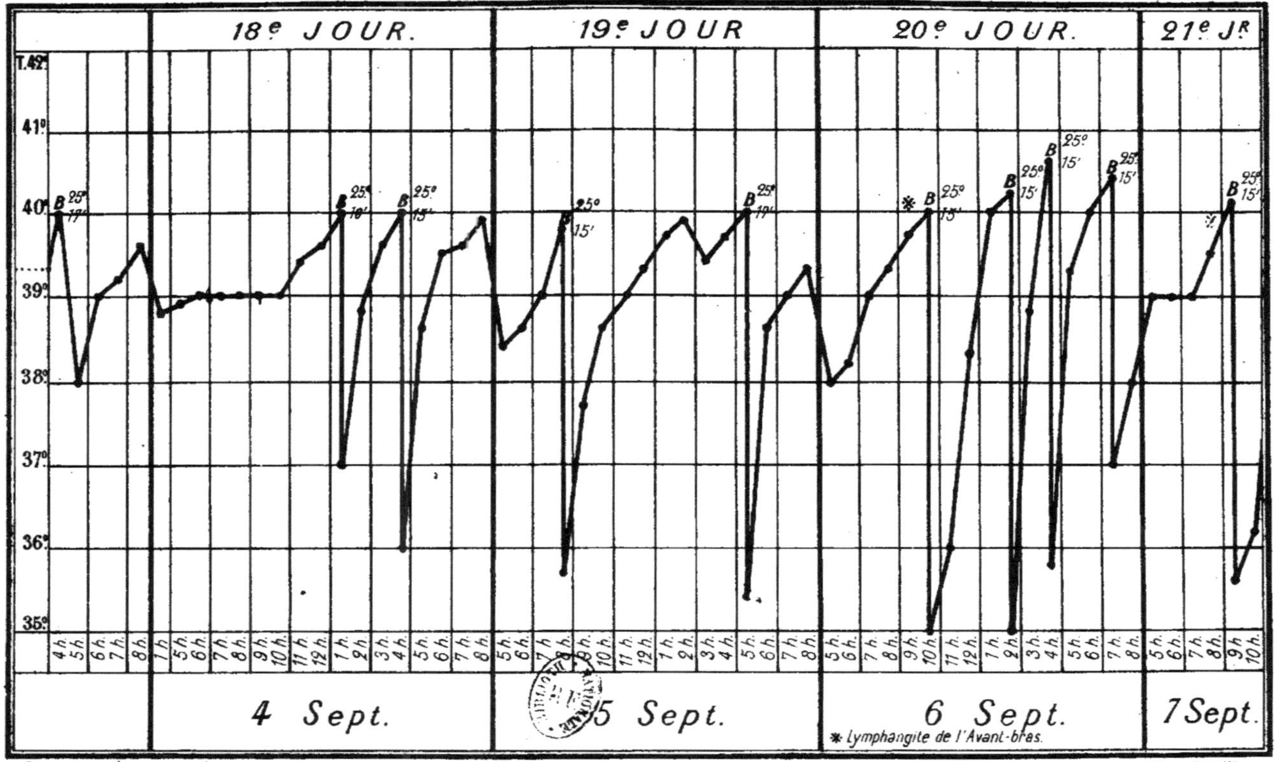

18e JOUR.
19e JOUR
20e JOUR.
21e Jr
T. 42°
41°
40°
39°
38°
37°
36°
35°
B 25° 17'
B 25° 10'
B 25° 15'
B 25° 15'
B 25° 10'
B 25° 15'
B 25° 15'
B 25° 15'
B 25° 15'
B 25° 15'
4 Sept.
5 Sept.
6 Sept.
7 Sept.
* Lymphangite de l'Avant-bras.

Reverdy, Lith.

Imp Fraillery

Librairie J. B. Baillière et Fils.

Fièvre typhoïde traitée par les bains froids

P.III. Hopital Lariboisière – Service de M^r le professeur Jaccoud – Suppléé par M^r le docteur Grancher – (Salle St Jérome N°3) D

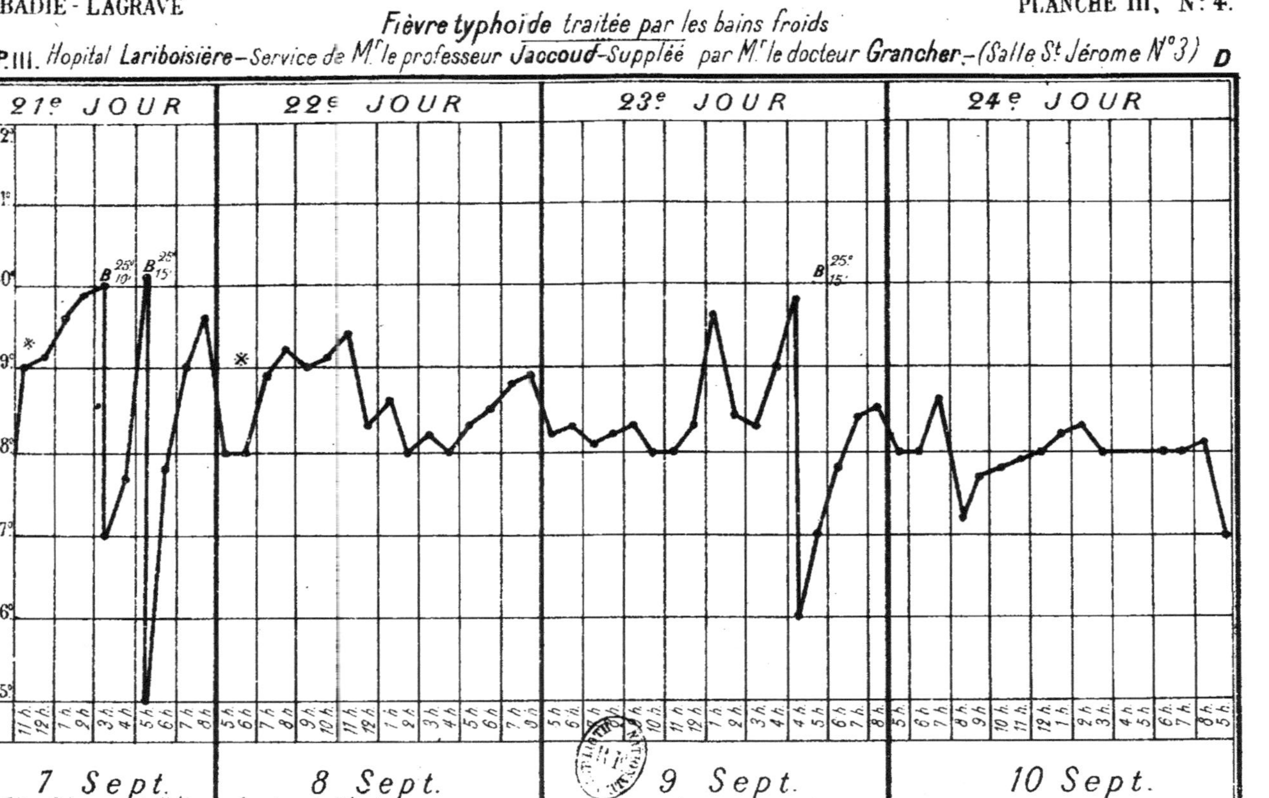

Reverdy. Lith.

Librairie J. B. Baillière et Fils.

Imp. Fraillery.

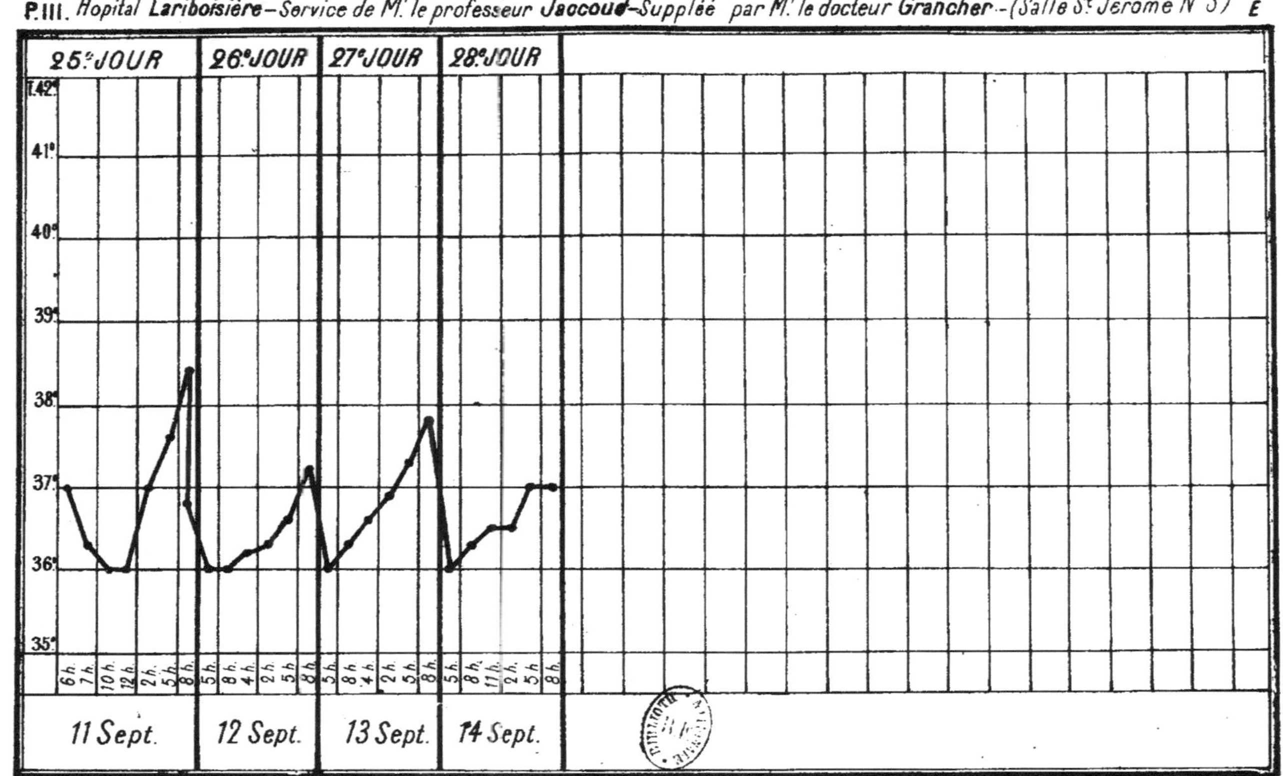

LABADIE - LAGRAVE
PLANCHE III, Nº 5
Fièvre typhoïde traitée par les bains froids
P.III. Hôpital Lariboisière—Service de Mʳ le professeur Jaccoud—Suppléé par Mʳ le docteur Grancher.-(Salle St Jérome Nº3) E
25ᵉ JOUR
26ᵉ JOUR
27ᵉ JOUR
28ᵉ JOUR
T.42°
41°
40°
39°
38°
37°
36°
35°
11 Sept.
12 Sept.
13 Sept.
14 Sept.
Reverdy, Lith.
Librairie J. B. Baillière et Fils.
Imp. Fraillery.

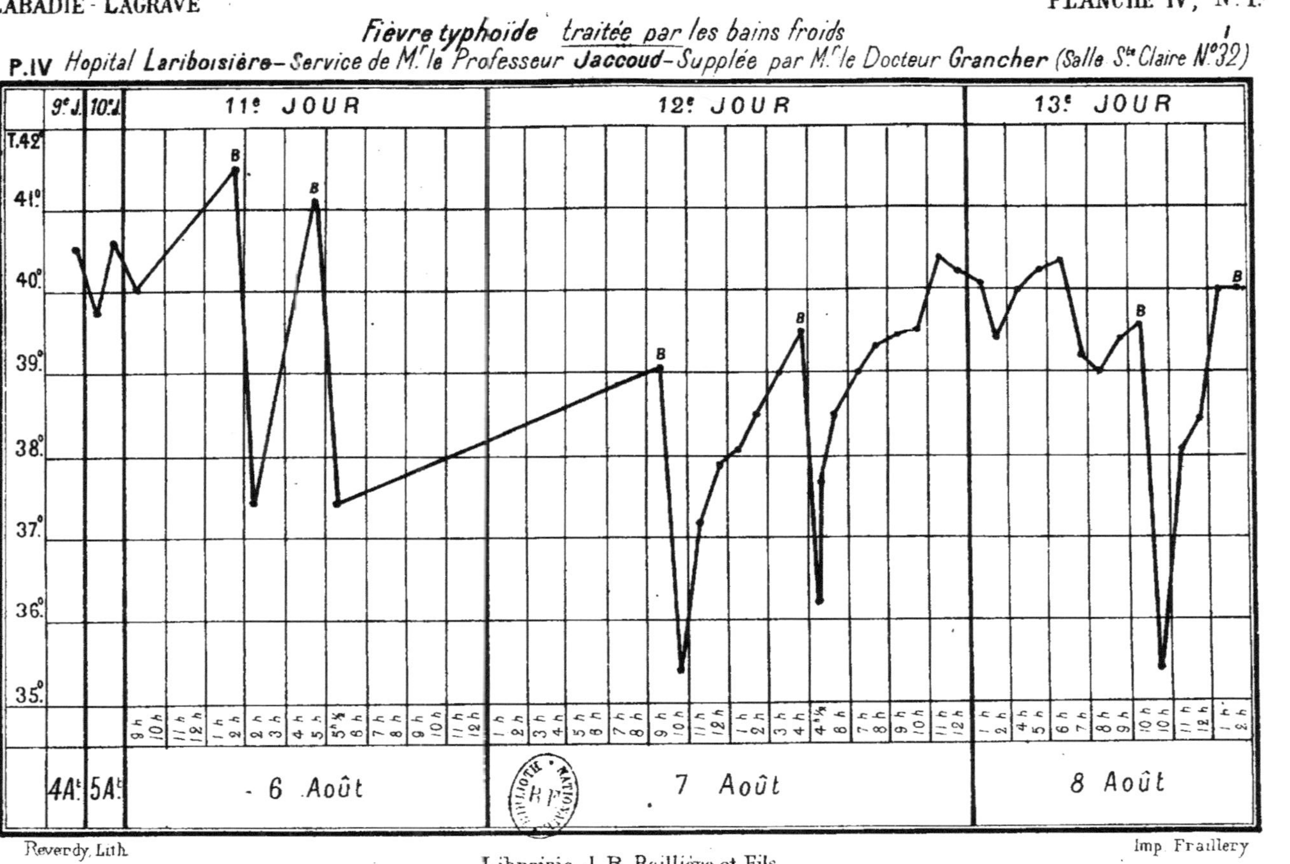
Fièvre typhoïde traitée par les bains froids
P.IV Hopital Lariboisière — Service de M.r le Professeur Jaccoud — Suppléé par M.r le Docteur Grancher (Salle S.te Claire N°32)
9e J. 10.J 11e JOUR 12e JOUR 13e JOUR
T.42°
41°
40°
39°
38°
37°
36°
35°
4A.t 5A.t - 6 Août 7 Août 8 Août
B B B B B B B

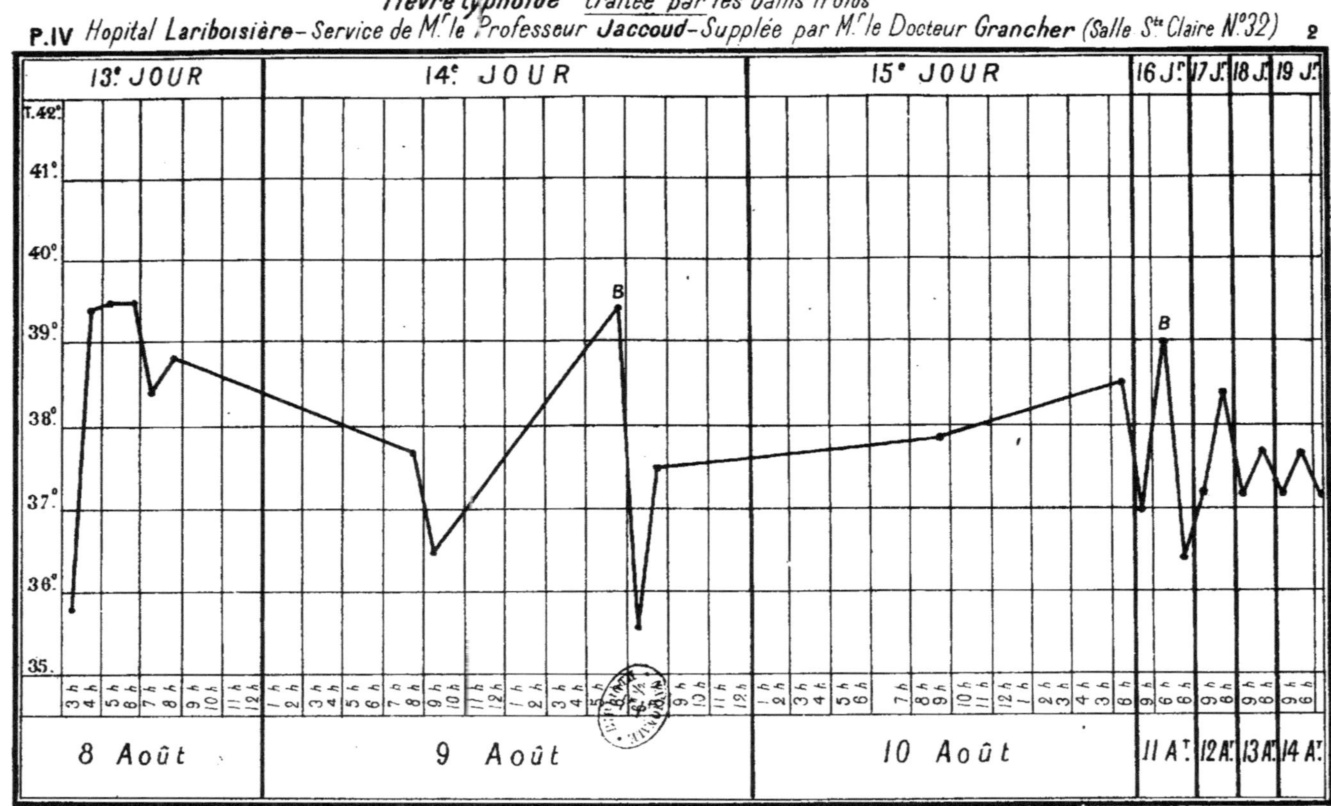

Reverdy, Lith

Librairie J. B. Baillière et Fils.

Imp. Fraillery

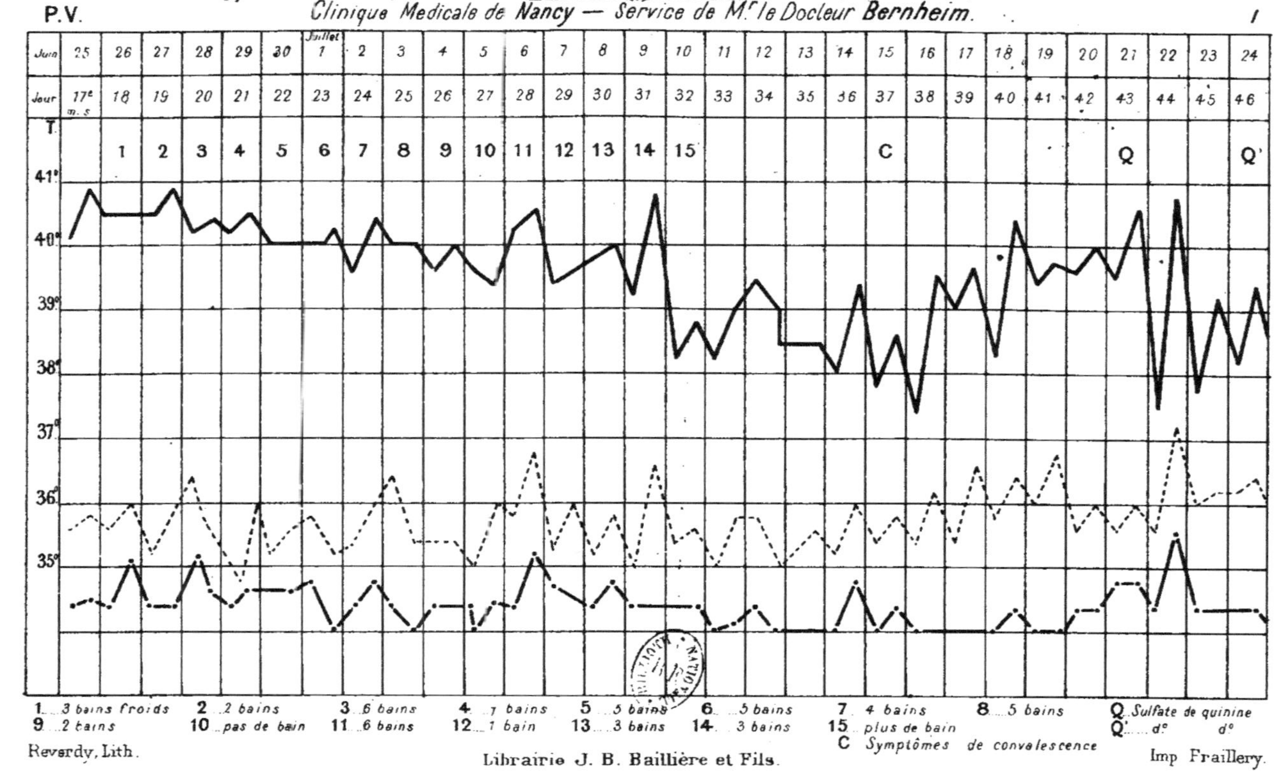
P.V.
Fièvre typhoïde traitée par les bains froids - Continuation de la fièvre pendant la convalescence
Clinique Medicale de Nancy — Service de M.r le Docteur Bernheim.
Juin 25 26 27 28 29 30 Juillet 1 2 3 4 5 6 7 8 9 10 11 12 13 14 15 16 17 18 19 20 21 22 23 24
Jour 17e m.s 18 19 20 21 22 23 24 25 26 27 28 29 30 31 32 33 34 35 36 37 38 39 40 41 42 43 44 45 46
T
1 2 3 4 5 6 7 8 9 10 11 12 13 14 15 C Q Q'
41°
40°
39°
38°
37°
36°
35°
1 3 bains froids   2 2 bains   3 6 bains   4 7 bains   5 5 bains   6 5 bains   7 4 bains   8 5 bains   Q Sulfate de quinine
9 2 bains   10 pas de bain   11 6 bains   12 1 bain   13 3 bains   14 3 bains   15 plus de bain   Q' d°   d°
C Symptômes de convalescence
Reverdy, Lith.
Librairie J. B. Baillière et Fils.
Imp Fraillery.

Fièvre typhoïde traitée par les bains froids — Continuation de la fièvre pendant la convalescence
Clinique Médicale de Nancy — Service de Mr le Docteur **Bernheim**.

P.V. 2

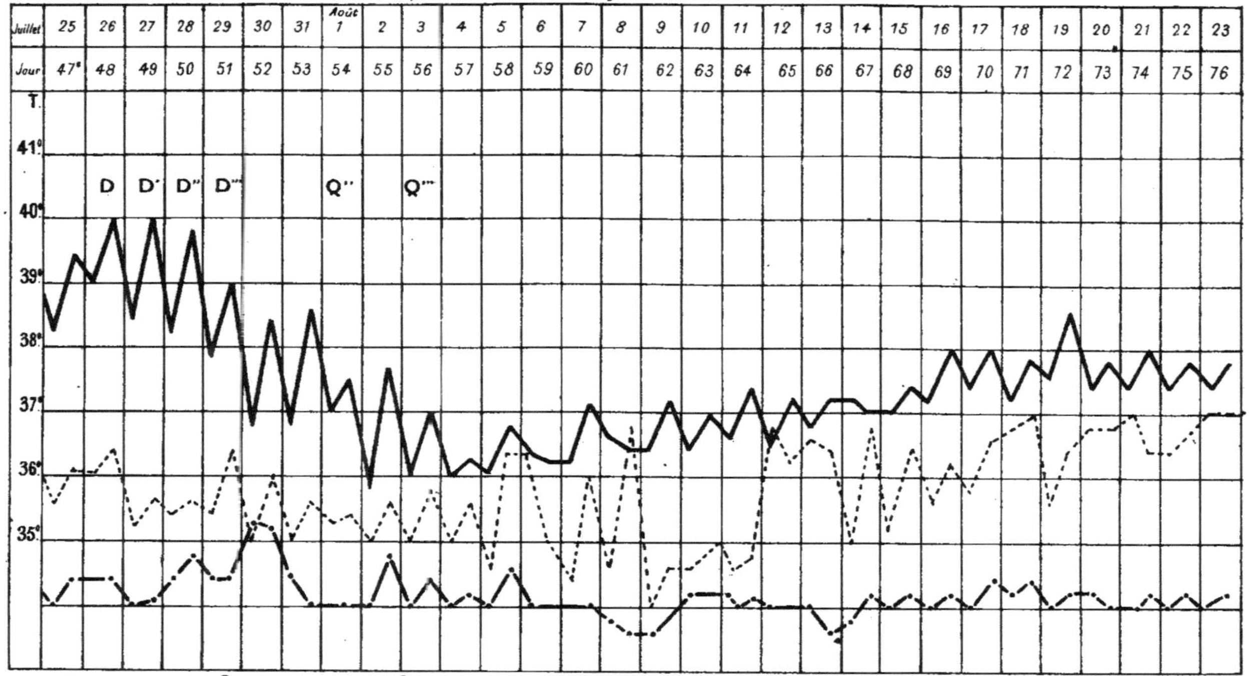

1gr 20 le soir
1gr 20 le matin

D.... Digitale 0,75
D'.... 0,75
D''.... 0,75
D'''.... 0,75

Q''.... Sulfate de quinine 1gr le matin
Q'''.... d° d° d°

Temperature ————
Pouls - - - - - - -
Respiration —·—·—

Reverdy, Lith.

Librairie J. B. Baillière et Fils

Imp. Praillery.

Fièvre Typhoïde à forme adynamique traitée par les bains tièdes.
(Hôpital Necker). Service de M. le Professeur Potain. — (Salle St Louis, N° 18)

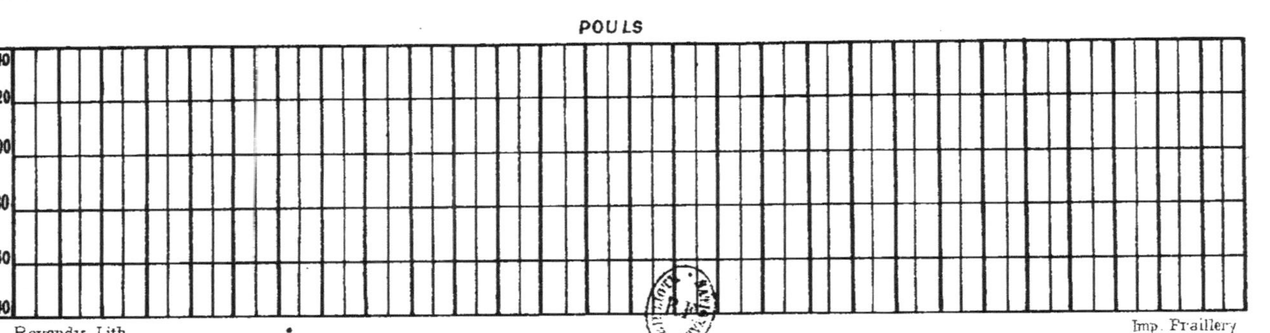

Fièvre Typhoïde traitée par les **bains tièdes** et les Lotions vinaigrées.
(Hôpital Necker). Service de M. le Professeur Potain. — (Salle St Louis, N° 18)

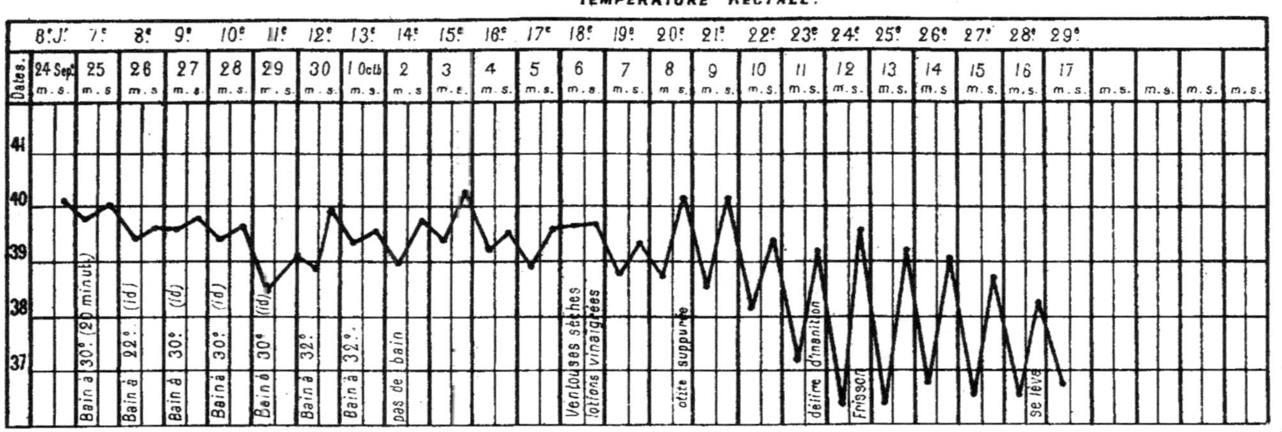
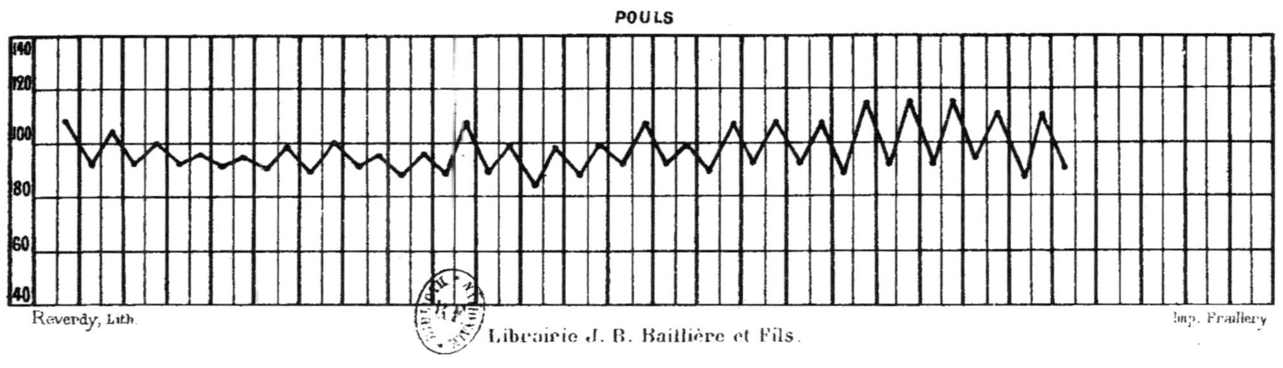

Fièvre Typhoïde à forme adynamique traitée par les bains tièdes.
(Hôpital Necker). Service de M. le Professeur Potain. — (Salle St Louis, N° 18)

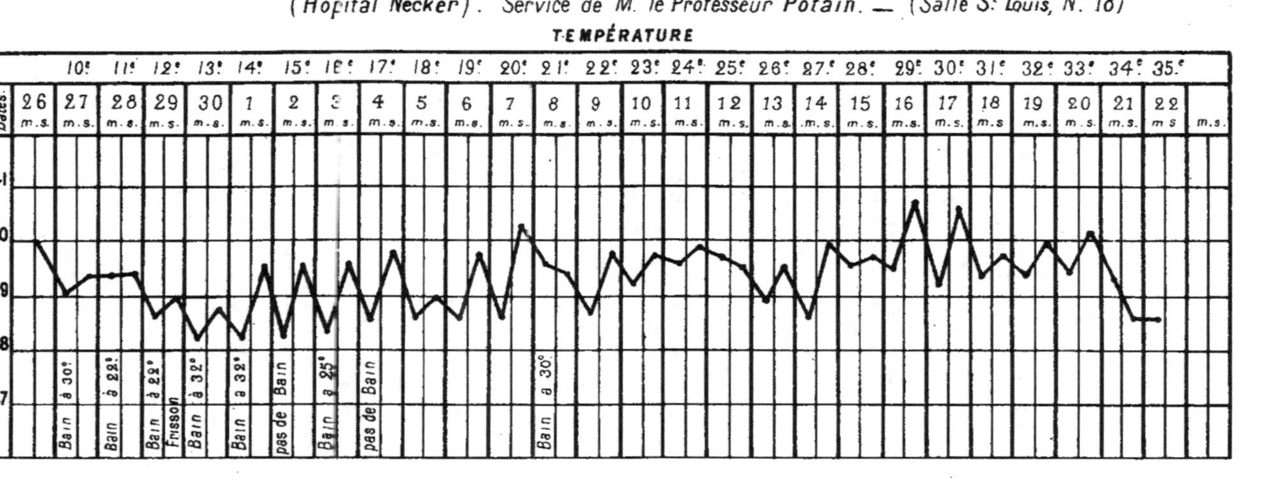

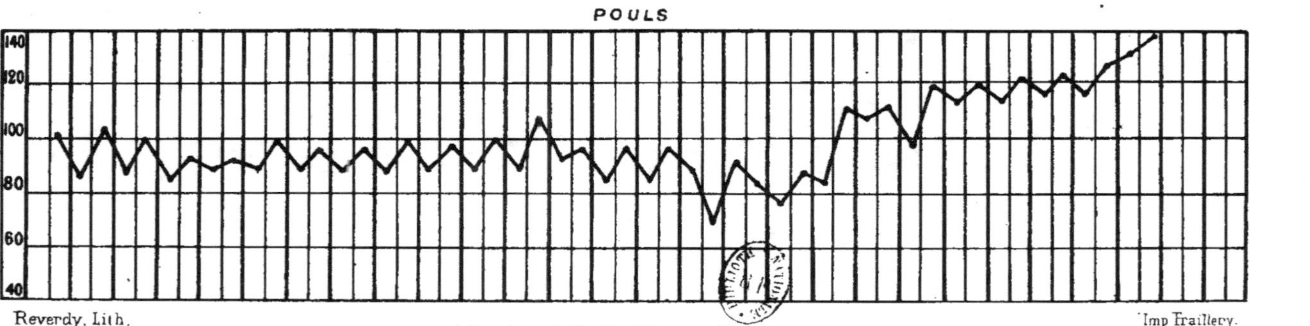